护理专业双元育人教材

急重症护理技术

主 编 徐金梅 黄金银
副主编 向 萍 金松洋
编 委（按姓氏拼音排序）

陈国富	（广东省清远市人民医院）	牟 丹	（广东省清远市人民医院）
陈明君	（宁波大学附属第一医院）	潘带好	（广东省清远市人民医院）
黄金银	（宁波卫生职业技术学院）	秦 蕾	（宁波卫生职业技术学院）
黄淑萍	（惠州卫生职业技术学院）	邱晓梅	（广东省清远市中医院）
金松洋	（清远职业技术学院）	宋晓英	（宁波卫生职业技术学院）
李 菲	（广东江门中医药职业学院）	童毛毛	（宁波大学附属第一医院）
李湖波	（乐山市人民医院）	王 瑞	（乐山市人民医院）
李立青	（广东省清远市人民医院）	夏青莹	（乐山市人民医院）
李燕如	（广东省清远市中医院）	向 萍	（广东省清远市中医院）
林莉珍	（广东省清远市人民医院）	徐金梅	（宁波卫生职业技术学院）
刘桂娟	（宁波卫生职业技术学院）	徐玲丽	（清远职业技术学院）
孟令霞	（山东药品食品职业学院）	杨剑春	（宁波市第二医院）
明建青	（广东省清远市人民医院）		

复旦大学出版社

内容提要

本教材是护理专业双元育人活页教材之一,全书共分3个模块13个项目34个任务。模块一为院前急救,主要内容为气道梗阻急救、心肺复苏、创伤患者现场急救等;模块二为院内紧急救护,主要内容为急诊护理技术、人工气道建立与护理、呼吸系统紧急救护、循环系统紧急救护等;模块三为院内重症监护,主要内容为呼吸系统监测、循环系统监测、其他监测技术应用等。本教材结构上采用项目化教学,以任务为驱动,案例问题为导向,介绍了急重症救护工作的基本操作技能,内容侧重实操性,并介绍了常用的急救技术及常见急重疾病的护理。本教材适合职业院校护理、助产等相关专业师生使用。

本系列教材配有相关课件、视频等,欢迎教师完整填写学校信息来函免费获取:xdxtzfudan@163.com。

序 Preface

党的二十大要求统筹职业教育、高等教育、继续教育协同创新,推进职普融通、产教融合、科教融汇,优化职业教育类型定位。新修订的《中华人民共和国职业教育法》(简称"新职教法")于 2022 年 5 月 1 日起施行,首次以法律形式确定了职业教育是与普通教育具有同等重要地位的教育类型。从"层次"到"类型"的重大突破,为职业教育的发展指明了道路和方向,标志着职业教育进入新的发展阶段。

近年来,我国职业教育一直致力于完善职业教育和培训体系,深化产教融合、校企合作,党中央、国务院先后出台了《国家职业教育改革实施方案》(简称"职教 20 条")、《中国教育现代化 2035》《关于加快推进教育现代化实施方案(2018—2022 年)》等引领职业教育发展的纲领性文件,持续推进基于产教深度融合、校企合作人才培养模式下的教师、教材、教法"三教"改革,这是贯彻落实党和政府职业教育方针的重要举措,是进一步推动职业教育发展、全面提升人才培养质量的基础。

随着智能制造技术的快速发展,大数据、云计算、物联网的应用越来越广泛,原来的知识体系需要变革。如何实现职业教育教材内容和形式的创新,以适应职业教育转型升级的需要,是一个值得研究的重要问题。"职教 20 条"提出校企双元开发国家规划教材,倡导使用新型活页式、工作手册式教材并配套开发信息化资源。"新职教法"第三十一条规定:"国家鼓励行业组织、企业等参与职业教育专业教材开发,将新技术、新工艺、新理念纳入职业学校教材,并可以通过活页式教材等多种方式进行动态更新。"

校企合作编写教材,坚持立德树人为根本任务,以校企双元育人,基于工作的学习为基本思路,培养德技双馨、知行合一,具有工匠精神的技术技能人才为目标。将课程思政的教育理念与岗位职业道德规范要求相结合,专业工作岗位(群)的岗位标准与国家职业标准相结合,发挥校企"双元"合作优势,将真实工作任务的关键技能点及工匠精神,以"工程经验""易错点"等形式在教材中再现。

校企合作开发的教材与传统教材相比,具有以下三个特征。

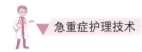

1. 对接标准。基于课程标准合作编写和开发符合生产实际和行业最新趋势的教材，而这些课程标准有机对接了岗位标准。岗位标准是基于专业岗位群的职业能力分析，从专业能力和职业素养两个维度，分析岗位能力应具备的知识、素质、技能、态度及方法，形成的职业能力点，从而构成专业的岗位标准。再将工作领域的岗位标准与教育标准融合，转化为教材编写使用的课程标准，教材内容结构突破了传统教材的篇章结构，突出了学生能力培养。

2. 任务驱动。教材以专业（群）主要岗位的工作过程为主线，以典型工作任务驱动知识和技能的学习，让学生在"做中学"，在"会做"的同时，用心领悟"为什么做"，应具备"哪些职业素养"，教材结构和内容符合技术技能人才培养的基本要求，也体现了基于工作的学习。

3. 多元受众。不断改革创新，促进岗位成才。教材由企业有丰富实践经验的技术专家和职业院校具备双师素质、教学经验丰富的一线专业教师共同编写。教材内容体现理论知识与实际应用相结合，衔接各专业"1+X"证书内容，引入职业资格技能等级考核标准、岗位评价标准及综合职业能力评价标准，形成立体多元的教学评价标准。既能满足学历教育需求，也能满足职业培训需求。教材可供职业院校教师教学、行业企业员工培训、岗位技能认证培训等多元使用。

校企双元育人系列教材的开发对于当前职业教育"三教"改革具有重要意义。它不仅是校企双元育人人才培养模式改革成果的重要形式之一，更是对职业教育现实需求的重要回应。作为校企双元育人探索所形成的这些教材，其开发路径与方法能为相关专业提供借鉴，起到抛砖引玉的作用。

博士，教授

2022 年 11 月

前言 Foreword

高质量发展是新时期职业教育发展的总体要求,其中职业教育教材质量直接关系到职业教育人才培养的质量。《国家职业教育改革实施方案》(简称"职教20条")提出校企双元开发国家规划教材,倡导使用新型活页式、工作手册式教材并配套开发信息化资源。

在教育部职业院校中国特色学徒制教学指导委员会的悉心指导和严格把关下,联合全国多所职业院校和医院共同开发了护理专业双元育人活页教材系列,本教材是其中之一。

本教材坚持立德树人为根本任务,基于工作的学习为基本思路,培养德技双馨、知行合一,具有工匠精神的技术技能人才为目标,将课程思政的教育理念与岗位职业道德规范要求相结合,贴近行业、岗位实际,使教材内容与行业、职业标准、岗位规范统一。

本教材编写严格遵守教育部颁发的《职业教育教材管理办法》,突出职业教育的核心,全书包括院前急救、院内紧急救护和院内重症监护3个模块13个项目34个任务,每个任务以临床真实案例导入,设计灵活多样的学习模块,包括任务目标、情景导入、实施条件、学习内容、任务实施、任务评价、知识拓展等,提供了急重症护理的真实案例和情境考核案例,通过反复练习,强化职业认同感,并将专业精神、职业精神和工匠精神融入教材中,为培养高素质技术技能护理人才起到重要支撑作用。

本教材由多位实践经验丰富的医护专家和职业院校具备双师素质、教学经验丰富的一线专业教师共同编写,教材内容对接专业"1+X"证书评价标准及综合职业能力评价体系,形成立体多元的教学评价标准,既能满足学历教育需求,也能满足职业培训需求;教学资源丰富,除常规的教学课件、教学案例外,提供了相应的操作视频,方便教师实际教学运用,提高教材的实践指导性。

本教材遵循学生认知规律,循序渐进、系统地呈现了急重症护理的真实工作,增加了教材实用性,可供职业院校教师教学、医院新护士培训、岗位技能认证培训等多元使用。

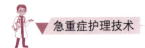

  本教材在编写过程中,得到参编人员所在学校领导及有关专家的大力支持和悉心指导,在此表示衷心的感谢!

宁波卫生职业技术学院
徐金梅　教授
2023 年 10 月

目　录

模块一　院前急救

项目一　气道梗阻急救 1-1
　　任务一　气道异物梗阻快速急救 1-2
　　任务二　环甲膜穿刺 1-9

项目二　心肺复苏 2-1
　　任务一　成人心肺复苏 2-2
　　任务二　儿童、婴儿心肺复苏 2-11
　　任务三　新生儿复苏 2-17

项目三　创伤患者现场急救 3-1
　　任务一　创伤止血 3-2
　　任务二　创伤包扎 3-12
　　任务三　创伤固定 3-22
　　任务四　创伤患者搬运 3-29
　　任务五　特殊伤现场急救 3-39

项目四　能力拓展 4-1
　　院前急救综合训练 4-2

模块二　院内紧急救护

项目五　急诊护理技术 5-1
　　任务一　急诊护理分诊 5-2
　　任务二　急诊患者救护程序 5-11

项目六　人工气道的建立与护理 6-1
  任务一　口咽通气气道建立与护理 6-2
  任务二　鼻咽通气气道建立与护理 6-6
  任务三　喉罩使用与护理 6-10
  任务四　气管插管配合与护理 6-15
  任务五　气管切开配合与护理 6-21

项目七　呼吸系统紧急救护 7-1
  任务一　简易呼吸球囊使用与护理 7-2
  任务二　呼吸机的临床应用和护理 7-7

项目八　循环系统紧急救护 8-1
  任务一　体外除颤配合和护理 8-2
  任务二　连续性血液净化护理 8-9

项目九　能力拓展 9-1
  院内紧急救护综合训练 9-2

模块三　院内重症监护

项目十　呼吸系统监测 10-1
  任务一　动脉血气监测与标本留取 10-2
  任务二　呼吸衰竭救护程序 10-9

项目十一　循环系统监测 11-1
  任务一　多功能心电监护仪应用与护理 11-2
  任务二　动脉血压监测 11-7
  任务三　中心静脉压监测 11-14
  任务四　脉波轮廓温度稀释连续心排血量监测 11-19
  任务五　中心静脉导管维护 11-23

项目十二　其他监测技术应用 12-1
  任务一　脑功能监测 12-2
  任务二　肠内营养应用与护理 12-9
  任务三　腹内压监测 12-14

| 项目十三 | 能力拓展 | 13-1 |
| | 院内重症监护综合训练 | 13-2 |

参考文献 ··· 001
课程标准 ··· 004

模块一　院前急救

项目一　气道梗阻急救

项目介绍

气道异物梗阻是由于食物或者其他物体阻塞气道,进而阻止空气进入肺部。针对气道异物梗阻者,关键在于及时识别出气道异物梗阻,然后进行急救,挽救生命。本项目针对气道异物梗阻,利用手法解除梗阻状态,积极就地取材,并辅助虚拟仿真技术、图片、视频等开展理实一体教学,掌握气道异物梗阻救护技能,并强调操作中的注意事项。

学习导航

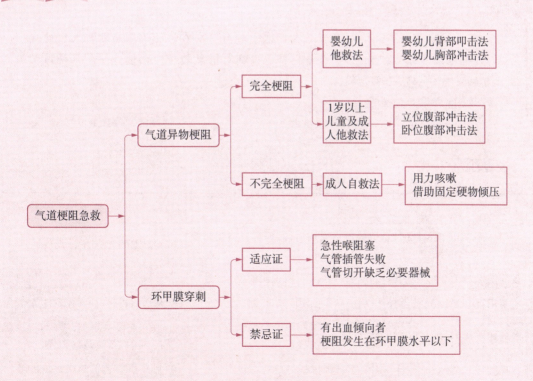

项目一　气道梗阻急救

任务一　气道异物梗阻快速急救

 任务目标

1. 能对气道异物梗阻患者(儿)实施及时、快速、正确的急救手法。
2. 掌握正确的手法、冲力的方向等关键要素。
3. 能在任何时候和场地积极主动参与患者的救治工作,在救护的全过程体现珍惜生命、维护其尊严的人文关怀。

情景导入　病例 1-1-1

某医院急诊科,一位60多岁老人怀抱一名1岁左右的幼儿从急诊科大门处跑来,边跑边大声呼喊:"医生,快救命!孩子被涮涮锅里的牛肉丸噎住了。"只见该幼儿皮肤发紫、喘鸣、呼吸急促。

请问:应该如何紧急施救?

 实施条件

名称	基本要求	备注
实训场地	①模拟社区、急诊科诊室或病房;②理实一体化多媒体教室	安全、干净、光线明亮、温度适宜
设施设备	①多功能病床;②地垫;③气道异物梗阻模型	符合院感要求
主要用物	现场可徒手操作,病房操作备硬板床	工作服、口罩、发网、挂表自备
软件环境	①无线WIFI;②虚拟仿真平台	虚拟仿真模拟实训,实时在线观看视频等教学资源
指导教师	每15名学生配备一名教师指导	双师型专任教师、临床兼职教师

学习内容

气道异物梗阻是指食物或者其他物体卡在气道处(咽喉部位或者气管处),阻止空气进入肺部。针对气道异物梗阻人群,关键在于需要快速做出"气道异物梗阻"的判断,采取紧急措施(如海姆立克急救法)将梗阻的异物排出(图1-1-1),或者建立人工气道(如环甲膜穿刺),让氧气进入肺部,抢救、维护生命。

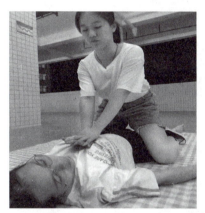

图 1-1-1 成人海姆立克急救法(孕妇、肥胖者)

根据病例1-1-1,该患儿突然出现上述呼吸异常等症状,综合其牛肉丸喂食史,判断该患儿出现气道异物梗阻。应立即使用气道异物梗阻快速急救手法——海姆立克急救法,即利用肺部残留气体形成气流冲出异物的方法。

一、操作前准备

1. **环境评估** 确认环境安全。
2. **患者评估** 评估患者的呼吸与意识情况,是否有引起气道异物梗阻的危险因素和病史。
3. **解释并安排体位** 向患者或其家属做好解释,协助患者取合适体位。
4. **自我防护及呼救** 做好自我保护,并拨打"120"启动院内紧急系统。
5. **用物准备** 现场可徒手操作,病房操作备硬板床,准备环甲膜穿刺用物。

二、操作步骤

(一)完全梗阻

1. **婴幼儿他救法** 若是小于1岁以下的婴幼儿,有呼吸道异物,则不可做海姆立克急救法,以免伤及腹腔器官,应改为背部叩击及胸部冲击法。具体方法为:

(1)婴幼儿背部叩击法(四步骤:托—跨—定—叩击):救护人员一手置于婴幼儿颈背部,另一手置于婴幼儿颈胸部,固定下巴,托住婴幼儿;帮助婴幼儿取俯卧位,面朝下,骑跨在救助人员的前臂上,救助人员前臂支在大腿上,以支持婴幼儿依靠在操作者的大腿上,头部

气道异物梗阻的急救

稍向下前倾；在其背部两肩胛骨间的地方定位；用手掌根部连续、快速5次叩击背部，依患者年龄决定力量的大小(图1-1-2)。

（2）婴幼儿胸部冲击法（四步骤：托—卧—定—冲击）：完成婴幼儿背部叩击法后，救护人员仔细地托住婴幼儿头颈部；将婴幼儿翻正，仰卧在救助人员大腿上，头部低于身体；救助人员在婴幼儿两乳头连线、胸部下部一半的位置或在剑突上大约一指的地方定位,用食指及中指连续、快速5次冲击胸部(图1-1-3)；重复使用婴幼儿背部叩击法、婴幼儿胸部冲击法动作直到异物吐出(图1-1-4)。

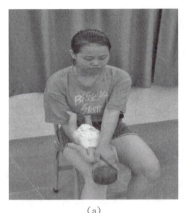
(a)

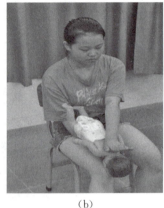
(b)

图1-1-2 婴幼儿背部叩击法

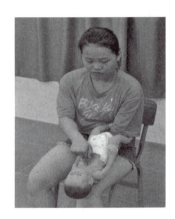

图1-1-3 婴幼儿胸部冲击法

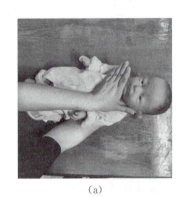
(a)

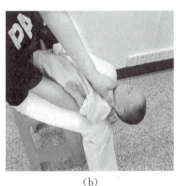
(b)

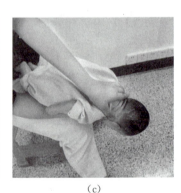
(c)

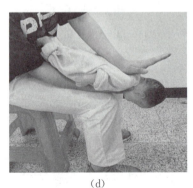
(d)

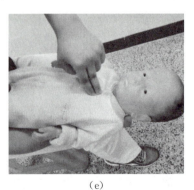
(e)

图1-1-4 婴幼儿胸背部重复动作

2. 1岁以上儿童及成人他救法

（1）立位腹部冲击法（四步骤：站—抱—定—冲击）：救护人员站在患者后面，脚成弓步状，前脚置于患者双脚间，将患者背部轻轻推向前，使其处于前倾位，头部略低，嘴张开，救护人员双臂环抱患者腰部，一手握空心拳，拳眼在患者腹正中线脐上2横指处定位；另一手握紧该拳压紧腹部，慢而有节奏地向内、向上，连续、快速5次冲击，反复直至呼吸道异物被冲出（图1-1-5）。

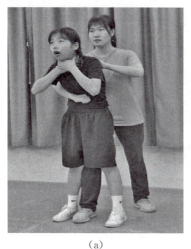 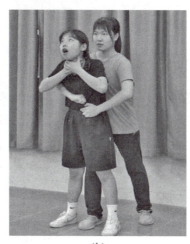

(a) (b)

图1-1-5 立位腹部冲击法

（2）卧位腹部冲击法（四步骤：卧—跨—定—冲击）：如果发现患者意识不清躺卧在地或是患者在站立位，但不便于操作者施救时，救护人员应协助患者取仰卧位，开放其呼吸道，骑跨在患者大腿外侧，一只手的掌根置于患者腹部正中线、脐上方两横指处，不要触及剑突，另一只手直接放在第一只手背上，两手掌根重叠，两手合力快速向上、向内有节奏冲击患者腹部，连续5次，重复步骤若干次，反复直至呼吸道异物被冲出（图1-1-6）。（此法亦适用于淹溺者排水）

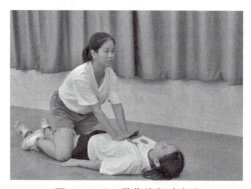

图1-1-6 卧位腹部冲击法

（二）不完全梗阻

成人自救法：自己是受害者，孤立无援时，患者可以自救，若患者能自己咳嗽，鼓励其用力咳嗽，排出异物。也可以进行自救或借助椅背等方式，具体做法为：一手握空心拳，拳眼在腹正中线脐上2横指处定位；另一手握紧该拳压紧腹部，慢而有节奏地向内、向上，连续、快速5次冲击，反复直至呼吸道异物被冲出。或稍稍弯下腰去，将上腹部迅速倾压于一固定物体上（如椅背、桌脚、扶手、铁杆和其他硬物上等），然后做迅猛向前倾压的动作，以造成人工咳嗽。重复动作，直至异物咳出（图1-1-7）。

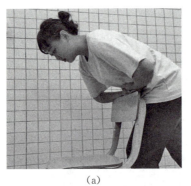
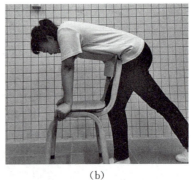

(a)　　　　　　　　　　　　(b)

图 1-1-7　成人自救法

任务实施

气道异物梗阻救护程序参考图 1-1-8。

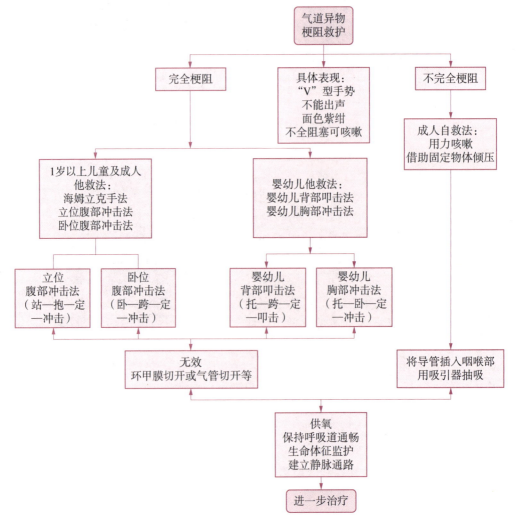

图 1-1-8　气道异物梗阻救护流程

任务评价

根据任务实施情况进行考核,见表 1-1-1。

表 1-1-1 气管异物梗阻快速急救考核评价标准

班级_____ 姓名_____ 学号_____ 得分_____

内容		操作要求	分值	评分等级及分值				得分
				A	B	C	D	
操作前准备	仪表	仪表大方,举止端庄,衣帽整洁	3	3	2	1	0	
	环境	环顾四周,评估环境安全并报告	3	3	2	1	0	
	物品	病房操作备硬板床、环甲膜穿刺用物	3	3	2	1	0	
	呼救	表明身份,呼叫援助(口头汇报)	3	3	2	1	0	
	沟通	做好解释,协助患者取合适体位	3	3	2	1	0	
操作过程	评估患者	患者有无严重的气道梗阻征象:呼吸表浅、进行性呼吸困难,如无力咳嗽、紫绀、哭声无力、不能说话或呼吸问:是不是有东西呛进去了?如患者不能说话(或无法发声),用点头表示时,表明是严重气道梗阻	3	3	2	1	0	
		患者轻度气道梗阻:会咳嗽及发声	3	3	2	1	0	
		根据患者意识、年龄等安置患者体位,清除口腔异物	3	3	2	1	0	
	清醒患者处理方法:立位腹部冲击	梗阻较轻:嘱患者用力咳嗽	5	5	4	3	0~2	
		梗阻严重:腹部冲击或胸部冲击	5	5	4	3	0~2	
		立位腹部冲击法(用于意识清醒者):患者站或坐,抢救者站于患者背后	5	5	4	3	0~2	
		双手环绕患者腰间,左手握拳拇指突起部顶住患者腹正中、脐上剑突之下,右手握住左拳,向上、向内冲击5次	5	5	4	3	0~2	
		重复冲击直至异物排出或患者转为昏迷(转为昏迷按昏迷患者处理方法)。如果腹部冲击无效,可考虑胸部冲击	5	5	4	3	0~2	
	清醒患者处理方法:卧位腹部冲击法	卧位腹部冲击法(用于身材矮小者):患者仰卧位,抢救者骑跨于患者下半身	5	5	4	3	0~2	
		右手掌根放于患者腹正中、脐上剑突尖之下,左手压在右手上,双手分指交叉翘起,二臂伸直向上、向内冲击5次	5	5	4	3	0~2	

续表

内容		操作要求	分值	评分等级及分值				得分
				A	B	C	D	
	婴幼儿	5下背部叩击(两肩胛骨连线中点),5下胸部冲击(定位同心脏按压,频率慢于心脏按压)	5	5	4	3	0~2	
		重复以上步骤直至异物排出或转为昏迷(转为昏迷按昏迷患者处理方法)	5	5	4	3	0~2	
	昏迷患者处理方法	将患者仰卧位放到硬质的平面上,立即呼救	5	5	4	3	0~2	
		开始心肺复苏,心肺复苏中每次开放气道时,抢救者应查看患者口腔有无异物并予以清除(简单查看,不要在此环节花费太多时间,接着立即胸外按压)	5	5	4	3	0~2	
		专业人员看见固体异物梗阻于昏迷患者的口咽部时,可用手指挖除异物。未见异物时,不提倡常规进行盲目挖异物法	5	5	4	3	0~2	
	整理	向患者或家属解释介绍病情,交代注意事项	3	3	2	1	0	
		整理用物,洗手,记录	3	3	2	1	0	
评价	效果	清除梗塞于咽部的食物,保持呼吸道通畅,缓解呼吸困难	3	3	2	1	0	
	沟通	救护员整体素质良好,与患者沟通有效,操作同时观察病情	3	3	2	1	0	
	操作	操作熟练,动作规范,整体操作在规定时间内完成(4分钟)	4	4	3	2	0~1	
总计			100					

考核教师:_____ 日期:_____

 任务训练

一、单项选择题(扫描二维码)

单项选择题

二、简答题

简述气道异物梗阻急救措施有哪些?

三、病例分析

病例1-1-2:患者,女,20岁,与朋友在家聚会,吃餐前小吃坚果,并与朋友高声说笑、打闹。突然患者不能说话,呼吸困难,面色发绀,右手抓住颈部,此时患者面色苍白,神情惊慌。

请问:现场你作为救护人员该如何应对呢?

(李菲)

任务二 环甲膜穿刺

任务目标

1. 能快速使用环甲膜穿刺术为气道梗阻患者建立"人工气道",为气管切开争取时间。
2. 熟悉环甲膜穿刺术的适应证、禁忌证及急救过程中的护理要点。
3. 树立严谨和不断探索的科学精神,能在任何场地对需要紧急救治的个体主动、积极地施救。

情景导入 病例1-2-1

患者,女,65岁,为卒中后老人,存在吞咽功能减退的情况。午餐期间,患者突然不能说话,呼吸困难,面色发绀,右手抓住颈部,患者面色苍白,神情惊慌。

救护人员对其进行初步施救,但未能解除气道梗阻,现患者出现极度呼吸困难。

作为救护人员,针对目前的状况你该如何应对?

实施条件

名称	基本要求	备注
实训场地	①模拟社区或急诊科诊室或病房;②理实一体化多媒体教室	安全、干净、光线明亮、温度适宜
设施设备	①多功能病床;②地垫;③气道异物梗阻模型	符合院感要求
主要用物	①现场可徒手操作,病房操作备硬板床;②16号粗针头及皮肤消毒液;③棉签等	工作服、口罩、发网、挂表自备
软件环境	①无线WIFI;②虚拟仿真平台	虚拟仿真模拟实训,实时在线观看视频等教学资源
指导教师	每15名学生配备一名教师指导	双师型专任教师、临床兼职教师

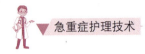

学习内容

环甲膜穿刺术是当危及生命的气道异物梗阻出现时,使用针头在环甲膜处刺入,建立新的人工呼吸道的一项急救技术。

> 根据病例 1-2-1,患者出现气道异物梗阻无法解除,且危及生命的情况出现时,应立即给予环甲膜穿刺术的急救措施。

一、操作前准备

1. **用物准备** 手消毒液、环甲膜穿刺针或 16 号抽血用粗针头、T 管(或三通阀)、2%利多卡因或其他气管内注射用药物、无菌注射器、无菌手套、棉签、皮肤消毒剂、给氧装置、头灯、盛污物容器。
2. **患者评估** 评估患者的意识情况,是否符合环甲膜穿刺术的适应证,有无环甲膜穿刺术的禁忌证出现。
3. **患者沟通** 向患者做好解释,协助患者取合适体位。
4. **应急救护** 做好自我保护,并拨打"120"启动应急救护系统。

二、操作步骤

1. **确认** 患者去枕仰卧,肩背部垫起 20～30 cm,头后仰,不能耐受者可取半卧位。
2. **解释** 携用物到患者身旁,快速确认该患者系气道异物梗阻(有条件时,经 2 位医务人员"双人"确认)。向其简要说明操作目的、方法及配合要点,取得配合。
3. **消毒** 确认环甲膜位置,以其为中心由内向外消毒皮肤,直径在 10 cm 以上;消毒不留空隙,动作不可拖拉、反复;消毒至少 2 遍。
4. **定位** 甲状软骨下缘和环甲软骨弓上缘之间与颈部正中线交界的凹陷处即为穿刺点。
5. **穿刺** 嘱患者操作全程避免吞咽及咳嗽;定位于甲状软骨最突出处向下约 2 cm、甲状软骨下缘和环状软骨弓之间 1 个黄豆大小的凹陷处;以左手食指及拇指按住并固定穿刺部位皮肤,右手食指及拇指持穿刺针,垂直气管中线刺入;当到喉腔有落空感时,应回报并停止进针;观察穿刺部位皮肤有无出血,如出血较多应注意止血,以免血液反流入气管内;以带有少量 2%利多卡因的注射器回抽检查,有气泡抽出;患者有反射性咳嗽,注入少量表面麻醉剂;接注射器,回抽有空气,确定无疑后,垂直固定穿刺针,连接氧气装置(当上呼吸道完全阻塞难以排气又无 T 管时,须再插一根粗针头进入气管内作为排气用);吸出气道内的分泌物,观察患者胸廓是否起伏,呼吸是否改善。
6. **整理** 协助患者取适宜体位,整理床单位;安慰患者,向患者或家属解释介绍病情,交代注意事项;整理用物,洗手,记录。

三、护理要点

(1) 环甲膜穿刺术仅仅是呼吸复苏的一种急救措施,不能作为确定性处理。因此,在初期复苏成功,呼吸困难缓解,危急情况好转后,应改作气管切开并立即做消除病因的处理(如清除异物等)。

(2) 作为一种应急情施,应争分夺秒,在尽可能短的时间内完成,并且穿刺针留置时间不宜过长,一般不超过 24 小时。

(3) 穿刺时动作轻柔,进针不宜过深,避免损伤气管后壁黏膜。

(4) 穿刺完成后,必须回抽空气,确认针尖在喉腔内,才进行其他操作。

(5) 环甲膜穿刺针头与 T 管接口连接时,必须连接紧密不漏气。

(6) 观察穿刺部位有无明显出血,如有,应及时止血,以免血液流入气管内。

(7) 如遇血凝块或分泌物阻塞穿刺针头,可用注射器注入空气,或用少许生理盐水冲洗,以保证其通畅。

任务实施

环甲膜穿刺术实施步骤参考图 1-2-1。

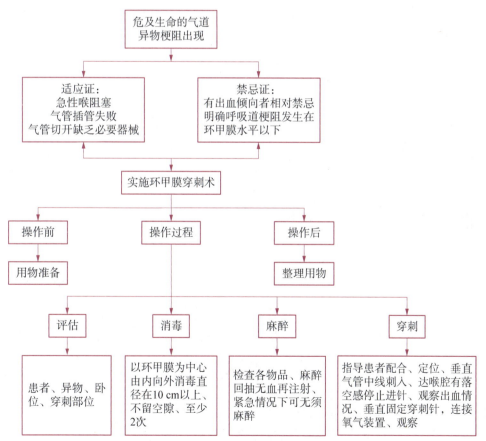

图 1-2-1 环甲膜穿刺术实施流程

任务评价

根据任务实施情况进行考核,见表1-2-1。

表1-2-1 环甲膜穿刺术考核评价标准

班级_____ 姓名_____ 学号_____ 得分_____

内容		操作要求	分值	评分等级及分值				得分
				A	B	C	D	
操作前准备	仪表	仪表大方,举止端庄,衣帽整洁	3	3	2	1	0	
	环境	环顾四周,评估环境安全并报告	3	3	2	1	0	
	物品	手消毒液、环甲膜穿刺针16号抽血用粗针头、T管(或三通阀)、2%利多卡因或其他气管内注射用药物、无菌注射器、无菌手套、棉签、皮肤消毒剂、给氧装置、头灯、盛污物容器	3	3	2	1	0	
	患者	患者理解并配合操作	3	3	2	1	0	
	沟通	向患者或家属交代穿刺的必要性,解释操作方法、目的,解释并发症,签署同意书	3	3	2	1	0	
操作过程		携用物至患者床旁,核对姓名、年龄,向患者解释操作目的,并讲解操作方法及配合方式	3	3	2	1	0	
	评估	确认患者咽喉部有异物阻塞,评估患者的意识、呼吸形态、脉搏、血压等,予患者去枕仰卧,肩背部垫起20～30 cm,头后仰。不能耐受者可取半卧位	3	3	2	1	0	
		选择穿刺部位:甲状软骨下缘和环甲软骨弓上缘之间与颈部正中线交界的凹陷处即为穿刺点	3	3	2	1	0	
	消毒	确认环甲膜位置,以其为中心由内向外消毒皮肤,直径在10 cm以上	4	4	3	2	0～1	
		消毒不留空隙,动作不可拖拉、反复	4	4	3	2	0～1	
		消毒至少2遍	4	4	3	2	0～1	
	麻醉	检查各无菌物品的消毒日期,打开消毒包装,戴无菌手套,检查消毒指示卡,检查注射器及穿刺针头是否通畅	4	4	3	2	0～1	
		核对2%利多卡因,局部浸润麻醉,回抽无血再注射	4	4	3	2	0～1	

续表

内容		操作要求	分值	评分等级及分值				得分
				A	B	C	D	
	穿刺	紧急情况下口述无须麻醉即得麻醉分（口头报告）	4	4	3	2	0～1	
		嘱患者操作全程避免吞咽及咳嗽	4	4	3	2	0～1	
		定位于甲状软骨最突出处向下约2cm,甲状软骨下缘和环状软骨弓之间一个约黄豆大小的凹陷处	4	4	3	2	0～1	
		以左手食指及拇指按住并固定穿刺部位皮肤,右手食指及拇指持穿刺针,垂直气管中线刺入	4	4	3	2	0～1	
		当达喉腔有落空感时,应回报并停止进针	4	4	3	2	0～1	
		观察穿刺部位皮肤有无出血,如出血较多应注意止血,以免血液反流入气管内	4	4	3	2	0～1	
		以带有少量2%利多卡因的注射器回抽检查,有气泡抽出	4	4	3	2	0～1	
		患者有反射性咳嗽,注入少量表面麻醉剂	4	4	3	2	0～1	
		接注射器,回抽有空气,确定无疑后,垂直固定穿刺针,连接氧气装置(当上呼吸道完全阻塞难以排气又无"T"管时,须再插一根粗针头进入气管内作为排气用)	4	4	3	2	0～1	
		吸出气道内的分泌物,观察患者胸廓是否起伏,呼吸是否改善	4	4	3	2	0～1	
	整理	协助患者取适宜体位,整理床单位;安慰患者,向患者或家属解释介绍病情,交代注意事项	3	3	2	1	0	
		整理用物,洗手,记录	3	3	2	1	0	
评价	效果	全过程稳、准、轻、快,符合操作原则	3	3	2	1	0	
	沟通	救护员整体素质良好,与患者沟通有效,操作同时观察病情	3	3	2	1	0	
	操作	操作熟练,动作规范,整体操作在规定时间内完成(4分钟),无菌观念强	4	4	3	2	0～1	
总计			100					

考核教师：_____ 日期：_____

任务训练

一、单项选择题(扫描二维码)

单项选择题

二、简答题

简述环甲膜穿刺术的注意事项有哪些?

三、病例分析

病例1-2-2:患者,男,30岁,属于过敏体质,对花粉过敏,今日外出去朋友家做客,不小心吸入花粉。患者突然呼吸困难,面色发绀,右手抓住颈部,患者面色苍白,神情惊慌。救护人员对其进行初步施救,但未能解除气道梗阻,现患者出现极度呼吸困难。

作为救护人员,针对目前的状况你该如何应对?

(李菲)

模块一 院前急救

项目二 心肺复苏

项目介绍

心肺复苏是抢救呼吸、心搏骤停者生命最基本的方法,是医护人员甚至社会公众必须要掌握的现场急救技能之一。本项目分成人、儿童及婴儿、新生儿3个部分讲解心肺复苏基础生命支持救护技能,通过快速识别、有效循环支持、充分开放气道和建立人工呼吸等方面阐述高质量复苏要点,并强调操作中的注意事项。

学习导航

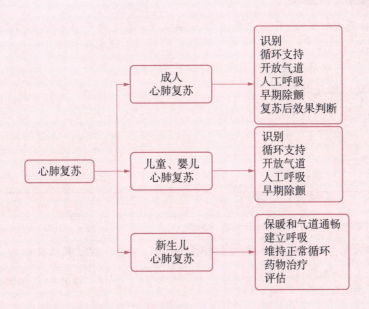

项目二 心肺复苏

任务一 成人心肺复苏

 任务目标

1. 能快速正确识别心脏骤停。
2. 能正确为不同人群实施心肺复苏抢救。
3. 能在模型上使用体外自动除颤仪。
4. 学会自我保护方法,形成"时间就是生命"的急救意识。

情景导入 病例 2-1-1

患者林某,61岁,患有高血压性心脏病数年,某日上午在社区散步时,突然倒地,呼之不应。

请问:1. 判断林大爷可能出现了什么问题?
2. 判断依据是什么?
3. 你在现场如何施救?

 实施条件

名称	基本要求	备注
实训场地	①模拟社区;②理实一体化多媒体教室	安全、干净、光线明亮、温度适宜
设施设备	①成人心肺复苏模拟人;②体外自动除颤仪	符合院感要求
主要用物	①人工呼吸膜(纱布);②纱布(用于清除口腔异物);③生活垃圾桶	工作服、口罩、发网、挂表自备
软件环境	①无线 WIFI;②多媒体	理实一体,实时在线观看视频等教学资源
指导教师	每15名学生配备一名教师指导	双师型专任教师、临床兼职教师

学习内容

心肺复苏(cardiopulmonary resuscitation，CPR)是通过建立人工循环恢复心脏自主搏动和血液循环，用人工呼吸代替自主呼吸并恢复自主呼吸，达到恢复苏醒和挽救生命的目的。

> 根据病例2-1-1，患者林先生社区散步时，突然倒地，呼之不应，应立即快速识别和判断心跳骤停，现场实施心肺复苏，需要学习的内容及操作步骤如下。

一、操作前准备

环境评估：确保现场对施救者和患者均是安全的。在眼睛看、耳朵听、鼻子闻等综合分析的基础上，判断环境是否安全。环境安全可以进入现场救人；若环境不安全，先将患者脱离危险环境，同时尽可能做好自身防护。

二、操作步骤

1. **现场心肺复苏的基本程序** 成人心肺复苏的基本程序是C—A—B，分别指胸外按压、开放气道、人工呼吸。基础生命支持(basic life support，BLS)具体流程如下：

(1) 判断意识：现场发现有人突然倒地，在确认环境安全后，快速判断其有无损伤和反应。轻拍其肩部，靠近耳边大声呼叫："你怎么了？"（轻拍重喊）

(2) 启动应急反应系统：发现患者无意识，立即启动应急反应系统，高声呼叫。

"快来人呀，有人晕倒了！"

"我是救护员。"

"请这位先生（女士）帮忙拨打'120'，附近如果有体外自动除颤仪（AED）请取来"。

"有会救护的请帮忙。"

当拨通急救电话后，要清楚回答急救接线员的询问，并进行简要说明。

心搏骤停的识别与呼救

心肺复苏操作

(3) 同时检查大动脉搏动和呼吸（5～10秒）：左手扶头，右手示指和中指并拢检查颈动脉，方法为从患者的气管正中（喉结）部位向旁滑移2～3 cm，在胸锁乳突肌内侧轻触颈动脉搏动(图2-1-1)。在触摸大动脉搏动的同时，通过观察口唇、鼻翼和胸腹部起伏等情况判断有无呼吸或是否为无效呼吸，时间控制在5～10秒。评估后如果不能触及大动脉搏动，呼吸停止或无效呼吸则需要立即实施心肺复苏。

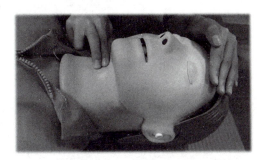

图2-1-1 颈动脉检查

(4) 置患者于复苏体位：仰卧于硬质平面上，头、颈部应与躯干保持在同一轴面上，将双上肢放置在身体两侧，解开衣服，暴露胸壁。急救人员位于患者的一侧，近胸部部位。如果患者面朝下时，应将患者整体翻转，即头、肩、躯干同时转动，避免躯干扭曲，头、颈部与躯干始终保持在同一个轴面上，双上肢放置于身体两侧。

（5）循环支持（circulation）：胸外心脏按压是对胸骨下段有节律地按压，产生血流，为大脑和心肌输送少量但至关重要的氧气和营养物质。

1）确定按压部位：成人按压部位在胸部正中，胸骨的下半部（胸骨下 1/2），两乳头连线中点胸骨处（图 2-1-2）。

2）胸外心脏按压方法：操作者一只手的掌根部紧贴两乳头连线中点的胸骨处，另一只手掌根叠放其上，两手手指交叉相扣，手指尽量向上，避免触及胸壁和肋骨，按压者身体稍前倾，双肩在患者胸骨正上方，肩、肘、腕关节呈一条直线，按压时以髋关节为支点，应用上半身的力量垂直向下用力快速按压。

3）按压的频率和深度：成人按压频率每分钟 100～120 次，胸骨下陷 5～6 cm（图 2-1-3）。

心脏按压与人工呼吸

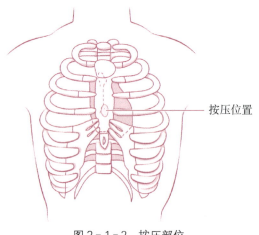

图 2-1-2 按压部位

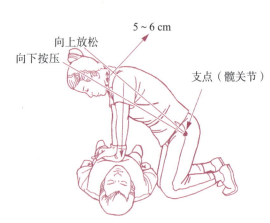

图 2-1-3 成人胸外按压方法

胸外心脏按压注意事项

（1）按压部位要准确：如按压部位太低，可能损伤腹部脏器或引起胃内容物反流；部位太高，可伤及大血管；若按压部位不在中线，则可能引起肋骨骨折，肋骨与肋软骨脱离等并发症。

（2）按压姿势要正确：肘关节伸直，双肩位于双手的正上方，手指不应加压于患者胸部。在按压间的放松期，操作者不加任何压力，但手掌根仍置于胸骨下半部，不离开胸壁，以免移位。

（3）按压要均匀适度，回弹要充分：按压过轻达不到效果，过重易造成损伤。按压和回弹/放松时间大约相等，保证按压后胸廓充分回弹到正常位置（此时按压者掌跟不能离开患者胸壁，以不附加压力为宜）。胸廓充分回弹是指在按压放松时，胸骨回到其自然位置或中立位。胸廓充分回弹能够增加胸腔内负压，促进静脉回流，增加冠状动脉灌注压和心肌血流，从而提高复苏存活率。

（4）尽量减少胸外按压间断，尽可能将中断控制在 10 秒之内。胸外按压时间比例应占心肺复苏中的 60% 以上。

（5）按压期间，密切观察病情，判断效果，胸外心脏按压有效的指标是：按压时可触及颈动脉搏动及股动脉搏动，收缩压≥60 mmHg；有知觉反射、呻吟或出现自主呼吸。

(6) 开放气道：连续 30 次胸外按压后，给予开放气道。开放气道前首先检查并清除口腔中分泌物、呕吐物、固体异物、义齿等，然后按以下手法打开气道。

1) 仰头抬颏/颌法：对于无可疑脊柱损伤的患者，应采用仰头抬颏/颌法开放气道。方法是将左手肘关节着地，小鱼际置于患者前额，使头后仰，右手的示指与中指置于下颌角处，抬起下颏（颌），使下颌角和耳垂的连线与地面成 90°（图 2-1-4）。

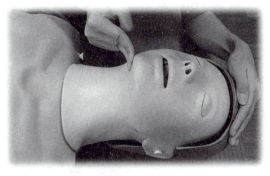

图 2-1-4　成人气道开放

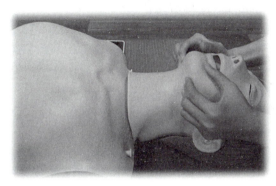

图 2-1-5　成人颈椎损伤气道开放

2) 托下颌法：对于合并可疑颈椎损伤的患者，应采用托下颌法并避免头部后伸。操作者于患者头部，肘部放置在患者头部两侧，双手同时将患者两侧下颌角托起，将下颌骨前移，使其头后仰（图 2-1-5）。《2020 年美国心脏协会心肺复苏及心血管急救指南》中指出，合并头颈部创伤患者，如采用托下颌法仍不能开放气道，应给予仰头抬颏/颌法。

(7) 人工呼吸：如果患者没有呼吸或无效呼吸，应立即做口对口（鼻）人工呼吸方法。平静呼吸后吹气，每次通气应维持 1 秒以上，通气的潮气量为 500～600 mL，或能观察到胸廓明显起伏，保证有足够的气体进入肺部，同时避免过度通气。

1) 口对口（鼻）人工呼吸：①采取口对口人工呼吸时，注意应用合适的通气防护装置，既能保证通气效果又能有效保护施救者；②施救者用按于前额一手的拇指和示指，捏紧患者的鼻孔，另一手在下颌角处，抬起患者的头部保持气道通畅；③施救者张开口紧贴患者口部，以封闭患者口周围；④正常呼吸后缓慢吹气，不必深呼吸，每次吹气至患者胸部上抬后，即与患者口部脱离，轻轻抬起头部，同时放松捏紧患者鼻部的手指，让患者胸廓依其弹性而回缩导致气体呼出。当患者口周外伤或牙关紧闭、张口困难者可用口对鼻呼吸，吹气时要上下唇合拢。

2) 经口咽通气管或面罩通气：如果有条件，可以使用口咽通气管开放气道，用口含住通气管的外口吹气。通气面罩一般为透明，可密闭于口腔周围。操作时，保持气道开放状态，将面罩覆盖于整个口和鼻部并妥善固定，施救者经面罩送气至患者胸廓抬起为止，然后将口离开面罩，使患者呼出气通过活瓣活动而排出。

成人徒手心肺复苏时，胸外心脏按压和人工呼吸的比例为 30∶2，持续完成 5 个循环或 2 分钟后对患者进行评估。

(8) 早期除颤：目睹发生院外心搏骤停且现场有体外自动除颤仪，施救者应从胸外按压开始心肺复苏，并尽快在 3～5 分钟内使用体外自动除颤仪，在等待除颤仪过程中持续进行心肺复苏。体外自动除颤仪是一种便携式医疗设备,它可以诊断特定的心律失常,且给予电击除颤,是可被非专业人员使用的用于抢救心源性猝死患者的医疗设备。体外自动除颤仪的使用步骤如下。

1)打开电源开关,按语音提示操作(图2-1-6)。

2)体外自动除颤仪电极片安置部位:心尖部电极片安放在左腋前线第五肋间外侧,心底部电极片放置胸骨右缘,锁骨之下。电极片的放置避开皮肤破损处、皮下起搏器等,如患者胸毛过多导致电极片不能和皮肤紧密贴合时则需先去毛。

3)救护员用语言告知周边人员不要接触患者,等候体外自动除颤仪分析心律是否需要电除颤。

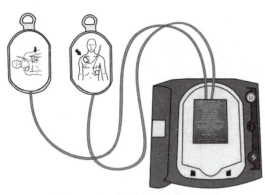

图2-1-6 体外自动除颤仪示意

4)救护员得到除颤指示后,等待体外自动除颤仪充电,确定所有人员未接触患者,且患者胸前两电极片之间无汗水,准备除颤。

5)按键钮进行电击除颤。

6)电击后立即从胸外按压开始继续实施心肺复苏,约2分钟后,体外自动除颤仪再次自动分析心律。

7)如果体外自动除颤仪提示不需要电击除颤,应立即实施心肺复苏。

8)如此反复操作,直到患者恢复心搏和自主呼吸,或专业急救人员到达现场。

(9)复原体位:如果患者的心搏和自主呼吸已经恢复,将患者置于复原体位(稳定侧卧位),随时观察患者生命体征,并安慰照护患者,等待专业急救人员到来(图2-1-7)。

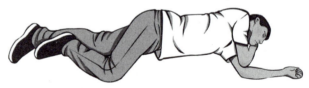

图2-1-7 复原体位

2. 心肺复苏效果的判断

(1)神志:复苏有效时,可见患者有眼球运动,睫毛反射与对光反射出现,甚至手脚开始抽动,发出呻吟等。

(2)颈动脉搏动:按压有效时,每一次按压可以产生一次搏动,若停止按压,搏动亦消失,此时应继续进行心脏按压。若停止按压后,脉搏仍然存在,说明患者已恢复心跳。

(3)自主呼吸出现:患者出现较强的自主呼吸,说明复苏有效,但如果自主呼吸微弱,仍应坚持人工辅助呼吸。

(4)面色及口唇:复苏有效时,可见面色及口唇由发绀转为红润。如若变为灰白,则说明复苏无效。

(5)瞳孔:复苏有效时,可见瞳孔由大变小同时出现对光反应。若瞳孔由小变大、固定,则说明复苏无效。

3. 心肺复苏注意事项

（1）按压者的更换：为预防按压者疲劳导致复苏质量下降，有多个按压者时，应及时更换按压人员，可每 5 个循环约 2 分钟更换，交换在通气的中间进行，换人应在 5 秒内完成。对于尚未建立高级气道的心肺复苏，要提高心脏按压在整个复苏中的比例，目标为至少 60%。

（2）预防胃胀气：为防止胃胀气，避免吹气过快，应减慢气流速度，以降低最大吸气压。如果患者已发生胃胀气，施救者可用手轻按上腹部，利于胃内气体的排出，如有反流或呕吐，要将患者头侧向一侧防止误吸。

（3）院前心肺复苏的终止

1）恢复有效的自主循环和自主呼吸。

2）由更专业的生命支持抢救小组接手。

3）医生确认已死亡。临床死亡判断标准：①患者对任何刺激无反应；②无自主呼吸；③无循环特征，无脉搏，血压测不出；④心肺复苏 30 分钟后心脏自主循环仍未恢复，心电图呈一条直线（3 个以上导联）。

4）施救者如果继续复苏将对自身产生危险或将其他人员置于危险境地中。

4. 成人高质量心肺复苏的要点　《2020 美国心脏协会心肺复苏及心血管急救指南》中指出成人高质量心肺复苏的要素包括以下内容。

（1）心肺复苏应该在发现患者心搏骤停的现场进行（只要现场环境安全并具备实时有效心肺复苏的条件）。

（2）患者最好取平卧位并且位于硬质平面上。

（3）一只手的掌根部放在患者胸部中央（胸骨下 1/2），另一只手掌根部放在其上以双手重叠；按压深度至少 5 cm，避免超过 6 cm；频率 100～120 次/分。

（4）按压时胸廓需充分回弹，按压和回弹时间 1∶1。

（5）及时更换按压人员，尽量减少按压中断时间（中断时间包括换人时间、除颤前后的时间、检查脉搏的时间和人工通气的时间等）。

（6）在整个心肺复苏中，胸外按压的时间比例应在 60% 以上。

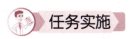

任务实施

> 病例 2-1-2：患者张女士，59 岁，有冠心病史，今日买菜回家途中突然猝倒，呼之不应。下文是对该类病例的施救步骤。

根据该案例，考虑心搏骤停可能，立即实施救护。

快速判断环境安全，并做好自我防护；判断患者意识，呼之不应后立即向行人呼救，让其拨打急救电话，并尝试寻找体外自动除颤仪；判断患者大动脉搏动和呼吸；如不能触及大动脉搏动，呼吸停止或仅喘息、叹息样呼吸时，立即实施心肺复苏。置患者于复苏体位，胸外心脏按压 30 下后，开放气道，人工呼吸 2 次，按压和通气比例为 30∶2，持续完成 5 个循环后评估复苏效果。如果能及时取得体外自动除颤仪，尽早使用体外自动除颤仪。心肺复苏操作流程参考图 2-1-8。

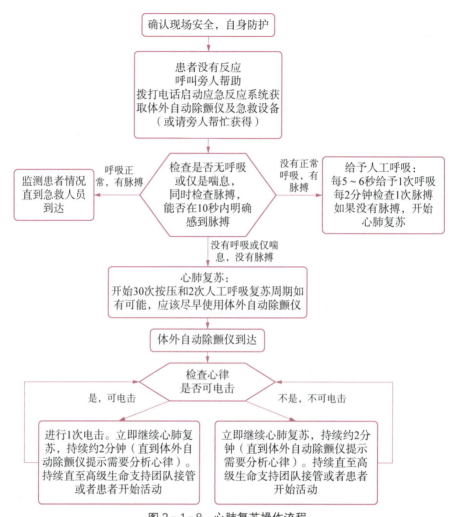

图 2-1-8 心肺复苏操作流程

任务评价

任务完成后根据表 2-1-1 进行评价。

表 2-1-1 单人徒手心肺复苏考核评价标准

班级_____ 姓名_____ 学号_____ 得分_____

内容		操作要求	分值	评分等级及分值				得分
				A	B	C	D	
操作前准备	用物准备	CPR 模型、纱布、呼吸膜(纱布)	3	3	2	1	0	
	环境准备	评估环境安全,个人防护	2	2	1	0.5	0	

续表

内容		操作要求	分值	评分等级及分值				得分
				A	B	C	D	
操作过程	判断与呼救	轻拍双肩并大声呼叫患者,确认患者意识丧失	2	2	1	0.5	0	
		高声呼救,拨"120"急救电话,取得体外自动除颤仪及急救设备(或请旁人帮忙获得)(口述),确认抢救开始时间	3	3	2	1	0	
		检查是否无呼吸(终末叹气应看作无呼吸) 同时检查同侧颈动脉,定位快速、准确	4	4	3	2	0	
		评估时间5~10秒,口述呼吸、颈动脉搏动情况	2	2	1	0.5	0	
	安置体位	确保患者仰卧在坚固的平坦表面上	2	2	1	0.5	0	
		体位安置正确:去枕、头、颈、躯干同一轴线,双手放于两侧,身体无扭曲(口述)	2	2	1	0.5	0	
	胸外心脏按压	解开衣领、腰带,暴露患者胸腹部	2	2	1	0.5	0	
		按压部位:胸骨与两乳头连线交叉点	4	4	3	2	0	
		按压方法:手掌根部重叠,手指翘起,两臂伸直,双肩位于双手的正上方。垂直向下用力快速按压	5	5	4	2	0	
		按压深度:5~6 cm	8	8	6	4	0	
		按压频率100~120次/分,按压中断不超过10秒	8	8	6	4	0	
		胸廓回弹:每次按压后胸廓充分回弹(按压与放松比为1:1)	5	5	4	2	0	
	开放气道	清除口腔异物:检查口腔有无异物,取出活动假牙及异物	2	2	1	0.5	0	
		开放气道:仰头抬颏(不能压迫软组织),充分开放气道(怀疑患者头部或颈部损伤时使用双手托下颌法)	5	5	4	2	0	
	人工呼吸	立即予以人工呼吸:送气时包住患者的口,捏住患者鼻子,呼气时松开,送气时间为1秒以上	8	8	6	4	0	
		人工呼吸时应产生明显的胸廓隆起,避免过度通气	5	5	4	2	0	
		吹气同时,观察胸廓情况	2	2	1	0.5	0	
		按压与人工呼吸之比:30:2,连续5个循环	4	4	3	2	0	

续表

内容	操作要求	分值	评分等级及分值 A	B	C	D	得分
判断复苏效果	操作5个循环后,判断并报告复苏效果:同时评估颈动脉搏动和自主呼吸(时间5~10秒)	4	4	3	2	0	
	瞳孔缩小,面色、口唇、甲床和皮肤色泽转红	4	4	3	2	0	
	昏迷变浅,出现反射、挣扎或躁动	2	2	1	0.5	0	
操作后	妥善安置患者,处理用物	2	2	1	0.5	0	
	确认抢救结束时间,报告操作完毕(及时结束)	2	2	1	0.5	0	
评价	抢救及时、程序正确、操作规范、动作迅速,5分钟内完成	4	4	3	2	0	
	注意保护患者安全和职业防护,体现急救意识和人文关怀	4	4	3	2	0	
总计		100					

考核教师:_____ 日期:_____

知识拓展

扫描二维码。

心搏骤停的相关知识

任务训练

一、单项选择题(扫描二维码)

单项选择题

二、简答题

1. 心肺复苏有效指征有哪些?
2. 成人高质量心肺复苏的要点有哪些?

三、病例分析

病例2-1-3:小刘是一名护士,某日下班途中,路遇一位老年人突然用手捂前胸倒地,呼之不应。

(1) 请考虑该老年人发生了什么情况?
(2) 该如何急救?

(徐玲丽 潘带好)

任务二 儿童、婴儿心肺复苏

任务目标

1. 能快速有效识别儿童、婴儿心脏骤停。
2. 能正确为儿童、婴儿实施徒手心肺复苏。
3. 具有为人民服务的社会责任感及医学使命感;养成爱伤的观念及对生命负责的职业素养;深化团队协作的能力。

情景导入 病例2-2-1

一名7岁男孩,在河边玩耍时,不慎掉入河中,被人救起后,呼之不应,面色发绀。

请问:如果你在现场应如何施救?

实施条件

名称	基本要求	备注
实训场地	①模拟社区;②理实一体化多媒体教室	安全、干净、光线明亮、温度适宜
设施设备	①婴儿心肺复苏模拟人;②儿童心肺复苏模拟人;③体外自动除颤仪	符合院感要求
主要用物	①人工呼吸膜(纱布);②纱布(用于清除口腔异物);③生活垃圾桶	工作服、口罩、发网、挂表自备
软件环境	①无线WIFI;②多媒体	理实一体,实时在线观看视频等教学资源
指导教师	每15名学生配备一名教师指导	双师型专任教师、临床兼职教师

学习内容

根据病例2-2-1,该男孩溺水后呼之不应,面色发绀,应立即考虑心搏骤停可能,尽快识别并尽早给予心肺复苏。

婴儿心肺复苏

一、操作前准备

环境安全评估同成人。

二、操作步骤

儿童(1岁~青春期)、婴儿(1岁以下)基础生命支持的基本程序同成人：检查反应—启动应急反应系统—同时检查呼吸和脉搏—心肺复苏,其中心肺复苏的顺序为"按压(C)—气道(A)—通气(B)"。

1. **判断患儿意识** 儿童的意识判断同成人,轻拍患儿并大声呼喊"你好吗?",或呼叫患儿的名字;1岁以内婴儿通过拍击足底判断反应(图2-2-1)。观察患儿的反应,如果患儿有反应,能回答或活动身体,迅速检查儿童是否有受伤或需要医学救助,必要时,应马上启动应急反应系统,密切观察患儿的情况。

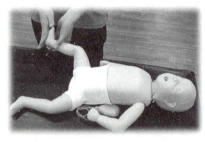

图2-2-1 拍击足底判断婴儿反应

2. **启动应急反应系统** 若患儿无反应或无任何活动,需立即启动应急反应系统。具体方法同成人。

3. **同时判断大动脉搏动和呼吸** 儿童检查颈动脉或股动脉,婴儿可检查肱动脉或股动脉。在触摸大动脉搏动的同时,通过观察口唇、鼻翼和胸腹部起伏等情况判断有无呼吸或是否为无效呼吸,时间控制在10秒内。评估后如果不能触及大动脉搏动,呼吸停止或仅喘息等无效呼吸,则需要立即实施心肺复苏。

4. **置患儿于复苏体位** 同成人。

5. **循环支持**

(1) 按压部位：儿童按压部位在胸部正中,胸骨下1/2,两乳头连线中点胸骨处；婴儿按压部位在胸部正中,两乳头连线中点正下方。

(2) 按压方法

1) 儿童按压方法：由于儿童体型的差异以及操作者自己身高和力量大小的不同,操作者可用单手(图2-2-2)或双手掌跟法按压(同成人)。

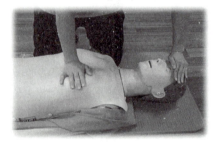

图2-2-2 儿童单手胸外心脏按压

2) 婴儿按压方法：双人施救时采用有双拇指环绕法,单人施救或不能环抱时采用双指法。双拇指环绕法：操作者双拇指重叠或并列于患儿乳头连线中点正下方,其他手指环抱患儿胸部(图2-2-3)；双指法：右手示指、中指指尖放在患儿乳头连线中点正下方进行按压(图2-2-4)。

3) 按压的频率和深度：按压频率同成人,100~120次/分；按压深度达到胸廓前后径的1/3,儿童约5 cm,婴儿约4 cm。

6. **开放气道** 检查并清除口腔中液态或固体异物。对于无头部或颈部外伤者,采用仰头抬颏/颌法开放气道时,使下颌角和耳垂的连线与地面成一定角度,儿童60°,婴儿30°。如果怀疑颈椎损伤,开放气道应该使用没有头后仰动作的托颌法。

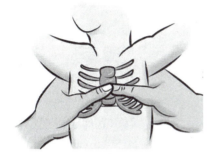
图 2-2-3 婴儿双拇指环绕法胸外心脏按压

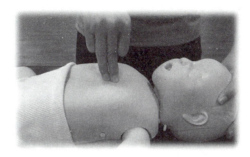
图 2-2-4 婴儿双指法胸外心脏按压

7. 人工呼吸

（1）如果患儿没有呼吸或仅有喘息,应立即进行人工呼吸。儿童多采用口对口通气,婴儿采用口对口鼻通气。平静呼吸后缓慢吹气,每次通气应维持 1 秒以上,吹气后能观察到胸廓明显起伏,保证有足够的气体进入肺部,同时避免过度通气。如果有效地密封口鼻有困难时,可尝试口对口或口对鼻方式进行通气。如果采用口对口方式,捏住患儿的鼻孔,如果采用口对鼻方式,关闭口腔。无论采用哪一种方式,应肯定做人工呼吸时有胸廓起伏。

（2）注意事项

1）人工呼吸时应用一定的压力和潮气量,保持胸廓起伏,每次呼吸 1 秒以上,避免迅速而强力的人工呼吸。避免过度通气,使静脉回流减少,降低心搏出量,从而降低冠脉血流和脑灌注,在有小气道梗阻的情况下,引起空气潴留和气压伤,增加胃食道反流和吸入的危险性。

2）在没有人工气道的情况下,单人按压通气比例为 30∶2;如有 2 名及以上医护人员配合施救时,儿童和婴儿均为 15∶2,可采用口对口、鼻、口鼻或面罩通气。持续完成 5 个循环或 2 分钟后对患儿进行评估。

3）如果现场采用高级人工气道(如:气管插管、喉面罩气道通气等),操作者不必再进行心肺复苏循环,应以 100～120 次/分的速率对患儿进行胸部按压,呼吸频率设定为每 2～3 秒呼吸 1 次(20～30 次/分)。如果有 2 个或更多的施救者应每 2 分钟交换操作 1 次,以防止实施胸部按压者疲劳,导致胸部按压质量及效率降低。

4）如果患儿有明确的心脏搏动但是没有呼吸,每 3～5 秒给予 1 次人工呼吸,12～20 次/分。

8. 早期除颤
儿童使用体外自动除颤仪基本同成人。目睹发生院外心搏骤停且现场有体外自动除颤仪,并尽快在 3～5 分钟内使用体外自动除颤仪。

（1）体外自动除颤仪电极片安置部位:婴儿及儿童使用体外自动除颤仪时应采取具有特殊电极片的体外自动除颤仪,安放电极片的部位可在左腋前线之后第 5 肋间处,及胸骨右缘锁骨之下,也可在胸前正中及背后左肩胛处。

（2）体外自动除颤仪的选择:①对于 8 岁及以上的患儿,选用成人电极片和体外自动除颤仪成人模式(标准体外自动除颤仪)。②婴儿或 8 岁以下的儿童应选择儿童电极片和体外自动除颤仪儿童模式;如果两者都没有,可以使用标准体外自动除颤仪,需确保标准电极片没有接触或重叠。③对于婴儿,应首选手动除颤器而不是体外自动除颤仪进行除颤;如果没有手动除颤器,应使用儿童电极片或者使用体外自动除颤仪的儿童模式;如果都没有,可使用标准体外自动除颤仪。

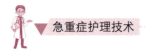

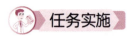

> 病例2-2-2：一名3岁男孩在游泳池溺水，患儿被救上岸后，无意识、无心跳、无呼吸。

请问：你在现场应如何施救？

提示：根据该病例情况，快速识别该患儿为淹溺引发的心跳骤停，立即予以现场徒手心肺复苏。

基本程序同成人：检查反应—启动应急反应系统—同时检查呼吸和脉搏—心肺复苏（C—A—B）。注意与成人在按压部位、按压方法、按压深度及开放气道等方面的不同。单人施救时按压和通气比例为30:2，双人施救时按压和通气比例为15:2，持续完成5个循环后评估复苏效果。如果及时取得儿童体外自动除颤仪，尽早使用体外自动除颤仪，具体操作流程参考图2-2-5。

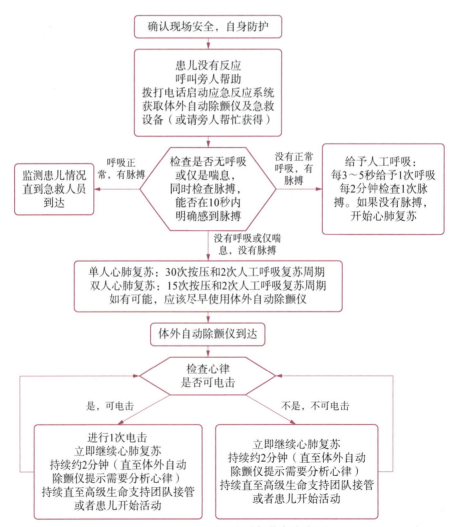

图2-2-5 婴幼儿心肺复苏实施流程

任务评价

根据任务实施情况进行考核,见表 2-2-1。

儿童生存链

表 2-2-1 单人徒手心肺复苏考核评价标准

班级_____ 姓名_____ 学号_____ 得分_____

内容		操作要求	分值	评分等级及分值				得分
				A	B	C	D	
操作前准备	用物准备	CPR 模型、纱布、呼吸膜(纱布)	3	3	2	1	0	
	环境准备	评估环境安全,个人防护	2	2	1	0.5	0	
操作过程	判断与呼救	儿童:轻拍双肩并大声呼叫患儿;婴儿:拍击足底判断反应,确认患儿意识丧失	2	2	1	0.5	0	
		高声呼救,拨"120"急救电话,取得体外自动除颤仪及急救设备(或请旁人帮忙获得)(口述),确认抢救开始时间	3	3	2	1	0	
		检查是否无呼吸,同时检查动脉搏动(儿童:颈动脉或股动脉;婴儿:肱动脉或股动脉),定位快速、准确	4	4	3	2	0	
		评估时间 5~10 秒,口述呼吸、颈动脉搏动情况	2	2	1	0.5	0	
	安置体位	确保患儿仰卧在坚固的平坦表面上	2	2	1	0.5	0	
		体位安置正确:去枕,头、颈、躯干同一轴线,双手放于两侧,身体无扭曲(口述)	2	2	1	0.5	0	
	胸外心脏按压	解开衣领、腰带,暴露胸腹部	2	2	1	0.5	0	
		按压部位:儿童按压部位在胸部正中,胸骨下 1/2,两乳头连线中点胸骨处;婴儿按压部位在胸部正中,两乳头连线中点正下方胸骨与两乳头连线交叉点	4	4	3	2	0	
		按压方法:儿童可用单手或双手掌跟法按压(同成人);婴儿用双拇指环绕法或双指法	5	5	4	2	0	
		按压深度:达到胸廓前后径 1/3,儿童约 5 cm,婴儿约 4 cm	8	8	6	4	0	
		按压频率 100~120 次/分,按压中断不超过 10 秒	8	8	6	4	0	
		胸廓回弹:每次按压后胸廓充分回弹(按压与放松比为 1:1)	5	5	4	2	0	

续表

内容	操作要求	分值	评分等级及分值 A	B	C	D	得分
开放气道	清除口腔异物:检查口腔有无异物,取出异物	2	2	1	0.5	0	
	开放气道:仰头抬颏(下颌角和耳垂的连线与地面成一定角度:儿童60°,婴儿30°),充分开放气道(怀疑患儿头部或颈部损伤时使用双手托下颌法)	5	5	4	2	0	
人工呼吸	立即予以人工呼吸:儿童多采用口对口通气,婴儿采用口对口鼻通气,送气时间为1秒以上	8	8	6	4	0	
	人工呼吸时应产生明显的胸廓隆起,避免过度通气	5	5	4	2	0	
	吹气同时,观察胸廓情况	2	2	1	0.5	0	
	按压与人工呼吸之比:单人30∶2;有2名及以上医护人员配合施救时,儿童和婴儿均为15∶2,连续5个循环	4	4	3	2	0	
判断复苏效果	操作5个循环后,判断并报告复苏效果:同时评估颈动脉搏动和自主呼吸(时间5~10秒)	4	4	3	2	0	
	瞳孔缩小,面色、口唇、甲床和皮肤色泽转红	4	4	3	2	0	
	昏迷变浅,出现反射、挣扎或躁动	2	2	1	0.5	0	
操作后	妥善安置患儿,处理用物	2	2	1	0.5	0	
	确认抢救结束时间,报告操作完毕(及时结束)	2	2	1	0.5	0	
评价	抢救及时、程序正确、操作规范、动作迅速,5分钟内完成	4	4	3	2	0	
	注意保护患儿安全和职业防护,体现急救意识和人文关怀	4	4	3	2	0	
总计		100					

考核教师:_____ 考核日期:_____

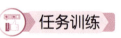

一、单项选择题(扫描二维码)

单项选择题

二、简答题

1. 婴儿胸外心脏按压方法有哪些，各适用什么情况？
2. 简述儿童基础生命支持和成人基础生命支持的主要不同点。

三、病例分析

病例 2-2-3：3 岁儿童在进餐时突然出现呼吸困难，面色发绀、苍白，而后昏迷不醒，呼之不应。

（1）请考虑该儿童发生了什么情况？
（2）该如何急救？

（徐玲丽　潘带好）

任务三　新生儿复苏

任务目标

1. 能有效配合医生进行新生儿复苏抢救。
2. 抢救过程中体现人文关怀和敬畏生命的理念。

情景导入　病例 2-3-1

孕妇张女士，32 岁，突发腹痛伴宫缩。B 超显示：胎盘部分剥离，胎动减少，胎心缓慢。给予复苏前准备，进行急诊剖腹产术。产一女婴：无呼吸，肌张力低下，全身发绀，心率 56 次/分，体温 34℃，有轻微的喉反射。

请问：如何为该新生儿开展复苏配合？

实施条件

名称	基本要求	备注
实训场地	①模拟病房；②理实一体化多媒体教室	安全、干净、光线明亮、温度适宜
设施设备	①复苏台；②新生儿复苏模型；③负压吸引器；④脉氧仪	符合院感要求
主要用物	①毛巾 2 块；②肩垫；③吸引球；④吸痰管；⑤复苏囊；⑥给氧面罩；⑦喉镜；⑧气管导管；⑨金属芯；⑩1∶10 000 肾上腺素(分装 1 mL、5 mL 注射器)；⑪生理盐水(分装 20 mL、50 mL 注射器)；⑫全静脉置管包；⑬胶布；⑭剪刀；⑮听诊器；⑯手套；⑰秒表等	工作服、口罩、挂表自备

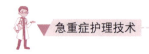

学习内容

随着体外生命支持技术的发展,新生儿病死率明显下降,但目前仍然有大约10%的新生儿在出生时需要医护人员的帮助才能呼吸,大约1%的新生儿需要采取心肺复苏才能恢复心肺功能。导致新生儿早期死亡、加重幸存者神经发育不良等后遗症的最主要原因是出生后新生儿无法建立和维持自主呼吸,因此,参与新生儿复苏的医护人员需要严格训练、精心准备和团队合作,随时准备开展及时有效的新生儿复苏。《2020年美国心脏协会心肺复苏及心血管急救指南》推荐:每次分娩时至少配备1名能够执行新生儿复苏和启动正压通气的人员。新生儿复苏通常需要在院内进行。

> 根据病例2-3-1,该女婴存在无呼吸,肌张力低下,全身发绀,心率56次/分,体温34℃,仅有轻微的喉反射,救护团队需立刻进行新生儿复苏。

一、操作前准备

1. **人员** 每次分娩时至少有1名熟练掌握新生儿复苏技术的医护人员在场,其职责是照料新生儿。

2. **物品** 新生儿复苏设备和药品齐全,单独存放,功能良好。分娩前做好新生儿复苏的设备和物品准备,检查新生儿复苏囊安全阀门是否在工作状态,安装吸痰管是否在工作状态。准备气管插管、喉镜,打开开关检查电量是否充足,旋紧小灯泡。准备肾上腺素、10 mL和100 mL生理盐水、各种型号注射器。

二、操作步骤

1. **快速评估** 新生儿出生后立即快速评估4项指标:①是否足月;②羊水是否清;③是否有哭声或呼吸;④肌张力是否好,如果4项均为"是",应快速彻底擦干新生儿,将其与产妇皮肤接触,进行常规护理。如4项中有1项为"否",则需进行初步复苏。若羊水有胎粪污染,应进行有无活动力的评估及决定是否气管插管吸引胎粪。

2. **复苏配合**

(1) 保暖和通畅气道:①将新生儿置于远红外辐射保暖台或采取其他的保暖方式保暖。足月儿远红外辐射保暖台温度设置为30~32℃,或保持腹部体表温度36.5℃。胎龄<32周的早产儿可将其头部以下躯体和四肢放在清洁的塑料袋内,或盖以塑料薄膜置于辐射保暖台上进行保温。②用预热的干毛巾擦干头部及全身,减少散热。③置新生儿头部轻度仰伸位,使咽后壁、喉、气管成一直线(图2-3-1)。④先口咽后鼻腔地吸净口鼻内分泌物,吸引时间不超过10秒,吸引器负压不超过100 mmHg。

(2) 建立呼吸:①触觉刺激:彻底擦干是对新生儿的刺激以诱发自主呼吸。如仍无呼吸,用手轻拍或手指弹患儿的足底或摩擦背部2次以诱发自主呼吸。②正压通气:如果新生儿有呼吸,心率>100次/分,但有呼吸困难或持续发绀,清理气道脉搏,血氧饱和度监测,可常压给氧或持续气道正压通气(continuous positive airway pressure, CPAP),特别是早产

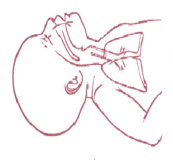 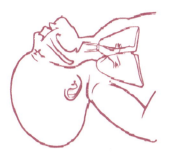 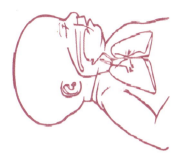

　　正确　　　　　　　不正确伸展过度　　　　　不正确弯曲状态

图 2-3-1　新生儿复苏气道开放

儿。触觉刺激如无自主呼吸建立或心率＜100 次/分,表明新生儿处于继发性呼吸暂停,需要正压通气。面罩应密闭遮盖下巴尖端、口鼻,但不盖住眼睛(图 2-3-2);通气频率为 40～60 次/分(胸外按压时为 30 次/分),通气压力为 20～25 cmH_2O。正压通气有效时,心率迅速增快,胸廓可见起伏,听诊呼吸音正常,血氧饱和度升高。30 秒后再评估,如有自主呼吸且心率≥100 次/分,可逐步减少并停止正压通气;如自主呼吸不充分,或心率＜100 次/分,可进行气管插管或使用喉罩气道,并检查及矫正通气操作;如心率＜60 次/分,予气管插管正压通气并开始胸外按压。

（3）维持正常循环:充分正压通气 30 秒后如心率＜60 次/分,在正压通气同时需进行胸外按压,方法有双拇指环绕法和双指法。双拇指环绕法:操作者双拇指重叠或并列于患儿胸骨体下 1/3 处,其他手指围绕胸廓支撑背部;双指法:右手示指、中指指尖放在患儿胸骨体下 1/3 处,左手支撑背部(图 2-3-3)。按压深度为前后胸直径的 1/3,约 1～2 cm;按压放松时

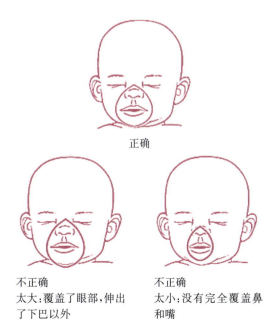

图 2-3-2　面罩放置方法

手指不应离开胸壁;按压有效时可触及股动脉搏动。胸外按压和正压通气的比例应为3∶1,即90次/分按压和30次/分呼吸,达到每分钟约120个动作。因此每个动作约0.5秒,2秒内3次胸外按压加1次正压通气。45~60秒后重新评估心率。胸外按压时给氧浓度增加至100%。

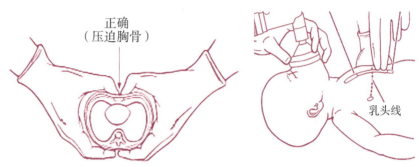

图2-3-3 新生儿复苏胸外心脏按压方法

（4）药物治疗:①建立有效的静脉通路;②保证药物应用:在45~60秒的正压通气和胸外按压后,心率持续<60次/分时,可按医嘱给予1∶10 000肾上腺素静脉(0.1~0.3 mL/kg)或气管(0.5~1 mL/kg)注入,必要时3~5分钟重复1次。首选脐静脉给药。有低血容量、怀疑失血或休克的新生儿对其他复苏措施无反应时,可遵医嘱给予扩容治疗。对母亲在其出生前6小时内曾用过麻醉药者,可用纳洛酮静脉或气管内注入。

（5）评估:评估—决策—措施的基本程序在整个复苏中不断重复,评估的主要内容是呼吸、心率、氧饱和度。

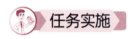

> 病例2-3-2:一位中度子痫前期高血压孕母,胎龄38周,第二产程延长,胎心80次/分持续5分钟,羊水Ⅲ度污染,剖宫产分娩。

请问:你要做什么准备,如何复苏?

提示:根据该病例,分娩前做好新生儿复苏的设备和物品及药品准备。新生儿出生后立即快速评估4项指标:①是否足月;②羊水是否清;③是否有哭声或呼吸;④肌张力是否好,如4项均为"是",应快速彻底擦干新生儿,将其与产妇皮肤接触,进行常规护理。如4项中有1项为"否",则需进行初步复苏,包括保暖、开放气道、清理呼吸道、擦干全身、重新摆正体位、触觉刺激诱发呼吸,初步复苏后评估新生儿呼吸、心率、皮肤颜色,判断是否需要正压通气、胸外心脏按压及用药等。具体操作参考图2-3-4。

项目二　心肺复苏

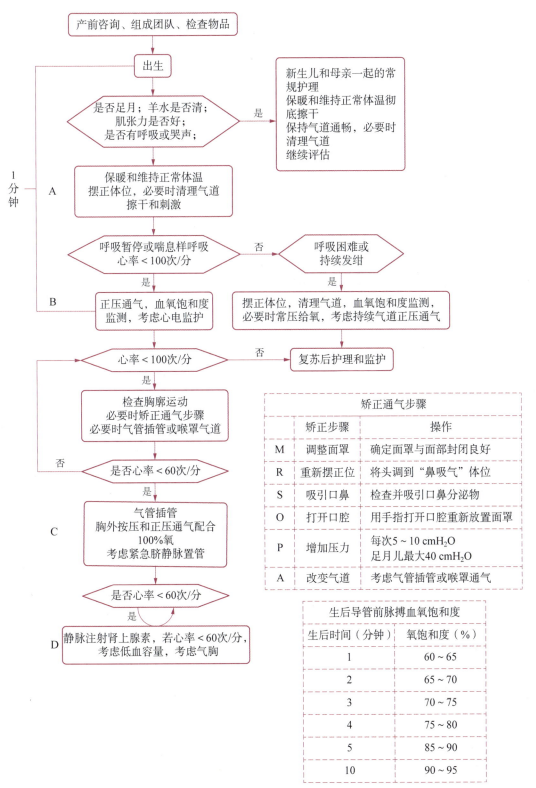

图 2-3-4　新生儿复苏流程

任务评价

根据任务实施完成情况进行考核,见表2-3-1。

表2-3-1 新生儿复苏技术考核评价标准

班级_____ 姓名_____ 学号_____ 得分_____

内容		操作要求	分值	评分等级及分值				得分
				A	B	C	D	
操作前准备	准备	洗手、戴口罩、衣帽整洁、戴无菌手套	2	2	1	0.5	0	
	用物	新生儿复苏模型、复苏台、手套、吸引球囊或吸管、听诊器、肩垫、擦干新生儿用的毛巾和毯子、自动充气式气囊或带压力表和氧源的气流充气式气囊、流量表、面罩(足月和早产的尺寸)、执行常压给氧的方式(氧气面罩、氧气管)、计时器、胶带、吸引器和导管、胎粪吸引管、功能良好的喉镜和镜片、气管导管、金属芯、脉氧仪、胃管、肾上腺素、生理盐水、纳洛酮		8分 每漏一项扣1分 (扣完8分为止)				
操作过程	评估	评价新生儿状况:足月、胎粪、呼吸、肌张力	4	4	3	2	0	
		环境:温度、光线适宜	1	1	0.5	0	0	
	复苏初步步骤A	将新生儿放在预热的辐射保温台上	2	2	1	0.5	0	
		摆正体位(鼻吸气位)	2	2	1	0.5	0	
		清理呼吸道,先口后鼻(羊水污染无活力时气管插管)	2	2	1	0.5	0	
		擦干全身,拿开湿毛巾,给予刺激,重新摆正体位	2	2	1	0.5	0	
		评价呼吸、心率、肤色,要求讲述根据评价需采取措施	2	2	1	0.5	0	
	复苏气囊和面罩的使用B	连接脉氧仪	2	2	1	0.5	0	
		选择气囊,接上氧源,氧浓度正确,选择合适型号的面罩检查气囊(压力、减压阀、性能等)	2	2	1	0.5	0	
		站在新生儿的一侧或头部,将新生儿的头部摆正到鼻吸气位	2	2	1	0.5	0	
		将气囊和面罩放置在新生儿面部,查气道密闭性(正确压力通气2~3次,观察胸廓扩张情况)	5	5	4	2	0	

续表

内容	操作要求		分值	评分等级及分值				得分
				A	B	C	D	
	正压人工呼吸30秒(频率:40~60次/分;压力:20~25 cmH₂O,胸部略见起伏),用听诊器听心率6秒,评价		5	5	4	2	0	
	备注	氧流量5 L/分	2	2	1	0.5	0	
		面罩不可压在面部,不可将手指或手掌置于患儿眼部	2	2	1	0.5	0	
		念"一"时挤气囊,念"二三"时放气	2	2	1	0.5	0	
		正压呼吸时间超过2分钟需插胃管	2	2	1	0.5	0	
		30秒正压通气后评估心率大于60次/分但小于100次/分,需进行矫正通气的步骤	6	6	4	2	0	
胸外按压C	用100%氧开始气囊面罩正压人工呼吸30秒后,心率小于60次/分,需进行气管插管和胸外按压		5	5	4	2	0	
	常压给氧下气管插管正压通气		5	5	4	2	0	
	胸外按压	按压位置:在胸骨下1/3处(两乳头连线中点下方)	5	5	4	2	0	
		按压方法:双指法(用中指和食指或无名指指尖,垂直压迫);拇指法(两拇指可并排放置或重叠,拇指第1节应弯曲,垂直压迫,双手环抱胸廓支撑背部)	5	5	4	2	0	
		按压深度:前后胸直径1/3,放松时指尖或拇指不离开胸骨,下压时间应稍短于放松时间,节奏每秒按压3次呼吸1次,频率为120次/分(90次按压,30次呼吸,每个循环用时2秒)	5	5	4	2	0	
		45~60秒胸外按压后,听心率6秒,心率小于60次/分,重新开始胸外按压(并使用药物),若心率大于60次/分,停止胸外按压继续人工呼吸	5	5	4	2	0	

续表

内容	操作要求	分值	评分等级及分值				得分
			A	B	C	D	
药物治疗 D	心率持续<60次/分时,可按医嘱给予1:10 000肾上腺素静脉(0.1～0.3 mL/kg)或气管(0.5～1 mL/kg)注入,必要时3～5分钟重复1次。据医嘱正确使用纳洛酮等药物	5	5	4	2	0	
评估 E	复苏过程中随时评估新生儿的皮肤、呼吸、心率、氧饱和度、喉反射、肌张力,为确定进一步抢救提供依据	3	3	2	1	0	
操作后	确认抢救结束时间,妥善安置患儿,处理用物	2	2	1	0.5	0	
综合评价	抢救及时、程序正确、操作规范、动作迅速	3	3	2	1	0	
	注意保护患儿安全和职业防护,体现急救意识和人文关怀	2	2	1	0.5	0	
总计		100					

考核教师:_____ 考核日期:_____

任务训练

一、单项选择题(扫描二维码)

单项选择题

二、简答题

1. 新生儿初步复苏的内容有哪些?
2. 新生儿复苏正压通气的指征是?
3. 新生儿复苏中肾上腺素的使用指征是什么?
4. 新生儿胸外心脏按压的方法有哪些?

(徐玲丽)

模块一　院前急救

项目三　创伤患者现场急救

项目介绍

创伤会伴随皮肤破损、出血及骨折，甚至伴有异物刺入、肠管脱出、肢体离断伤等特殊情况，当病情危急，迫切需要进一步处理，而"120"又不能快速到达现场时，现场应急处理将决定患者的抢救质量，因此现场及时、科学的应急处理是医护人员甚至社会公众必须掌握的现场急救技能之一。本项目针对具体伤情，利用三角巾、绷带、夹板等不同材料，积极引导就地取材，并辅助虚拟仿真技术、图片、视频等开展理实一体教学，让学生掌握止血、包扎、固定、搬运等救护技能，并强调操作中的注意事项。

学习导航

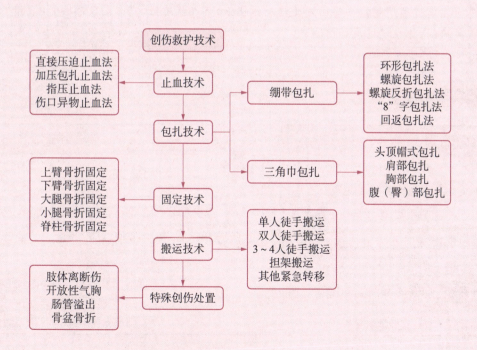

项目三　创伤患者现场急救

任务一　创伤止血

任务目标

1. 能对创伤患者实施及时、有效的止血,能说出止血过程中的注意事项。
2. 能对不同伤口或创伤场景采取适宜的、有效的止血方式。
3. 具备勇于担当的社会责任感;能在任何时间和场地积极主动参与对患者的救治工作,争分夺秒,珍惜患者生命,维护其尊严。

情景导入 病例3-1-1

　　在高速路上,51岁的男性司机追尾一辆大货车。消防队员已将患者救出,但患者左前臂因严重撞击挤压发生活动性出血,且颜色鲜红,患者面色苍白,神志清。

　　请问:你在现场应如何施救?

实施条件

名称	基本要求	备注
实训场地	①模拟车祸情景②理实一体化多媒体教室	安全、干净、光线明亮、温度适宜
设施设备	①创伤模型;②地垫	
主要用物	①手套;②纱布棉垫等无菌敷料;③绷带;④三角巾;⑤卡片;⑥橡皮止血带;⑦笔、标识带、记录纸、小木棍等;⑧棉签、棉球及消毒液、生理盐水等(紧急情况下,可就地取材)	工作服、口罩、发网、挂表自备
软件环境	①无线WIFI;②虚拟仿真平台	虚拟仿真模拟实训,实时在线观看视频等教学资源
指导教师	每15名学生配备一名教师指导	双师型专任教师、临床兼职教师

3-2

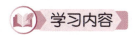

根据病例3-1-1,患者出现左前臂活动性出血,且面色苍白有休克征兆,应在评估生命体征和抗休克治疗的同时立即给予止血措施。

一、操作前准备

1. **环境评估**　确认环境安全。
2. **患者评估**　评估患者的意识和生命体征、损伤部位及出血情况。
3. **解释并安排体位**　协助患者取舒适体位。
4. **自我防护及呼救**　戴手套,做好自我保护,并启动应急救护系统("120"电话)。

二、操作步骤

1. **直接压迫止血法**　首选止血方法。根据病例3-1-1,在充分评估伤口,确认伤口内无异物、碎骨片等情况时,首选直接压迫止血法。条件允许时,用生理盐水冲洗创口后消毒或用消毒液消毒创口周围皮肤(如有表浅小异物可将其取出)。将无菌敷料覆盖在伤口上,手掌放在敷料上均匀、持续加压(图3-1-1),注意压迫伤口的敷料应超过伤口周边至少3 cm。

出血分类及直接压迫止血

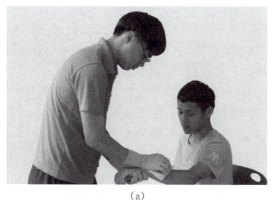
(a)

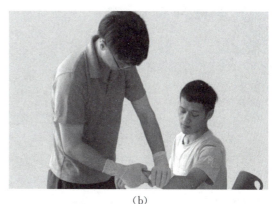
(b)

图3-1-1　直接压迫止血

注意事项:伤口处发生骨折时,用厚敷料垫好再包扎;注意三角巾及绷带的结不能打在伤口上、骨突处及身体特殊部位如眼部、男性生殖器等,以不影响患者生活,不影响功能为原则。救护员尽可能戴手套,避免直接接触血液。注意必须持续用力压迫,如果敷料被血液湿透,不需更换,再加敷料覆盖原敷料,继续压迫止血(图3-1-2)。如果伤口内有异物、碎骨片时不能直接使用此法。

2. **加压包扎止血法**　在直接压迫止血的同时,可再用绷带(三角巾)适当加压包扎,具体方法见"任务二　创伤包扎"。注意包扎后检查肢体末梢血液循环(指压甲床至颜色

加压包扎止血技术

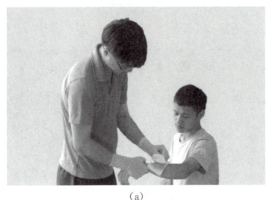
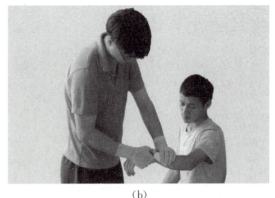

(a)   (b)

图 3-1-2 敷料浸湿后加压止血

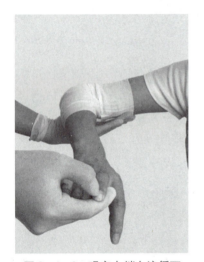

变白后,松开压迫同时观察甲床恢复红润时间,如大于 2 秒未恢复红润说明血运不佳)(图 3-1-3),如果包扎过紧影响血液循环,应重新包扎。

3. **指压止血法** 现场救护时,若没有纱布、敷料等止血材料,且判断为中等或较大动脉出血时,可选择指压止血法临时止血。主要适用于动脉位置表浅并且靠近骨骼处的出血,通过手指(常用大拇指)、手掌或拳头压迫伤口近心端的动脉,将动脉压向深部的骨骼上,阻断动脉血运,达到快速止血的目的。

(1)头顶部出血:用拇指或食指压迫出血同侧耳屏前方、颧弓根部的颞浅动脉搏动点止血(图 3-1-4)。同时可在伤处加敷料进行直接压迫。

图 3-1-3 观察末梢血液循环

(2)面部出血:用拇指或食指压迫出血同侧下颌骨下缘、咬肌前缘的面动脉搏动点止血(图 3-1-5)。

(3)头面颈部出血:用拇指或其他 4 指压迫同侧气管外侧与胸锁乳突肌前缘中点之间(相当于甲状软骨平面)的颈总动脉搏动强点,用力向后将颈总动脉压向第 6 颈椎横突上,以达到止血的目的(图 3-1-6)。颈内动脉是颈总动脉的分支,是脑的重要供血动脉,因此压迫过程中特别注意观察有无晕厥表现,禁止同时压迫双侧颈总动脉。

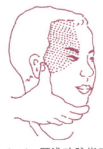   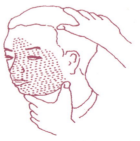   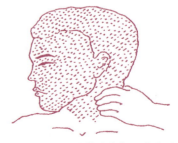

图 3-1-4 颞浅动脉指压止血   图 3-1-5 面动脉指压止血法   图 3-1-6 颈总动脉指压止血法

(4) 肩部、腋部、上臂上部出血：用拇指或拳头压迫同侧锁骨上窝中部的锁骨下动脉搏动点，并将动脉压向第1肋骨（图3-1-7）。

(5) 上肢前臂出血：用拇指和其余四指压迫肱二头肌内侧沟中部的肱动脉搏动点，将动脉向外压向肱骨，同时将患肢上举（图3-1-8）。

(6) 手部出血：用双手拇指同时压迫手腕横纹稍上处的内、外侧的尺、桡动脉搏动点止血。也可用握拳法，同时压迫尺、桡动脉搏动点，以达到止血的目的（图3-1-9）。

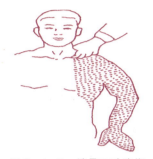 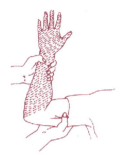 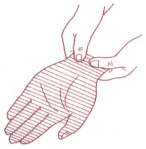

图3-1-7 锁骨下动脉指压止血法　　图3-1-8 肱动脉指压止血法　　图3-1-9 尺、桡动脉指压止血法

(7) 下肢出血：先将髋关节略屈曲、外展、外旋，用双手拇指或双手掌重叠用力压迫大腿根部腹股沟韧带内侧1/3处点稍下的股动脉强搏动点止血（图3-1-10），可用于大腿、小腿、足部出血；对于小腿、足部出血者，可用双手拇指在腘窝处将腘动脉压向深部骨面；足部出血者，用双手拇指或食指压迫足背中部近脚腕处的胫前动脉搏动点以及足跟与内踝之间的胫后动脉搏动点止血（图3-1-11）。

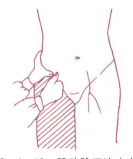 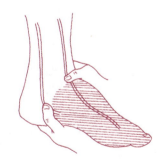

图3-1-10 股动脉压迫止血法　　图3-1-11 胫前、胫后动脉压迫止血法

> 病例3-1-1中，通过观察伤口出血量大、颜色鲜红，考虑为动脉出血，情况紧急应同时选择指压止血法临时止血。案例中患者为左前臂出血，因此可压迫肱动脉止血。

注意事项：指压止血时，绝对禁止同时压迫双侧颈总动脉，以免阻断全部脑血流供应；操作时需准确掌握动脉压迫点；压迫力度要适中，以伤口不出血为宜；压迫时间一般为10～15分钟，仅作为短暂、临时、紧急的止血措施；需保持伤处肢体抬高。

4. 止血带止血法　病例3-1-1中，当采用上述所有止血方法仍不能有效控制出血时，

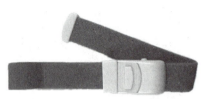

图 3-1-12 表带式止血带

止血带止血法可作为紧急止血措施选用,常用方法有表带式止血带止血法、橡皮止血带止血法和充气止血带止血法等。紧急情况下可用绷带、布带等代替。

(1) 表带式止血带止血法(图3-1-12):先在皮肤上加衬垫一圈,止血带缠绕在肢体上,将一端穿进扣环,并拉紧到伤口停止出血为限(图3-1-13)。记录并醒目标识上止血带的时间(具体到年、月、日、时、分)。

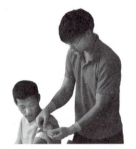 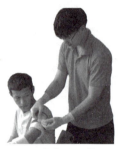 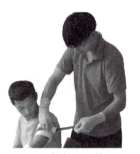

(a) 加衬垫上表带止血带　　(b) 扣好止血带　　(c) 拉紧止血带

图 3-1-13　表带式止血带止血法

(2) 橡皮止血带止血法:将患肢抬高或置于操作者肩部,用软布料、棉花等软织物衬垫于止血部位皮肤上(伤口上部)。左手拇指、食指和中指紧握止血带距带端10 cm处,手背向下,右手将止血带适当拉紧拉长,绕肢体2~3圈,然后将带塞入左手的食指与中指之间,食中指紧夹住止血带向下牵拉,成为一个活结。注意绕圈时使橡皮带的末端压在紧缠的橡皮带下面(图3-1-14)。

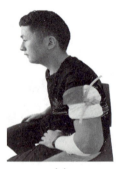 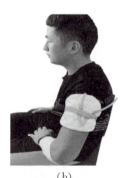

(a)　　　　　　　(b)

图 3-1-14　橡皮止血带止血法

布带绞紧止血术

(3) 布带止血带止血法:在突发意外现场,往往没有专业的止血带,可以就地取材选择三角巾、围巾、领带等作为布带止血带。下面以前臂大出血为例:①将三角巾或其他布料折叠成约5 cm宽的条状带。②在上臂的上1/3处用毛巾、绷带等垫好衬垫(注意在伤口的近心端,如为毁损肢体则离伤口越近越好)。③用折叠好的条带状三角巾在衬垫上加压绕肢体一周,两端向前拉紧打一活结。④将硬质条状物如小木棒、笔杆、筷子等作为绞棒,插在第二道带圈内,提起绞棒置于肢体外侧绞紧至伤口出血缓解。⑤将木棒一端插入活结套内,并把活结套拉紧固定。⑥在明显部位标记使用止血带的时间(图3-1-15)。

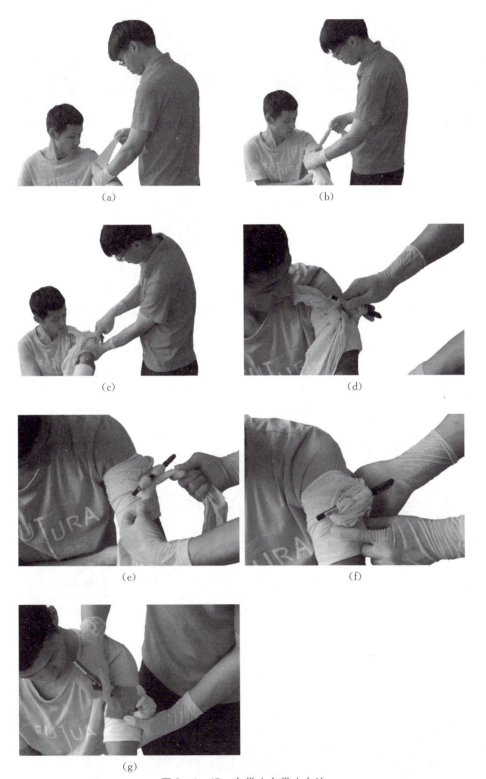

图 3-1-15 布带止血带止血法

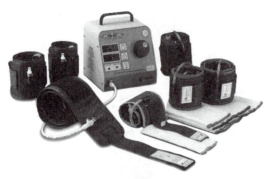

图 3-1-16 充气止血带

（4）充气止血带止血法：将充气止血带绑在伤口近心端并充气，充气至动脉血出血停止即可（图 3-1-16）。一般止血压力为上肢 250～300 mmHg，下肢 400～500 mmHg。有时亦可使用血压计袖带进行充气止血。

（5）注意事项：止血带一般在紧急情况下使用，若使用不当会造成严重的出血或肢体缺血性坏死，因此只有在万不得已的情况下才能使用，使用时需做到以下几点：

1）部位：要准确。结扎止血带的部位应在伤口的近端。上肢宜在上臂上 1/3 处，避免扎在中 1/3 以下，防止损伤桡神经；下肢上止血带时宜在大腿的中上部；前臂和小腿因有两骨，且动脉常走行于两骨之间，止血带止血效果差，宜选用其他方法。

2）衬垫：橡皮止血带不能直接扎在皮肤上，在止血带与皮肤之间必须加敷料或衣物作为衬垫以保护局部软组织避免受损。如有带塑料槽板的橡皮止血带，效果更佳。

3）压力：要适当，以出血缓解为度。充气止血带则可检测到具体的加压压力。

4）标记：上止血带患者身上应有明显标记，可在患者胸前别上红色布条，以便优先处理和运送。在伤口处应同时记上使用止血带时间及部位。要记录并醒目标识使用止血带的时间（具体到年、月、日、时、分）。

5）松解止血带时间：上止血带总时间一般不宜超过 2 小时，每 40～50 分钟松止血带 1 次，每次松解时间为 1～2 分钟。松解时伤口处用敷料加压或用指压止血，松解时动作要缓慢，以防大出血。如松解后发现出血已停止或明显减轻，则可改用加压包扎止血法；如需重新上止血带，宜在另一稍高平面上。松止血带的时间记录在伤口处的标记上。在现场紧急状况下可用绷带、宽布带（称为无弹性止血带）等替代，注意不可使用绳索、金属丝、包装带等物品。

6）密切观察伤情及患肢情况，注意保暖。伤肢远端明显缺血或有严重挤压伤口时禁用此种方法。

5. 有异物的伤口止血法 如果较大异物（尖刀、钢筋、竹棍、木棍、玻璃等）扎入机体深部，应维持异物原位不动。不可以在没有充分准备前拔除异物，以免引起血管、神经或内脏的再损伤或大出血。

在伤口周围施加压力以控制出血，并将绷带卷（或毛巾卷等）夹住异物两侧，然后用绷带或三角巾将其固定，可将敷料剪洞，套过异物，再做进一步的固定（图 3-1-17）。

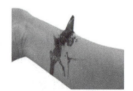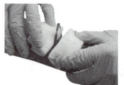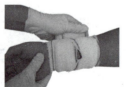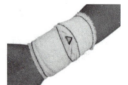

图 3-1-17 异物刺入的处理

注意事项：身体带有异物（如刺入物等）患者的搬运过程中应避免震动、挤压、碰撞；异物外露部分较长时，应专人负责保护，防止异物脱出或深入导致大出血或进一步脏器损伤。将患者置于适当体位，随时观察生命体征。

任务实施

> **病例3-1-2**：患者，男，29岁，因施工不慎导致左前臂大出血且为鲜红色，伴右小腿异物刺入且出血不止。

请问：你在现场应如何施救？

提示：根据该病例，首先需要评估环境安全，并做好自我防护，检查伤情的同时拨打急救电话。

通过评估，左前臂大出血应立即压迫止血，指导患者协助压迫止血。同时用绷带卷（或毛巾卷等）固定异物两侧，并在两侧压迫止血。

观察患者出血情况，若出血缓解，等候"120"并做好人文关怀；若左前臂出血不止，可选择绷带加压包扎，并根据情况在左侧肱动脉临时压迫止血。若右小腿出血不止则可压迫右侧股动脉。

如果出血仍无法控制，才考虑止血带止血，切记不可轻易使用，注意就地取材，密切观察病情，并融入人文关怀。此外，如果患者多处出血且人力不足时，遵循先重后轻、先急后缓原则，例如可让患者协助压迫止血等，并观察出血方式及出血量等，先处理大动脉出血或出血汹涌者。

> **病例3-1-3**：某急救中心接到"120"急救电话，有一起车祸事故需急救。出诊护士到达现场后立即对患者的下肢撕裂部位进行敷料包扎止血，但效果不佳，又加用橡皮止血带捆扎止血。转运途中又遭遇一车祸，同时有1位人员受伤严重，经简单处理后赶往医院，历时约4小时。来院后检查发现患者患肢肿胀、青紫明显，足背及趾端发凉。立即松止血带缝扎止血，但终因缺血时间过长，造成小趾末端坏死。

请问：该护士在处理第一位患者过程中的不当之处有哪些？如果你是现场救护员或者医务工作者，你会对第一位患者如何处理？

提示：护士操作不当之处在于该护士没有严格执行止血带操作的注意事项。具体分析：止血带止血法适用于四肢大动脉出血，且其他止血方法无效时方可使用，以避免肢体坏死。案例中护士的初步处理正确，但一旦使用止血带止血，必须注意严格记录使用止血带的时间，每隔40～50分钟时要放松1～2分钟，防止肢体远端坏死。松开止血带时，需要使用压迫止血法。力争2～3小时内送到医院。另外，此患者受伤部位为下肢，转运途中近4小时下肢一直处于下垂位，本身存在静脉回流缓慢，再加敷料加压包扎、止血带止血等双重外力作用，静脉淤血情况更为严重。中途又未松止血带改善缺血情况，增加了坏死率的危险因素。

合理的处理方法：作为救护员或者医务人员，首先应采用直接压迫法紧急止血，并采用辅料包扎行加压包扎止血。发现血仍流出不止，可考虑使用指压下肢股动脉止血进行临时止血。止血效果仍未达到,可采用止血带止血,但应严格执行放松时间,并尽快送往医院抢救。止血患者止血救护程序参考图 3-1-18。

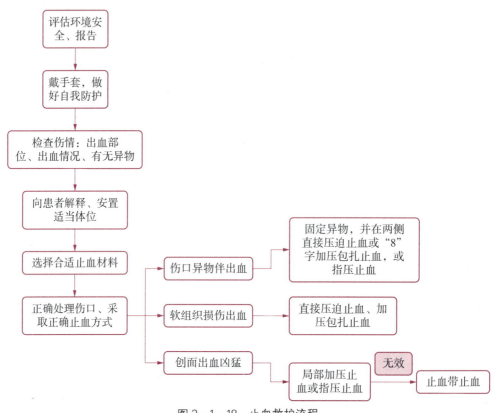

图 3-1-18　止血救护流程

任务评价

根据任务实施情况进行考核,见表 3-1-1。

表 3-1-1　止血技术考核评价标准

班级_____　姓名_____　学号_____　得分_____

内容		操作要求	分值	评分等级及分值				得分
				A	B	C	D	
操作前准备	仪表	仪表大方,举止端庄,衣帽整洁	3	3	2	1	0	
	环境	环顾四周,评估环境安全并报告	3	3	2	1	0	
	物品	酒精棉球、纱布、绷带、止血带、三角巾、卡片、笔、手套等	3	3	2	1	0	
	呼救	表明身份,拨打急救电话(口头汇报)	3	3	2	1	0	
	沟通	安慰患者、人文关怀	3	3	2	1	0	

续表

内容		操作要求	分值	评分等级及分值				得分
				A	B	C	D	
操作过程	评估伤情	检查伤情(出血情况,是否有异物),指导患者配合	3	3	2	1	0	
		取舒适体位	3	3	2	1	0	
		正确处理伤口(清创、消毒等)	3	3	2	1	0	
	加压包扎止血法	无菌敷料覆盖在伤口(直接压迫止血法)	4	4	3	2	0~1	
		用绷带、三角巾或布带加适当压力包紧	4	4	3	2	0~1	
		包扎范围超过伤口3 cm,并抬高患者	4	4	3	2	0~1	
	指压止血法	用手指或手掌用力压住出血处近心端	4	4	3	2	0~1	
		正确压迫各部位出血的动脉压迫点	4	4	3	2	0~1	
		抬高伤肢2分钟(口头报告)	4	4	3	2	0~1	
	有异物的伤口止血	先固定异物,不能拔出异物	4	4	3	2	0~1	
		包扎时防止二次损伤	4	4	3	2	0~1	
		"8"字包扎法压迫止血	4	4	3	2	0~1	
	止血带止血法	将患肢抬高或置于操作者肩部	4	4	3	2	0~1	
		上止血带位置正确(上肢应扎在上1/3处,下肢应扎在大腿上2/3处)	4	4	3	2	0~1	
		上止血带部位垫衬垫	4	4	3	2	0~1	
		止血带压力均匀、适度	4	4	3	2	0~1	
		检查止血效果并报告(动脉搏动消失,上口出血停止)	4	4	3	2	0~1	
		填写标记卡,报告止血部位、时间	4	4	3	2	0~1	
	整理	向患者或家属解释介绍病情,交代注意事项	3	3	2	1	0	
		整理用物,洗手,记录	3	3	2	1	0	
评价	效果	止血方法合适、有效,松紧适度,包扎牢固、整齐、美观	3	3	2	1	0	
	沟通	救护员整体素质良好,与患者沟通有效,操作同时观察病情	3	3	2	1	0	
	操作	操作熟练,动作规范,整体操作在规定时间内完成(4分钟),无菌观念强	4	4	3	2	0~1	
总计			100					

考核教师:_____ 日期:_____

任务训练

一、单项选择题（扫描二维码）

单项选择题

二、简答题

1. 简述止血带止血的注意事项。
2. 常用的止血方法有哪些？

三、病例分析

病例3-1-4：患者，男，28岁，因醉酒后与人打架斗殴，右小腿刀伤致大出血。

（1）你作为救护人员现场该如何应对？
（2）若初步止血无效该怎么办？
（3）若刀还插在右小腿处该怎么处理？

（徐金梅）

任务二　创伤包扎

任务目标

1. 能够对伤口进行正确评估，并针对不同部位应用有效的方法进行包扎。
2. 能就地取材开展现场救护。
3. 树立"敬业、诚信、友善"社会主义核心价值观；培养细心敏锐的素质，以及爱护患者和精益求精的职业精神。

情景导入　病例3-2-1

护士随"120"救护车抵达车祸现场时，消防员已将患者从车中救出。患者多名，部分患者四肢及关节部位有破损、出血；部分患者头部、肩部、胸腹部及臀部等部位有不同程度的损伤。

请问：应该如何为不同部位受伤的患者进行包扎？

实施条件

名称	基本要求	备注
实训场地	①模拟车祸现场；②理实一体化多媒体教室	安全、干净、光线明亮、温度适宜

续表

名称	基本要求	备注
设施设备	①创伤模型；②地垫	
主要用物	①手套；②纱布等无菌敷料；③绷带；④三角巾；⑤多头绷带或丁字带；⑥胶带；⑦创口贴；紧急情况下，可就地取材选择洁净的毛巾、衣服、被单等	工作服、口罩、发网、挂表自备
软件环境	①无线WIFI；②虚拟仿真平台	虚拟仿真模拟实训，实时在线观看视频等教学资源
指导教师	每15名学生配备一名教师指导	双师型专任教师、临床兼职教师

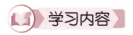

根据病例3-2-1，多名患者出现不同程度损伤，根据"先救命后治伤、先重后轻、先急后缓、先止血后包扎"的原则，全面评估患者。针对不同的受伤部位及伤情选择合适的材料和包扎方法，防止伤口进一步损伤和污染。

一、操作前准备

1. **环境评估** 确认环境安全。
2. **患者评估** 评估患者的意识情况、损伤部位及伤情特点。
3. **解释并安排体位** 向患者做好解释，协助患者取舒适体位。
4. **自我防护及呼救** 戴手套，做好自我保护，并启动院内急救系统。

二、操作步骤

1. **绷带包扎法** 其原则为由远至近（远心端到近心端）、由里到外（上肢外侧在大拇指侧，下肢外侧在小脚趾侧）、先盖后包（确定伤口无异物，用无菌敷料覆盖伤口后进行包扎）；绷带卷在身体上滚动，保证力度一致；包扎不宜过紧或过松，要达到止血目的，随时观察血液循环和肢端感觉、运动功能等。下列各种包扎法，均先用无菌或干净敷料覆盖伤口，固定敷料并加压至出血缓解，然后进行包扎。

绷带包扎

（1）环形包扎法：是最基本、最常用的绷带包扎方法。病例3-2-1中，患者如出现颈、腕（图3-2-1）、胸、腹等肢体粗细较均匀的伤口，可选择环形包扎法。也用于其他绷带包扎法的开始与结束时。

将绷带作环形重叠缠绕，放置绷带的始端时可略斜，以牢固固定，将斜角翻折并压在第二、三圈之间，加压环形缠绕4～5层，下一圈完全遮盖前一圈绷带（图3-2-2），绷带尾端用胶带固定或直接塞入固定于外侧，也可将绷带尾中

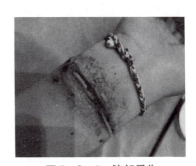

图3-2-1 腕部受伤

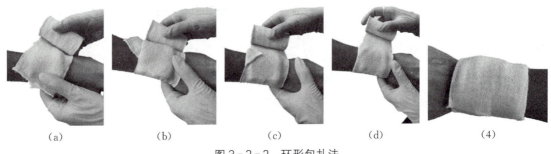

(a)　　　　(b)　　　　(c)　　　　(d)　　　　(4)

图3-2-2　环形包扎法

间剪开,打结固定。

(2)螺旋包扎法:病例3-2-1中,患者如躯干、大腿、上臂、手指等肢体粗细基本相同的部位受伤,应选择螺旋包扎法。

先环形缠绕伤肢2圈,然后环绕时每圈绷带覆盖上一圈的1/3或1/2(图3-2-3),最后再环绕2圈后固定。

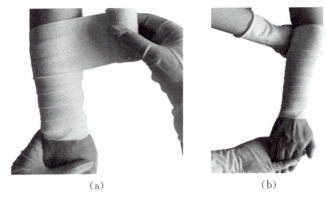

(a)　　　　　　　　(b)

图3-2-3　螺旋包扎法

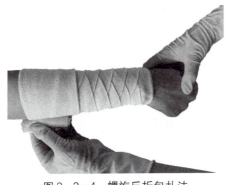

图3-2-4　螺旋反折包扎法

(3)螺旋反折包扎法:病例3-2-1中,患者前臂、小腿等上下周径不等的肢体部位宜选择此法。

基本方法同螺旋包扎法,但每圈需反折一次。反折时,以左手拇指按住绷带上面的正中处,右手将绷带向下反折,向后拉紧。为确保美观和可靠固定,反折部位宜在相同方向,使之成一直线(图3-2-4)。注意不要在伤口上或骨隆突处进行反折。

(4)"8"字包扎法:病例3-2-1中,患者如出现手足或屈曲的关节(如肘部、膝部)等部位受伤时,选择此法包扎。

包扎手时,从腕部开始,先环形缠绕2圈,然后经手和腕部(包扎肘或膝关节时以关节为中心)上下重复作"8"字缠绕(图3-2-5、图3-2-6),再将绷带环绕2圈后固定。

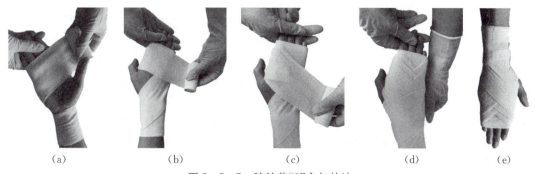

图3-2-5 腕关节"8"字包扎法

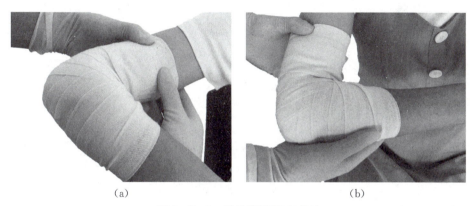

图3-2-6 肘关节"8"字包扎法

(5) 回返包扎法：病例3-2-1中，患者如头部、肢体末端或断肢部位发生出血或损伤时，选择此法。

绷带在断肢的近端先环形包扎2圈，第3圈时，一手将绷带向上反折与环形包扎垂直，先覆盖残端中央，再将绷带以断肢中央为中心呈扇形向左右反复回返于断肢与肢体之间，直至将断端全部包裹。在断肢最远端将绷带环形两圈后，螺旋状包扎至肢体近侧固定（图3-2-7）。

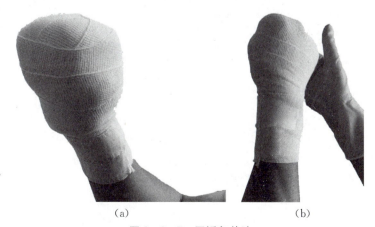

图3-2-7 回返包扎法

2. 三角巾包扎法 病例3-2-1中,患者如出现头顶部、肩、胸、腹、臀等不同部位受伤时,可用三角巾进行包扎。根据不同部位将三角巾折成条带、燕尾巾、环形等形状或直接原形包扎。注意评估伤口确认无异物,并密切观察患者的生命体征及血运情况。

(1) 头顶帽式包扎法:伤口覆盖敷料,可请患者协助压迫止血。将三角巾的底边向上翻折约2~3cm,底边边缘置于前额齐眉处,顶角向后。三角巾两底角经两耳上方拉向头后部,在枕骨下方紧压顶角并交叉,然后两个底角由枕后绕回前额打结固定(图3-2-8)。一手固定前额伤口处,一手拉紧顶角,折叠后塞入两底角所形成的折边中。注意此法主要适用于头顶部受伤时的包扎,不能用于后枕部受伤,也可使用头部尼龙网套进行包扎。

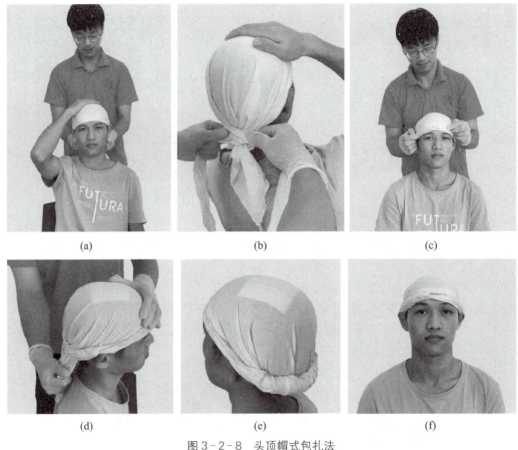

图3-2-8 头顶帽式包扎法

(2) 肩部包扎

1) 燕尾巾单肩包扎法:伤口覆盖敷料,将三角巾折成燕尾状(三角巾两底角对折重叠,将两底角错开形成夹角),燕尾夹角约90°,夹角朝上放置于伤肩处,注意大片在后侧并压住小片,燕尾的底边包绕上臂上部并打结,两燕尾角则分别经胸、背拉紧到对侧腋前或腋后线处打结(图3-2-9)。

2) 燕尾巾双肩包扎法:伤口覆盖敷料,通过调整燕尾夹角(约100°)使三角巾的两燕尾角等大,燕尾夹角朝上对准颈后正中部,两燕尾披在双肩上,由前向后包肩于腋前或腋后,与燕尾底打结(图3-2-10)。

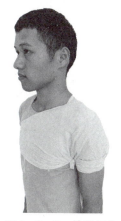
图3-2-9 单肩包扎

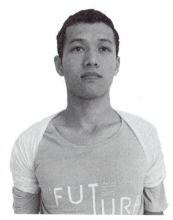
图3-2-10 双肩包扎

(3) 胸部包扎

1) 三角巾侧胸部包扎法:伤口覆盖敷料,将三角巾展开,顶角越过伤侧肩部垂向背部,底边向上反折横放在伤员胸部(肋弓下缘)绕至后背侧面打结,拉紧顶角并穿过打结处向上提拉固定系紧(图3-2-11)。

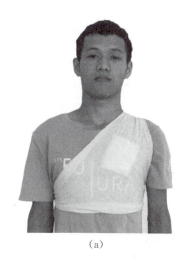
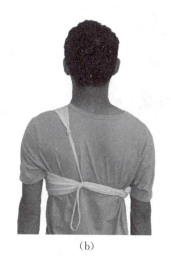

(a) (b)

图3-2-11 单侧胸部包扎

2) 燕尾巾全胸部包扎法:伤口覆盖敷料,将三角巾折成燕尾状(两燕尾角相等,燕尾夹角约100°),放置于胸前,夹角对准胸骨上凹,两燕尾角过肩置于背后,将燕尾顶角系带环胸与底边在背后打结,然后将一燕尾角拉紧绕横带后上提再与另一燕尾角打结(图3-2-12)。应用三角巾、燕尾巾包扎患者背部的方法与胸部包扎相同,只是位置相反,结打于胸部。

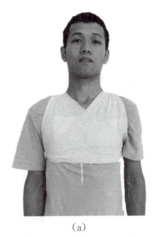
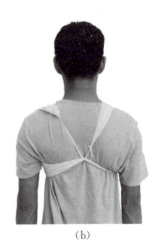

(a)   (b)

图 3-2-12 双侧胸部包扎

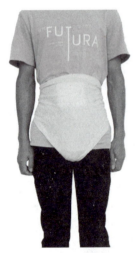

（4）腹（臀）部包扎

1）全腹（臀）部包扎 伤口覆盖敷料，将三角巾顶角朝下，底边反折后横放置于腹部，拉紧两侧底角在腰部打结，顶角由两腿间（注意加垫）拉到臀部上方，穿过打结处向上提拉固定系紧（图 3-2-13）。臀部包扎方法相同。

2）单侧臀（腹）部包扎 伤口覆盖敷料，将折三角巾折成燕尾式（燕尾夹角约 60°），底边系带环腰打结，燕尾中夹角对准大腿外侧中线，前角略大于后角并压住后角，前角经会阴向后拉紧与后角打结。臀部包扎方法和腹部相同，注意位置相反，后角大于前角。

（5）手足包扎：伤口覆盖敷料，将手平放于三角巾中央，手指对着三角巾的顶角，底边位于腕部，指缝间放敷料，提起顶角将其放置于手背上，拉紧两底角在手背部交叉后再绕回腕部，在掌侧或背侧打结固定（图 3-2-14）。足部包扎与手部相同。

图 3-2-13 腹部包扎

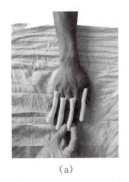 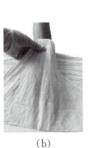 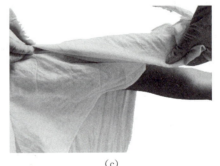 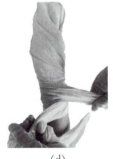

(a)   (b)   (c)   (d)

图 3-2-14 三角巾手部包扎

(6) 膝(肘)关节包扎法：伤口覆盖敷料，根据伤口情况将三角巾折叠成适当的宽条带后，将中段斜放于伤处，两端拉至膝后交叉，再由后向前分别压住中段上下两边，绕至膝外侧打结(图 3-2-15)。

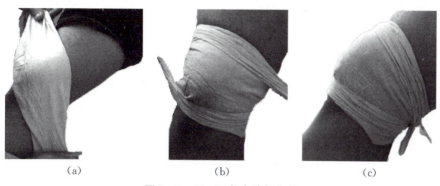

(a)　　　　　　　　(b)　　　　　　　　(c)

图 3-2-15　三角巾膝部包扎

三、包扎注意事项

1. **伤口处理**　包扎前需确认无异物(有条件可简单清创)，覆盖无菌敷料或清洁纱布，然后再用绷带、三角巾等包扎。有出血要先止血，再包扎。如伤口有异物，需慎重处理，不要轻易拔除，必要时可剪短加以固定。不要轻易在伤口上用消毒剂或药物。骨折断端及身体外露的内容物不能回纳。包扎时操作者需戴医用手套。

2. **松紧适宜**　操作时应避免加重疼痛或导致伤口出血及污染。无手指、足趾末端损伤者，包扎时要暴露肢体末端，以观察血液循环。密切关注患者生命体征，如有肢体麻木、颜色发紫或感觉消失，以及不能活动时应立即松开，重新包扎。

3. **注意加垫**　在皮肤皱褶处如腋下、肘窝、腹股沟等，需用棉垫、纱布等作为衬垫，骨隆突处也应使用棉垫加以保护。

4. **舒适体位**　协助患者取舒适体位，对于受伤的肢体应予适当的扶托物加以抬高，并尽可能保持肢体功能位置，如肘关节包扎时应保持屈肘 90°。

5. **注意方向**　包扎时绷带缠绕的方向为自下而上，即自远心端向近心端包扎，有助于静脉血液回流，减轻组织肿胀。

6. **结在外侧**　绷带及三角巾的结应打在肢体的外侧面，注意不要打在伤口上、骨隆突处或易于受压的部位。

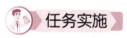

> 病例 3-2-2：患者，男，30 岁，酒后驾车发生车祸。身体多部位发生撞击，导致左手食指指端被玻璃划伤出血不止，头部有一个大裂口血流不止，左侧肩部和胸部各有多处擦伤及渗血，左侧膝关节严重擦伤。目前患者已经被抬出驾驶室，已排除颈椎及内脏损伤，神志尚清醒。

请问：你在现场应如何施救？

提示：根据该病例，首先评估环境安全，并做好自我防护，检查伤情的同时拨打急救电话，协助患者取舒适体位，现场救护时要充分考虑就地取材，具体的操作参考图3-2-16。

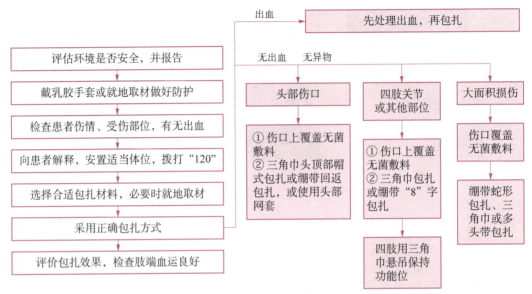

图3-2-16　任务实施流程

任务评价

根据任务实施完成情况进行考核，见表3-2-1。

表3-2-1　包扎技术考核评价标准

班级＿＿＿＿＿＿　姓名＿＿＿＿＿＿　学号＿＿＿＿＿＿　得分＿＿＿＿＿＿

内容		操作要求	分值	评分等级及分值				得分
				A	B	C	D	
操作前准备	仪表	仪表大方，举止端庄，衣帽整洁	3	3	2	1	0	
	环境	环顾四周，评估环境安全并报告	3	3	2	1	0	
	物品	生理盐水、酒精棉球、纱布、绷带、三角巾、手套等	3	3	2	1	0	
	呼救	表明身份，拨打急救电话（口头汇报）	3	3	2	1	0	
	沟通	安慰患者、人文关怀	3	3	2	1	0	
操作过程	包扎前	检查伤情，根据伤口所在部位选择正确包扎方法	5	5	4	3	0～2	
		取舒适、恰当体位	5	5	4	3	0～2	
		正确处理伤口（清创、消毒、无菌敷料覆盖等）	5	5	4	3	0～2	

续表

内容		操作要求	分值	评分等级及分值				得分
				A	B	C	D	
包扎（各抽一项）	绷带包扎	1. 环形包扎法：缠绕若干圈，固定在外边。包扎完毕后，别忘查循环	20	20	15	10	0~5	
		2. "8"字形包扎法：关节（伤处）之处绕两圈，下一圈、上一圈，逐渐分两边，交叉在拐弯，固定在外边						
		3. 螺旋包扎法：环形包扎须两圈，螺旋缠绕若干圈，覆盖上圈的1/2（或1/3），包扎完毕查循环						
		4. 螺旋反折包扎法：环形包扎须两圈，螺旋半圈再反折，反折边缘须平行，包扎完毕查循环						
		5. 回返式包扎法：环形两圈，回返若干，螺旋固定，结放外边						
	三角巾包扎	1. 头部帽式包扎：压住眉毛向后拉，脑勺下面打交叉。额头齐眉把结打，露出耳朵塞尾巴	25	25	15	10	0~5	
		2. 单肩包扎法：燕尾夹角置伤肩，大片在后压小片，伤侧绕臂系牢固，燕尾健侧来相遇，腋前加垫把结打						
		3. 胸（背）部包扎：底边绕胸（背部）把结打，顶角越过伤肩垂向背（胸），相遇底边固定牢						
		4. 腹部（臀部）包扎：底角朝下腹（臀）前铺，绕到腰后（前腹）把结打。顶角腿根向后提，拉紧绳带系紧它						
		5. 三角巾手、足包扎法：手指（足趾）对顶角，底边位于腕（踝），顶角覆盖手背（足背），拉紧底角手背（足背）交叉绕回腕部（踝部），外侧打结固定						
操作后	整理	上肢损伤时，可选择合适悬臂带，悬吊伤肢于胸前	5	5	4	3	0~2	
		检查血液循环，正确标记时间和标志	3	3	2	1	0	
		交代注意事项，整理用物，洗手	2	2	1	0.5	0	

续表

内容		操作要求	分值	评分等级及分值				得分
				A	B	C	D	
评价	效果	包扎手法正确。松紧适度。打结要避开伤口(在伤口对侧)包扎牢固、整齐、美观	5	5	4	3	0~2	
	沟通	与患者沟通有效,边操作边观察病情	5	5	4	3	0~2	
	操作	操作轻柔、熟练,动作规范,整体操作在规定时间内完成(5分钟)	5	5	4	3	0~2	
总计			100					

考核教师：_____ 日期：_____

  任务训练

一、单项选择题（扫描二维码）

单项选择题

二、简答题

简述包扎的注意事项。

三、病例分析

病例 3-2-3：患者，女，38 岁，因醉酒后与人打架斗殴，右小腿刀伤致大出血。作为救护人员现场你该如何应对？

（徐金梅）

任务三　创 伤 固 定

任务目标

1. 能对四肢骨折和脊柱骨折等创伤患者实施快速、有效、符合原则的骨折固定；分清轻重缓急，制订科学合理的救治方案并实施救护。
2. 能辨认各种固定工具，并对应患者受伤部位和结合伤情选择适宜工具；能用发散性思维利用现场可以利用的材料临时替代固定工具。
3. 能在模拟演练中互相配合，形成良好的团队协作。

情景导入　病例 3-3-1

建筑工地上一名 50 岁男性不慎从 4 楼坠落，右上臂和左前臂肿胀畸形，不能弯曲；右大腿和左小腿肿胀，双下肢长短不一；颈部淤血、肿胀；患者自诉全身疼痛。

请问：在现场你应该如何急救？

实施条件

名称	基本要求	备注
实训场地	①模拟意外伤害现场;②理实一体化多媒体教室	安全、干净、光线明亮、温度适宜
设施设备	①创伤模型;②地垫	符合院感要求
主要用物	①手套;②纱布;③棉垫;④夹板;⑤三角巾;⑥颈托;⑦绷带;⑧胶布	工作服、口罩、发网、挂表自备
软件环境	①无线 WiFi;②虚拟仿真平台	虚拟仿真模拟实训,实时在线观看视频教学资源
指导教师	每 15 名学生配备一名教师指导	双师型专任教师、临床兼职教师

学习内容

根据病例 3-3-1,患者可能发生了右上臂、左前臂、右大腿、左小腿等多个部位的骨折,且不排除脊椎骨折的可能。现场需进行骨折固定、颈椎制动、脊柱保护措施。

一、操作前准备

1. **环境评估** 确认环境安全。
2. **患者评估** 评估患者意识,损伤部位及出血情况。
3. **解释并安排体位** 向患者做好解释,协助患者取舒适体位(颈椎损伤者除外)。
4. **自我防护及呼救** 做好自我防护,拨打"120"启动应急救护系统。

二、操作步骤

1. **脊柱骨折固定** 脊柱骨折伤员切不可随意搬动,依据患者受伤时的体位和损伤部位选择适宜的固定材料和方法。

(1) 颈椎骨折:颈椎损伤者需要使用颈托,使受伤颈部制动,保护受伤颈椎免受进一步损害。使用颈托时,救护员先用手指衡量患者脖子长度(图 3-3-1),以选择适宜的颈托。端坐位时,先将颈托后片放置于患者后颈中央,再放置前片,使下颚置于前片凹槽处,最后调整魔术贴松紧,使颈托妥善固定且不影响患者呼吸。仰卧位时,助手保持患者头部处于正中位,救护员先将颈托后部穿过患者颈部(图 3-3-2),再将颈托前部放置于患者颈部妥善固定(图 3-3-3)。现场无颈托时,可用软枕、沙袋或毛巾卷固定于患者脖子两侧,限制头前后或左右晃动,保持头、颈、胸处于同一轴线。

固定原则

脊柱骨折固定

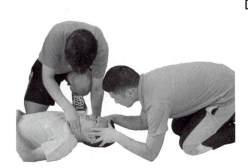

图 3-3-1 衡量患者脖子长度

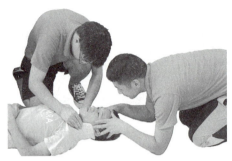

图 3-3-2　上颈托（下面）

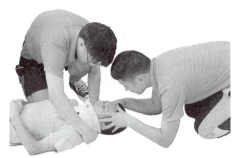

图 3-3-3　上颈托（上面）

（2）胸、腰椎骨折：患者处于俯卧位时，用 3 块木板以"工"字形固定。竖板紧贴脊柱，一块横板放于两肩上，另一块放于腰骶部，用柔软衬垫填充木板与脊柱间缝隙。固定时先用三角巾固定双肩，三角巾末端于胸前打结，再固定腰骶部。患者仰卧位且不需搬动时，可在腰下、膝下、踝下等空隙处用柔软衬垫填充，在患者身旁放置软垫避免移位。

2. 上臂骨折固定（肱骨骨折）

（1）夹板固定法：患者病情允许的情况下，可采用坐位操作。助手或援助者或家属托住患肢，使肘关节屈曲 45°～90°。一块夹板放置于上臂外侧，长度从肩部到肘部（图 3-3-4），在腋下、夹板与患肢空隙处加棉垫。用绷带或三角巾分别固定骨折上、下两端（图 3-3-5），最后用小悬臂将前臂固定于功能位，暴露手指检查血液循环（图 3-3-6）。

上肢骨折固定

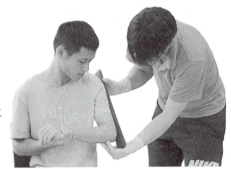

图 3-3-4　上臂骨折固定（夹板位置）

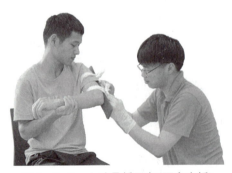

图 3-3-5　上臂骨折固定（固定夹板）

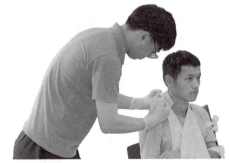

图 3-3-6　上臂骨折固定（小悬臂）

（2）躯干固定法：现场无夹板或其他可利用物品时，可将患肢固定于患者躯干。三角巾折叠为宽约 10～15 cm 的条带，覆盖骨折上、下端至患者胸廓对侧，打结固定，达到肘关节屈曲成角，肩关节不能移动的效果。

3. 前臂骨折固定（尺、桡骨骨折）

（1）夹板固定法：患者病情允许的情况下，可采用坐位操作。助手或援助者或家属托住患肢,屈肘 45°～90°。使用一块夹板固定时,掌心朝向下对夹板,夹板长度超过肘关节和腕关节(图 3-3-7)。使用两块夹板时,掌心朝向躯干,两块夹板分别放置于前臂内侧、外侧,内侧夹板长度从肘窝至腕关节,并在肘窝下加棉垫,外侧从肘关节至腕关节。用绷带或三角巾固定骨折上、下两端(图 3-3-8)。保持屈肘位,用大悬臂悬吊于胸前(图 3-3-9)。

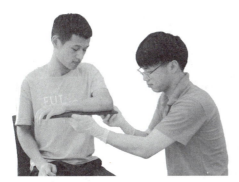
图 3-3-7 前臂骨折固定(单块夹板位置)

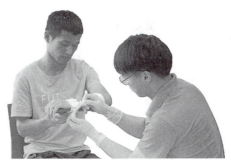
图 3-3-8 前臂骨折固定(固定夹板)

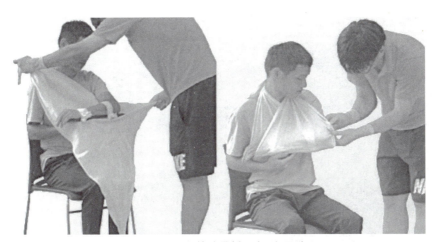
图 3-3-9 前臂骨折固定(大悬臂)

(2) 躯干固定法:现场无夹板或其他可利用物时,可利用衣服、三角巾等将患肢固定于躯干。屈肘 45°～90°贴于胸前,用三角巾做大悬臂悬吊于胸前,再用宽带将患肢固定于躯干。无三角巾时,可利用患者上衣固定。屈肘 45°～90°贴于胸前,将衣服从下向上反折包裹患肢。有纽扣的衣服将衣服反折后扣于患肢上以固定;无纽扣衣服可用宽带固定。

4. 大腿骨折固定

(1) 夹板固定法:协助患者取仰卧位,患肢伸直,脱去鞋袜。两块夹板固定时,分别放置于患肢内、外侧,内侧从腹股沟至足跟,外侧长度从腋窝至足跟。在腋下、膝关节、踝关节骨隆突处放棉垫保护,木板与肢体空隙处用柔软物品填塞。使用三角巾或布带固定,依次为骨折上端、骨折下端、腋下、腰部、髋部、小腿、脚踝。固定脚踝时采用"8"字包扎法,使脚掌与肢体垂直。固定完成后保持脚趾外露,以便观察末梢血液循环。

骨盆与下肢骨折固定

一块夹板固定时,放于患肢外侧,长度从腋窝至足跟,内侧用健肢代替夹板。将健肢紧贴患肢,两脚对齐。在膝盖和脚踝关节处加棉垫,两腿空隙处用柔软物品填塞。固定方法及顺序与两块夹板固定相同(图3-3-10)。

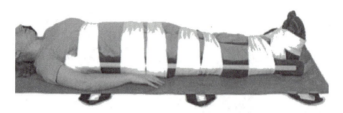

图3-3-10 大腿骨折固定(一块夹板)

(2)健肢固定法:患者取仰卧位,使健肢紧靠患肢,两脚对齐,在膝盖和脚踝关节处加棉垫,两腿空隙处用柔软物品填塞。用三角巾或布带从健肢膝下、踝下穿过至患肢下,依次固定骨折上端、骨折下端、小腿、踝部。踝部固定时使用"8"字包扎法,脚掌与肢体垂直,暴露脚趾以便观察血液循环(图3-3-11)。

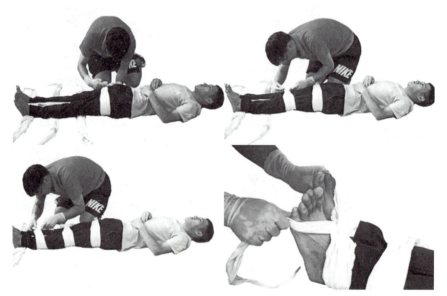

图3-3-11 大腿骨折固定(健肢固定)

5. 小腿骨折固定

(1)夹板固定法:患者仰卧位,脱去鞋袜。两块夹板固定时,分别放于患肢内外侧,外侧长度从髋关节至脚踝,内侧从大腿根至脚踝。用棉垫保护膝关节和踝关节骨隆突处,肢体与夹板间空隙用柔软物品填塞。用三角巾或布带固定,部位和顺序依次为骨折上端、骨折下端、髋部、大腿、踝关节,踝关节固定采用"8"字包扎法,脚掌与肢体垂直,露出脚趾以观察血液循环。一块夹板固定时,夹板放置于患肢外侧,健肢紧贴患肢,用棉垫保护膝关节和踝关节骨隆突处,肢体间空隙用柔软物品填塞。固定顺序和方法与两块夹板固定相同。

（2）健肢固定：方法与大腿骨折健肢固定方法相同，用 4 条三角巾或布带固定，位置和顺序分别为骨折上端、骨折下端、大腿、踝关节（图 3-3-12）。

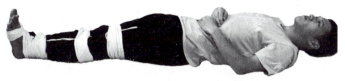

图 3-3-12　小腿骨折固定（健肢固定）

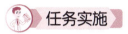

> 病例 3-3-2：患者男性，35 岁，1 小时前由于车祸致左侧肢体被汽车碾压，现左侧手臂及下肢均肿胀，不能活动。同时患者自述下肢感觉缺失。

请问：你在现场该如何救护？

提示：根据该病例，首先通知警察封锁交通，保障施救者安全，做好自身防护后参与救护。评估患者左侧前臂发生骨折，予以夹板固定，大悬臂包扎固定；左侧小腿肿胀畸形，可能发生骨折，予以健肢固定；患者自述下肢感觉缺失，可能发生胸椎骨折，向患者强调不可随意改变体位，颈椎无损伤可不需带颈托，"120"到达后采用轴线翻身，脊柱板搬运。具体实施流程参考图 3-3-13。

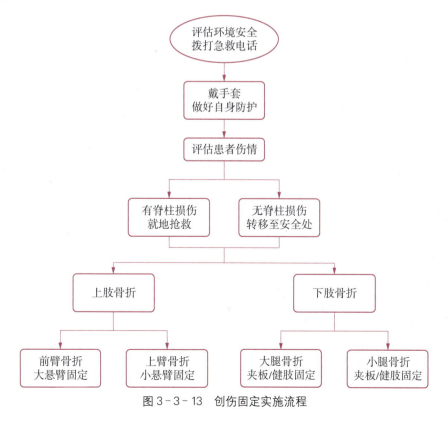

图 3-3-13　创伤固定实施流程

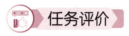

根据任务实施完成情况进行考核,见表3-3-1。

表3-3-1 创伤固定操作考核评价标准

班级_____ 姓名_____ 学号_____ 得分_____

内容		操作要求	分值	评分等级及分值				得分
				A	B	C	D	
操作前准备	仪表	仪表大方,举止端庄,衣帽整洁	3	3	2	1	0	
	环境	环顾四周,评估环境安全并报告	3	3	2	1	0	
	物品	模拟人、酒精棉球、纱布、绷带、小夹板、三角巾、小木棍、手套等	3	3	2	1	0	
	呼救	表明身份,拨打急救电话(口头汇报)	3	3	2	1	0	
	沟通	安慰患者、人文关怀	3	3	2	1	0	
操作过程	评估伤情	确认无活动性出血或其他危及生命的情况	3	3	2	1	0	
		评估骨折位置及严重程度	3	3	2	1	0	
		去舒适体位	3	3	2	1	0	
	上肢骨折固定	肢体置于功能位	3	3	2	1	0	
		正确放置夹板、衬垫	6	6	5	3~4	0~2	
		正确固定夹板	6	6	5	3~4	0~2	
		大悬臂/小悬臂固定	6	6	5	3~4	0~2	
		检查循环	2	2	1	0	0	
	下肢骨折固定	正确放置三角巾	4	4	3	2	1~0	
		衬垫位置放置正确	4	4	3	2	0~1	
		大腿/小腿固定顺序正确	6	6	5	3~4	0~2	
		"8"字固定脚踝	4	4	3	2	0~1	
		检查循环	2	2	1	0	0	
	颈椎骨折固定	中线定位	4	4	3	2	0~1	
		头锁固定	4	4	3	2	0~1	
		选择恰当颈托	4	4	3	2	0~1	
		正确放置颈托	5	5	4	3	0~2	
	整理	向患者或家属解释介绍病情,交代注意事项	3	3	2	1	0	
		整理用物,洗手,记录	3	3	2	1	0	
评价	效果	骨折处得到妥善有效固定,患者病情稳定,生命体征平稳	3	3	2	1	0	

续表

内容		操作要求	分值	评分等级及分值				得分
				A	B	C	D	
	沟通	救护员整体素质良好,与患者沟通有效,操作同时观察病情	3	3	2	1	0	
	操作	操作熟练,动作规范,整体操作在规定时间内完成(5分钟),爱伤观念强	4	4	3	2	0~1	
总计			100					

考核教师：_____ 日期：_____

知识拓展

扫描二维码。

知识拓展

任务训练

一、单项选择题（扫描二维码）

二、简答题

1. 骨折有哪些表现？
2. 骨折固定注意事项。

三、病例分析

病例3-3-3：患者，女性，35岁，下楼时被高空坠物砸伤，现倒地不能移动，右侧手臂和小腿明显肿胀。

（1）你作为救护员现场如何处理？
（2）如何正确为患者放置颈托？

单项选择题

（秦蕾）

任务四　创伤患者搬运

任务目标

1. 能对各类创伤患者拟定搬运方案并实施安全转运。
2. 掌握颈椎固定方法,能对脊柱损伤患者实施有效固定和徒手搬运。
3. 能根据伤情及搬运需求选择适宜的搬运工具。
4. 维护患者尊严,培养爱伤观念和精益求精的职业精神；能在模拟演练中互相配合,形成良好的团队协作。

情景导入 病例3-4-1

男性患者,32岁,车祸半小时,由路人拨打"120"求救,院前救护团队到达现场。检查发现:患者神志清醒,痛苦面容,诉颈背部疼痛,双上肢麻痹,腰痛。

请问:作为院前救护团队应如何紧急评估并实施救护?

实施条件

名称	基本要求	备注
实训场地	①模拟现场环境;②理实一体化多媒体教室	安全、干净、光线明亮、温度适宜
设施设备	①地垫;②创伤模型	符合实施患者搬运的条件
主要用物	①担架;②三角巾、绷带等;③脊椎固定板、颈部固定器、头部固定器;④手套、纱巾;⑤保暖用物(紧急情况下可就地取材)	工作服、口罩、挂表、笔等学生自备
软件环境	①无线WIFI;②虚拟仿真平台	虚拟仿真模拟实训,实时在线观看视频等教学资源
指导老师	每15名学生配备一名教师指导	双师型专任教师、临床兼职教师

学习内容

根据病例3-4-1,该患者有脊柱损伤的可能,为预防颈部脊髓进一步损伤或原有损伤加重,需按脊柱损伤固定搬运法处置。

一、操作前准备

1. **环境评估** 确认环境安全。
2. **患者评估** 评估患者的意识情况、损伤部位及骨折情况。
3. **解释并做好配合** 向患者做好解释,说明保持脊柱伸直不扭曲的方法、意义和配合要点。
4. **自我防护及呼救** 做好自我保护,并启动应急救护系统。

二、操作步骤

根据病例3-4-1对疑似脊柱损伤的患者应4人徒手搬运或担架搬运,使用颈部固定器及脊柱固定板。

三、搬运方法

1. **徒手搬运**

(1)单人搬运:常见有扶持法、背驮法、抱持法。

脊柱损伤搬运方法

1) 扶持法：扶持时救护者站在患者一侧，将其臂放在自己肩、颈部，一手拉患者手臂，另一手提住患者腰带行走(图3-4-1)。

2) 背驮法：救护者背对患者蹲下，将患者背起，对胸、腹受伤的患者不宜使用此法(图3-4-2)。

3) 抱持法：适用于运送受伤儿童或体重较轻的患者、不能行走的患者，如病情较重的头、胸、腹及下肢伤或昏迷的患者。抱持时救护者蹲于患者一侧，一手托住腰背部，一手托住膝关节处，轻轻抱起患者(图3-4-3)。

创伤救护搬运方法

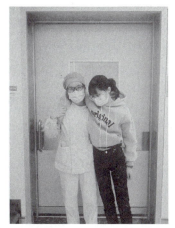

图3-4-1 扶持法

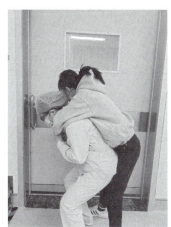

图3-4-2 背驮法

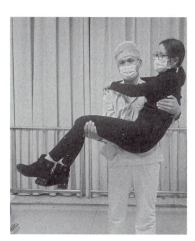

图3-4-3 抱持法

(2) 双人搬运法：包括双人搭椅式（轿杠式）、拉车式。

1) 双人搭椅式：两救护员在患者两侧，单膝跪地，各自用右手紧握左手腕，左手再握紧对方右手腕，组成手和前臂叠握成方形，然后患者坐其上。此法要点是两人的手必须握紧，移动步子必须协调一致，且患者的双臂都必须搭在两个救护人员的肩上(图3-4-4)。

2) 拉车式：一人站在患者头侧，两手插到患者腋下将其抱在胸前，另一人站在患者两腿之间，用双手挽住两膝关节，慢慢抬起患者(图3-4-5)。

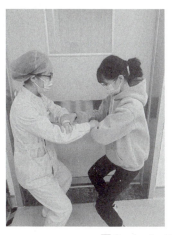

图3-4-4 双人搭椅式

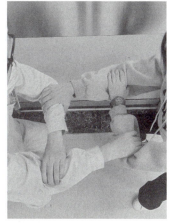

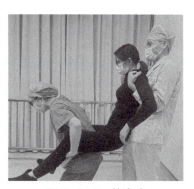

图3-4-5 拉车式

(3) 三人或四人搬运法:多用于脊柱脊髓损伤患者。

1) 三人搬运法:用于胸腰椎损伤的患者。三人单膝跪在患者一侧,分别在肩部、腰部和肩踝部将双手伸到患者对侧,手掌向上抓住患者。由中间的救护员指挥,三人协调动作,1人托住背部、1人托住腰臀部、1人托下肢,保持脊柱为一轴线平稳抬起,放于救护员大腿上。救护员协调一致将患者抬起(图3-4-6)。

2) 四人搬运法:尤其适用于疑似颈椎骨折的患者。首先确认环境安全,救护员做好自我防护,先嘱患者不能活动头及颈部,听从救护员指挥。患者仰卧,迅速启动应急医疗服务体系(emergency medical service system,EMSS)。检查患者:询问有无头、颈疼痛,活动受限;观察颈部皮下有无淤血、原本悬空的颈部是否塌在地面上;检查颈椎棘突,有无明显压痛。1人头部牵引固定,其余3人在患者的一侧,其中1人托肩背部、1人托腰臀部、1人托下肢。搬运过程中需注意必须保持患者脊柱伸直、不可扭曲,搬运者同时将患者水平抬起,平稳移放至硬质担架并做好固定,以防止头颈部扭动和过度颠簸加重损伤(图3-4-7)。

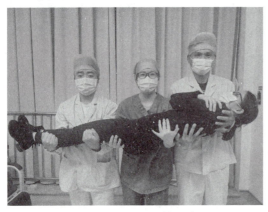

图3-4-6 三人搬运法

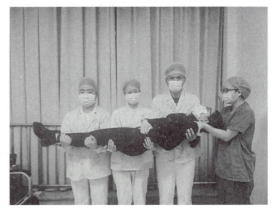

图3-4-7 四人搬运法

2. **器械搬运** 借助担架等搬运工具对患者实施安全、平稳的搬运。搬运工具可因地制宜采用椅子、门板、毯子、衣服、大衣、绳子、竹竿、梯子等制成简易担架搬运。

四、搬运工具的选择

转运患者是医疗过程中经常遇到的一个工作程序。搬运患者时,如果方法和工具选择不当,轻则会加重患者痛苦,重则会造成患者终身瘫痪。因此,要根据不同的伤情合理使用搬运工具,才可有效避免上述问题的发生。

(1) 多变位自动上车担架:适合于多种形式转送,主要与救护车配合使用。因体型较大,重量较重,不能收缩折叠,不方便上下楼梯转送患者(图3-4-8)。

(2) 楼梯担架:适宜在狭窄的楼道内转移危重患者(图3-4-9)。

(3) 铲式担架:轻便、简捷,主要用于战场救护及转送骨折重伤患者。体型过大过重或神志不清的患者应慎用,防止出现坠落、摔伤等意外(图3-4-10)。

(4) 折叠式担架:折叠后体积较小,重量轻、组装方便快捷。尤其适用于部队野战、紧急救护、搬运伤患者等(图 3-4-11)。

(5) 脊椎固定板:主要用于脊柱患者救护、搬运。固定板能浮于水面,也可用作水面救生(图 3-4-12)。

(6) 颈部固定器:主要用于颈椎骨折固定、脱位复位固定等(图 3-4-13)。

(7) 头部固定器:主要用于配合颈椎骨折固定,也可作为颅脑外伤或脑出血患者头部固定(图 3-4-14)。

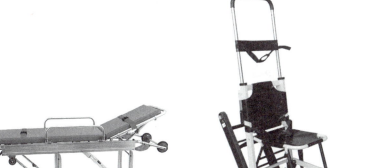
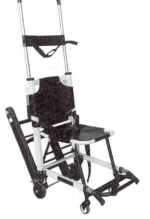

图 3-4-8　多变位自动上车担架　　　图 3-4-9　楼梯担架

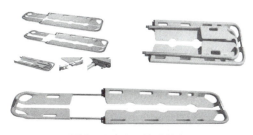
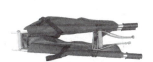
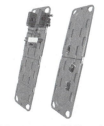

图 3-4-10　铲式担架　　　图 3-4-11　折叠式担架　　　图 3-4-12　脊椎固定板

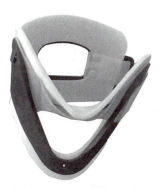
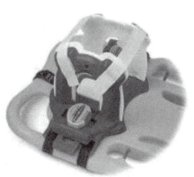

图 3-4-13　颈部固定器　　　图 3-4-14　头部固定器

五、各类患者转运注意事项

1. 危重患者搬运注意事项

（1）伤情不明时，尽量不要移动患者。

（2）需要搬运患者时，应请周围的人员帮忙。

（3）搬运时，要注意患者的呼吸及脸部表情。

（4）将患者平稳轻巧地移上担架，患者头部向后、足部向前，便于观察。

（5）搬运者行走时应步调一致，并保持患者处于水平状态。

2. 颅骨骨折患者搬运注意事项

（1）对颅骨骨折的患者，一般无须特殊固定。

（2）在转送医院的途中，要保持头部稳定，头稍垫高，头部两侧放沙袋或枕头固定，避免头部来回晃动。

3. 颈椎骨折搬运注意事项 对颈椎骨折、高位胸椎骨折的患者，在搬运时，应有专人牵引头部，患者卧在担架上，并用沙袋或枕头垫在头颈部两侧，或使用颈托和头部固定器固定，避免晃动。

4. 脊椎患者搬运注意事项

（1）对脊柱骨折的患者，不能用普通的软担架搬运，应该使用硬质担架。

（2）搬运时患者取仰卧位，由3～4人分别用手托其头、胸、骨盆和腿部，动作一致平放到担架上或将患者平移到担架上。

（3）用三角巾或其他宽布带将患者固定在担架上以防移动。

（4）严禁使用"一人抱肩、一人抱腿"的方法，因为该方法在未明确病情时易造成脊柱扭转、脊柱断裂和下肢瘫痪等严重后果。

任务实施

> 病例3-4-2：患者，女，35岁，于半小时前被沙石压伤致头部、胸肋部疼痛，受伤时短暂昏迷，被工友从沙石中抬出。现患者神志清醒，双下肢活动障碍。由工友拨打"120"呼救。

请问：作为院前急救的医护人员应如何评估并搬运患者？

提示：根据该病例，首先评估环境安全，并做好自我防护，对脊柱、四肢评估，由创伤机制分析，不能排除脊柱损伤。现场工友将患者抬出的过程中可能存在搬运不当，造成二次损伤；需用颈托固定颈部、腰托固定腰部，患者由4人搬运（1人头部牵引固定，其余3人在患者的一侧，其中1人托肩背部、1人托腰臀部、1人托下肢）。选用脊椎固定板固定搬运。

各类患者转运流程：

（1）危重患者院前担架转运流程参考图3-4-15。

（2）脊椎损伤患者院前转运流程参考图3-4-16。

项目三 创伤患者现场急救

```
评估 ──→  1.现场环境
          2.患者的受伤部位与合作程度
          3.患者体重、病情及躯体活动能力
          4.搬运距离和搬运者体力
          5.选择搬运工具
  ↓
搬运 ──→  1.患者侧卧（注意保持身体长轴一致）
          2.放置担架
          3.2~4名救护人员将患者轻轻移上担架
          4.将患者固定于担架上
          5.患者头部向后，足部向前，以便后面的救护人员观察患者的病情变化
          6.一般情况下患者多采取平卧位，有昏迷时头部应偏向一侧，有脑脊液
            耳漏、鼻漏时头部应抬高30°，防止脑脊液逆流或窒息
          7.前后担架员同时用力，平稳将患者抬起
          8.抬担架人员步调一致
          9.向低处搬运（下楼梯）时，身高较高的担架员在前面，要将担架抬高，
            后面担架员要将担架放低，以便保持患者水平状态
          10.平稳地将患者推进救护车，固定好，送往医院
  ↓
观察记录 ─→ 1.观察：严密观察患者的呼吸、心跳和意识变化，病情进展
           2.记录：病情、治疗措施及效果
```

图 3-4-15　危重患者院前担架转运流程

```
评估 ──→  1.现场环境
          2.患者的受伤部位与合作程度
          3.患者体重、病情及躯体活动能力
          4.合适的设备：颈托、头部固定器、脊椎固定板、固定带
  ↓
搬运 ──→  1.双手牵引头部恢复颈椎轴线位，上颈托
            （1）选择颈托，将五指并拢，测量颈部高度
            （2）根据患者颈部高度，调节颈托于合适高度
            （3）上颈托是先将固定红点对准一侧下颌角
            （4）固定颈托于下颌部，另一侧从颈后环绕两端黏贴固定
          2.患者侧卧（注意保持身体长轴一致）
          3.放置脊椎固定板，将患者平移到脊椎固定板上
          4.上头部固定器，固定患者头部
          5.双肩、骨盆、双下肢及足用固定带固定在脊椎固定板上，以免转运中颠
            簸、晃动
          6.患者头部向后，足部向前，以便后面的救护人员观察患者的病情变化
          7.一般情况下患者多采取平卧位，有昏迷时头部应偏向一侧，有脑脊液耳漏、
            鼻漏时头部应抬高30°，防止脑脊液逆流或窒息
          8.前后担架员同时用力，平稳将患者抬起
          9.抬担架人员步调一致
          10.向低处搬运（下楼梯）时，身高较高的担架员在前面，要将担架抬高，后
            面担架员要将担架放低，以便保持患者水平状态。向高处搬运（上楼梯）时则
            相反
          11.平稳地将患者推进救护车，固定好，送往医院
  ↓
观察记录 ─→ 1.观察：严密观察患者的呼吸、心跳和意识变化，病情进展
           2.记录：病情、受伤部位、原因、程度、治疗措施及效果
```

图 3-4-16　脊椎损伤患者院前转运流程

（3）颈椎损伤固定搬运流程参考图3-4-17。

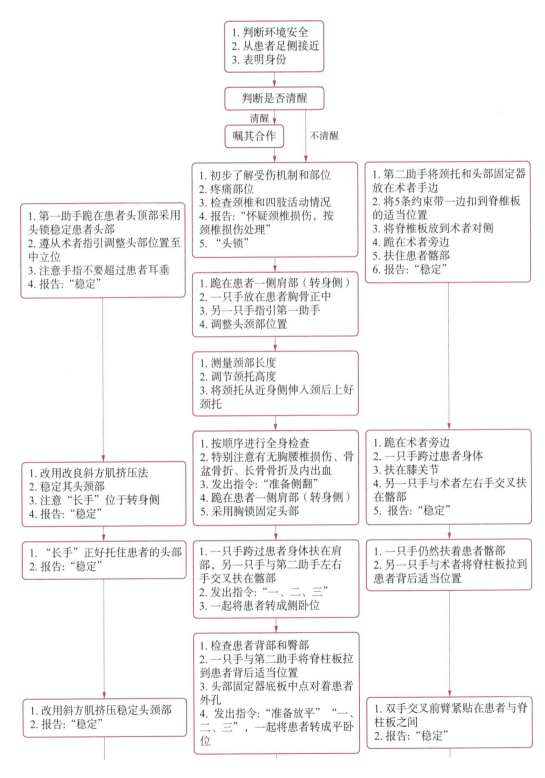

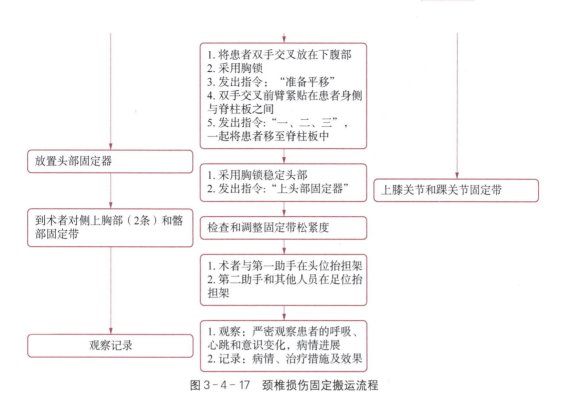

图 3-4-17 颈椎损伤固定搬运流程

任务评价

根据任务实施完成情况进行考核,见表 3-4-1。

表 3-4-1 颈椎损伤的固定与搬运操作评分标准(伤员仰卧位)

班级:　　　姓名:　　　学号:　　　得分:

内容		操作要求	分值	评分等级及分值				得分
				A	B	C	D	
操作前准备		戴手套,观察周围环境安全,看表,记住开始抢救的时间,从患者足部向头部接近患者	2	2	1	0	0	
		初步判断伤情(意识、截瘫)	2	2	1	0	0	
		告诫患者不能随意活动	1	1	0	0	0	
		按分工准备物品及脊柱板,做好操作准备	1	1	0	0	0	
操作过程	助手调整颈部位置	操作人员位置正确	1	1	0	0	0	
		助手使用头锁固定,手形正确	1	1	0	0	0	
		急救员体姿正确	1	1	0	0	0	
		手指不遮盖双耳	1	1	0	0	0	
		术者食指置伤者胸骨正中指引,助手调整颈部位置	2	2	1	0	0	

续表

内容	操作要求	分值	评分等级及分值				得分
			A	B	C	D	
术者安置颈托	助手使用头锁固定,手形正确	2	2	1	0	0	
	术者检查颈部	3	3	0~2	0	0	
	测量颈部长度手形正确	3	3	0~2	0	0	
	调整颈托	3	3	0~2	0	0	
	上颈托方法正确,安置得当	3	3	2	1	0	
术者检查判断伤情	检查顺序和方法正确	4	4	3	2	0~1	
术者做胸锁操作	使用胸锁固定,手形正确	3	3	2	1	0	
	急救员体姿正确	2	2	1	0	0	
	不得遮盖口、鼻	3	3	2	1	0	
助手做改良斜方肌挤压法操作	使用改良斜方肌挤压法手形正确	3	3	2	1	0	
	急救员体姿正确	2	2	1	0	0	
	手掌、前臂固定头部	3	3	2	1	0	
整体侧翻患者	术者指挥,将患者轴位翻动于侧卧位	3	3	2	1	0	
	动作协调、平稳	3	3	2	1	0	
	术者检查患者脊柱及背部情况	3	3	2	1	0	
平移患者于脊柱板	将脊柱板安置于患者背部适当的位置	2	2	1	0	0	
	术者指挥,将患者轴位翻动于仰卧位	3	3	2	1	0	
	术者使用胸锁手法固定,手形正确	3	3	2	1	0	
	助手用斜方肌挤压法固定头颈,手形正确	3	3	2	1	0	
	术者指挥,将患者用双前臂推至脊柱板适当位置	3	3	2	1	0	
	急救员体姿正确	2	2	1	0	0	
	急救员动作正确,协调、平稳	3	3	2	1	0	
固定患者	术者使用胸锁手法固定,手形正确	3	3	2	1	0	
	第一助手者安置头部固定器	3	3	2	1	0	
	按头部、胸部、髋关节、膝关节、踝关节的顺序规范固定	5	5	4	3	0~2	
	固定带松紧度适当、平整	2	2	1	0	0	

续表

内容	操作要求	分值	评分等级及分值				得分
			A	B	C	D	
搬运患者	急救员平稳抬起患者,足先行	2	2	1	0	0	
	术者在头侧,同时观察头颈部情况	2	2	1	0	0	
评价	操作手法规范,口令简洁,动作交替流畅	5	5	4	3	0~2	
	在规定时间内完成(15分钟内完成为A,16分钟内为B,17分钟内为C,17分钟以后为D)(计时从宣布开始至固定患者在长脊板上并抬起患者)	4	4	3	2	0~1	
合计		100					

考核教师:_____ 日期:_____

任务训练

(一)单项选择题(扫描二维码)

二、简答题

1. 简述搬运的目的。
2. 简述徒手搬运有哪3类。
3. 简述危重患者搬运注意事项。

三、病例分析

病例3-4-3:患者男,65岁,呼叫"120",自诉有高血压病史10余年,20分钟前突发头晕呕吐,双下肢乏力、口角歪斜,家住6楼,无电梯,家中无其他人员。请问作为院前急救人员在现场应该如何评估并搬运患者?中风患者这样搬运是否妥当?选用的搬运方法是否可能导致病情加重?

单项选择题

(邱晓梅 向萍)

任务五 特殊伤现场急救

任务目标

1. 能对异物刺入等特殊伤患者实施正确地紧急处置。
2. 能对异物刺入等特殊伤患者做出快速判断。
3. 能说出异物刺入等特殊伤患者各自的关键处置要点及注意事项。
4. 能在模拟演练中互相配合,团队协作积极主动参与救治工作,珍惜患者生命,维护其尊严。

急重症护理技术

> **情景导入** 病例 3-5-1
>
> 某建筑工地施工时突发意外,脚手架坍塌造成多名建筑工人受伤。其中患者1,男性,48岁,不慎被高空坠落的钢筋插入左大腿部,当即感伤口疼痛难忍;患者2,女性,37岁,被木柱击中腹部,可见腹部开放性伤口,有少量肠管溢出;患者3,男性,39岁,木工,脚手架坍塌时被电锯锯伤左手,可见左手自腕部斜至小指指蹼处完全离断;患者4,男性,42岁,右胸部可见开放性伤口,感胸痛、呼吸困难。
> 请问:你在现场应该如何处理?

实施条件

名称	基本要求	备注
实训场地	①模拟案例受伤情景;②理实一体化多媒体教室	安全、干净、光线明亮、温度适宜
设施设备	①创伤模型;②地垫	
主要用物	①手套;②纱布等无菌敷料;③绷带;④三角巾;⑤清洁的碗或者盆;⑥干燥的保鲜袋;⑦冰块	工作服、口罩、发网、挂表自备
软件环境	①无线WIFI;②虚拟仿真平台	虚拟仿真模拟实训,实时在线观看视频等教学资源
指导教师	每15名学生配备一名教师指导	双师型专任教师、临床兼职教师

学习内容

一、操作前准备

1. **环境评估** 确认环境安全。
2. **患者评估** 评估患者的呼吸、循环、意识情况、损伤部位及出血情况。
3. **解释并安排体位** 向患者做好解释,协助其取舒适体位。
4. **自我防护及呼救** 戴手套,做好自我保护;并拨打"120"启动应急救护系统(若为"120"出诊或急诊室接诊,该步骤省略)。

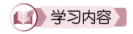
开放伤的处理

二、操作步骤

1. **异物刺入的现场急救**(结合案例进行展开)
(1) 表浅异物,直接去除后包扎。
(2) 深部尖刀、钢筋等异物,不要现场拔出,在伤口周围施加压力以控制出血,用敷料卷放在异物两侧,将异物固定。
(3) 身体带有异物(如刺入物等)患者的搬运过程中应避免震动、挤压、碰撞;异物外露部分较长时,应专人负责保护,防止异物脱出或深入导致大出血或脏器进一步损伤(图3-5-1)。

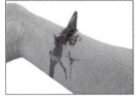 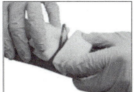 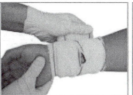 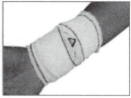

图3-5-1 异物刺入的现场急救

2. 肠管溢出的现场急救

（1）放松腹肌,无下肢骨折者,取仰卧屈膝位,不要将溢出的肠管回纳入腹腔。
（2）立即用湿润的大块敷料覆盖溢出的肠管,有条件再覆盖保鲜膜。
（3）用三角巾或代用品做环形圈环绕肠管。
（4）用大小合适的碗或其他碗状物将环行圈一并扣住。
（5）三角巾折叠成宽带绕腹固定碗（盆）于健侧腹侧方打结。
（6）三角巾全腹部包扎（图3-5-2）。
（7）尽快送医院。

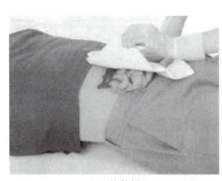

(a) 盖敷料

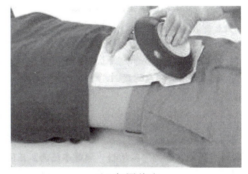

(b) 加圈盖碗

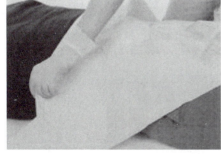

(c) 盖三角巾

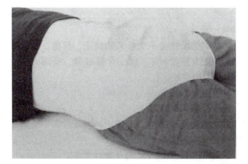

(d) 腹部包扎

图3-5-2 肠管溢出的现场急救

3. 肢体离断伤的现场急救

（1）立即伤口止血。

（2）包扎伤肢残端。

（3）如离断肢体尚有部分组织相连,严禁人为离断。

（4）断肢在现场不清洗,不涂药。将断肢放入不透水、干净的塑料袋内,用敷料如布料、手帕、毛巾等包裹后周围放冰袋,保持在2~3℃的环境中。注意不能让冰块直接接触断肢,以防将伤肢冻伤;切勿把断肢放入生理盐水或新洁尔灭消毒液中浸泡(图3-5-3)。

（5）将处理的离断肢体连同伤患者一同送到有条件的医院手术再植。

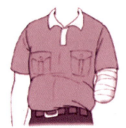
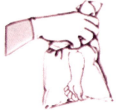
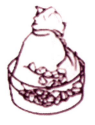
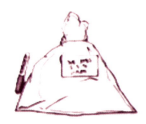

图3-5-3 肢体离断伤的现场急救

4. 开放性气胸的现场急救

（1）半卧位,侧向伤侧。

（2）让患者深吸气后屏住呼吸,用敷料尽快封闭伤口。

（3）固定敷料,用三角巾或宽带包扎(图3-5-4)。

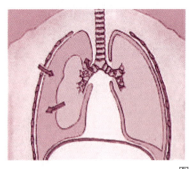
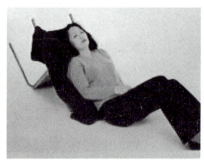
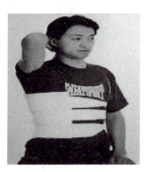

图3-5-4 开放性气胸的现场急救

任务实施

请问:病例3-5-1中,你在现场该如何处理?

提示:根据病例3-5-1,首先评估环境安全,并做好自我防护,检查伤情同时拨打急救电话。通过现场评估,患者1为异物刺入、患者2为肠管溢出、患者3为肢体离断、患者4为开放性气胸。

严重特殊伤患者,科学妥善的现场急救是挽救特殊伤患者生命的重要保证,并与患者预后密切相关。在现场紧急情况下,优先处理有生命危险的患者,本病例中应先处理开放性气胸、腹腔内脏脱出的患者,再处理异物刺入、肢体离断的患者。

开放性气胸的患者,在现场可先用干净的毛巾或者衣物等,立即堵在胸腔破口部位,并用力按压,然后用三角巾胸部加压包扎,在救治的过程中安慰患者不要过度紧张焦虑。

肠管溢出的患者,不可盲目将肠管回纳入腹腔,应用生理盐水清除污物,用无菌或者干净纱布覆盖,以免加重腹腔感染,然后用碗或盆扣住外露肠管,再用三角巾包扎。可用衣物垫于患者膝下呈半屈膝状,以减轻腹壁张力,减轻患者痛苦。

异物刺入患者,首先为患者压迫止血,不要现场拔出异物,在伤口周围施加压力以控制出血,用敷料卷放在异物两侧,将异物固定,再用绷带进行包扎。当异物刺入人体,现场处理是否正确至关重要,特别是异物刺入头部、颈部、胸腔、腹腔和四肢大血管走行的部位,切勿盲目拔出异物后再包扎,因为这些异物可能刺中重要器官或血管,若将异物拔出,会造成重要器官的二次损伤或大出血不止。如果插入物过长,可以切断,但切断时注意减少震动和移位。即便物体刺入位置不深,也不要擅自拔出。

肢体离断的患者,首先肢体断端加压包扎止血,将离断的伤肢放入不透水、干净的塑料袋内,然后在断肢周围放些冰块,但不能让冰块直接接触断肢,以防将断肢冻伤。切勿把断肢放入生理盐水或新洁尔灭中浸泡,因为这样浸泡会使细胞发生肿胀,影响断肢再植的成活率。未完全断离的肢体,包扎后用一夹板固定好,以免再度损伤,若手指夹在机器中,要注意保护手指的完整性、不要转动机器而使之再度损伤,也不要强力拉出,然后用无菌纱布包裹好,同患者一起,送到有条件的医院进行手术再植。特殊伤的现场急救流程参考图3-5-5。

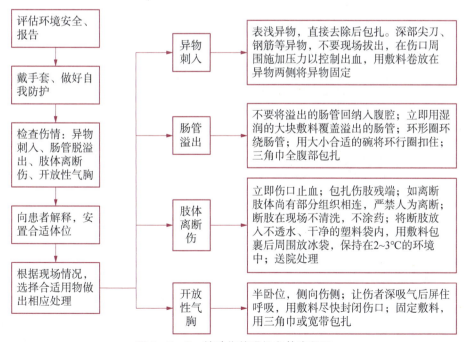

图3-5-5 特殊伤的现场急救流程图

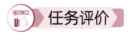

根据任务实施完成情况进行考核,见表3-5-1所示。

表3-5-1 特殊伤现场急救操作评分标准

班级_____ 姓名_____ 学号_____ 得分_____

内容		操作要求	分值	评分等级				得分
				A	B	C	D	
操作前准备	仪表	仪表大方,举止端庄,衣帽整洁	3	3	2	1	0	
	环境	环顾四周,评估环境安全并报告	3	3	2	1	0	
	物品	手套、纱布等无菌敷料、绷带、三角巾、清洁的碗或者盆、干燥的保鲜袋、冰块、止血带	3	3	2	1	0	
	呼救	表明身份,拨打急救电话(口头汇报)	3	3	2	1	0	
	沟通	安慰患者、人文关怀	3	3	2	1	0	
操作过程	评估伤情	检查伤情,指导患者配合	3	3	2	1	0	
		取舒适体位	3	3	2	1	0	
	异物刺入	表浅异物,直接去除后包扎。深部尖刀、钢筋等异物,不要现场拔出,在伤口周围施加压力以控制出血,用敷料卷放在异物两侧,将异物固定	18	18	12	6	0	
	肠管溢出	立即用湿润的大块敷料覆盖溢出的肠管;环形圈环绕肠管;用大小合适的碗将环行圈扣住;三角巾全腹部包扎	18	18	12	6	0	
	离断肢体	伤口止血;包扎伤肢残端;严禁人为离断;将断肢放入不透水、干净的塑料袋内,用敷料包裹后周围放冰袋,保持在2~3℃的环境中;送院处理	18	18	12	6	0	
	开放气胸	半卧位,侧向伤侧;让伤者深吸气后屏住呼吸,用敷料尽快封闭伤口;固定敷料,用三角巾或宽带包扎	18	18	12	6	0	
评价	熟练程度	操作熟练,符合程序,动作轻巧准确	3	3	2	1	0	
	人文关怀	护患沟通有效,解释符合患者病情,能针对病情进行健康指导,操作过程体现人文关怀	4	4	3	2	1	
总计			100					

考核教师:_____ 日期:_____

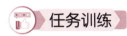

一、单项选择题(扫描二维码)

单项选择题

二、简答题

肢体离断伤的现场急救护理措施是什么?

三、病例分析

病例 3-5-2:男性,31 岁,30 分钟前被人用刀刺伤左侧胸部。检查发现其左肋第 3 肋间中线处有 4 cm 长的伤口,可从伤口处听到空气出入的"嘶嘶"声,并见有血液流出,呼吸急促。

(1) 请问患者最可能的损伤类型是什么?

(2) 目前最首要的急救护理措施是什么?

(金松洋)

模块一 院前急救

项目四 能力拓展

项目四 能力拓展

院前急救综合训练

 任务目标

1. 能综合应用心肺复苏、止血、包扎、固定、搬运等现场急救技术,对患者拟定科学合理的救治方案并实施救护。
2. 能对患者进行全面评估,分清病情的轻重缓急,采取对应的、正确的处理措施。
3. 能够在急救训练中做好角色扮演,学会团队合作,锻炼随机应变的应急处置能力。

 拓展内容

本项目利用心肺复苏模型、三角巾、绷带、夹板等不同材料,积极引导就地取材,并辅助虚拟仿真技术、图片、视频等开展情景模拟教学,让学生掌握心肺复苏、止血、包扎、固定、搬运等救护技能,并能正确处理肢体离断伤、开放性气胸、肠管脱出、异物固定等开放性损伤。通过训练,学生能对创伤患者进行病情评估,拟定抢救方案,迅速准备抢救器材,按既定方案进行救护,抢救中体现人文关爱、生命至上的理念。

 实施条件

名称	基本要求	备注
实训场地	①模拟社区;②理实一体化多媒体教室	安全、干净、光线明亮、温度适宜
设施设备	①地垫;②创伤模型	符合院感要求
主要用物	①手套;②纱布等无菌敷料;③绷带;④三角巾;⑤卡片;⑥脊柱板担架、头部固定器;⑦小夹板(紧急情况下,可就地取材)	工作服、口罩、发网、挂表自备
软件环境	①无线 WIFI;②虚拟仿真平台	虚拟仿真模拟实训,实时在线观看视频等教学资源

项目四 能力拓展

续表

名称	基本要求	备注
指导教师	每15名学生配备一名教师指导,对学生拟定的抢救方案、执行情况、组内分工合作等情况进行逐一评价,指出不足,指导和督促学生自主练习	学生3人一组作为救护员,根据病例进行评估、分析,拟定方案并执行,患者角色由另一组的学生派出1人担任

综合训练

本环节共两个任务,按照从简单到复杂的原则设计,并从不同角度分析演示。第1个病例以原则性为导向,重点是操作流程和突出救护原则;第2个病例展示实际救护过程。教学过程中需注重拓展思维训练,结合实际病例开展综合模拟急救。

> 病例4-1-1:某工地发生建筑物倒塌,现场1名成年男性受伤,患者意识清醒,呼吸急促,能触及桡动脉搏动;左肩部擦伤,有少量渗血;左胸部有1cm×1cm伤口,有带气泡的血液冒出;右小腿畸形、疼痛。救护车尚未到达现场。

院前急救
综合训练

请问:您和另外2名救护员正在附近,请问该如何实施救护?

一、训练目标

能够根据病例情景中患者情况,开展院前急救训练,让患者得到及时有效的救治。

二、训练要求

根据此病例开展院前急救模拟实训,场景、人员分工、操作流程和步骤符合实际。

三、任务准备

1. **熟悉病例** 分小组进行病例分析、讨论,明确患者伤情,制定救护程序。
2. **人员分工** 确定每位小组成员在抢救中应承担的任务,确定指挥者(组长)。
3. **用物准备** 根据病例准备绷带、三角巾、敷料、长夹板、担架等。
4. **角色扮演** 对患者扮演者,统一按标准化病人(SP)培训,熟悉病例,并给患者简单化妆以模拟真实场景。

任务实施

1. **评估并寻求帮助** 采用ABBCS(airway、breathing、blood、circulation、sensation)快速评估法对伤者的气道、呼吸、出血、循环、反应等进行综合评估,启动应急医疗服务体系(EMSS),寻求医务人员帮助。
2. **包扎固定** 根据病例4-1-1,现场救护的原则是先急后缓,先止血后包扎固定。患者目前最严重的病情是胸部损伤,伴有呼吸困难,救护员应立即处理胸部穿透性损伤,检查伤口是否有异物,是否有肋骨骨折等情况,如有异物禁止拔出并固定异物,如无异物立即封闭伤口,包扎固定;其他救护员根据病情再继续进行肩部伤口包扎固定,最后进行右下肢骨折固定。救护员注意合理分工,相互协作,并密切关注患者病情变化,做好人文关怀。

3. **搬运** 半卧位搬运患者(脊柱损伤患者禁用)。

4. **实施流程** 任务实施流程见图 4-1-1。

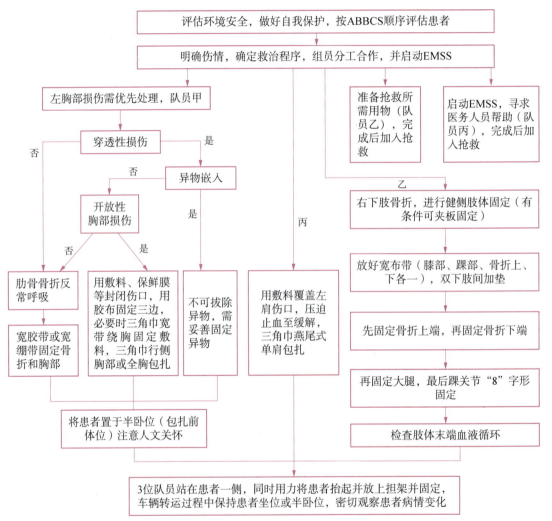

图 4-1-1 任务实施流程

病例 4-1-2:踩踏现场,1人呼吸心跳骤停、1人右小腿闭合性骨折、1人右前臂被玻璃扎入。救援队立即赶到踩踏现场,目前已排除险情。

请问:如何对患者紧急救护?

病例分析:制订计划原则同病例 4-1-1,但本病例涉及 3 个患者,心跳呼吸骤停者最严重,应立即救援,再进行玻璃扎入患者的止血包扎,最后进行右小腿固定。如现场有多名救护员,则可同时进行救援,注意需由组长指挥,确保高效、有序救援。结合病例,设定 5 人一组为救护员。(救援过程请扫二维码学习)

救援过程

任务评价

根据任务实施完成情况进行考核,见表 4-1-1。

表 4-1-1 院前急救综合救护考核评价标准

班级_____ 姓名_____ 学号_____ 得分_____

内容		操作要求	总分	评分等级及分值				得分
				A	B	C	D	
操作前准备	仪表	仪表大方,举止端庄,衣帽整洁,做好自我保护	15	3	2	1	0~0.5	
	环境	环顾四周,评估环境安全并报告		3	2	1	0~0.5	
	物品	酒精棉球、纱布、止血带、三角巾、绷带、夹板、保鲜膜、红色布条、棉衬垫、治疗碗、手套、模拟人、颈托等		3	2	1	0~0.5	
	呼救	表明身份,拨打急救电话(口头汇报)		3	2	1	0~0.5	
	沟通	安慰患者、取合适体位		3	2	1	0~0.5	
操作过程及原则	操作过程	检查患者病情,判断意识、呼吸及脉搏、创伤情况等	35	5	4	3	0~2	
		若患者心跳呼吸停止,立即实施心肺复苏		5	4	3	0~2	
		正确处理伤口,保证无菌(无菌辅料覆盖)		5	4	3	0~2	
		根据出血类型和出血程度选择正确的止血方法和止血材料		5	4	3	0~2	
		根据伤情选择正确的包扎方法和包扎材料		5	4	3	0~2	
		根据病情选择正确的固定方法和材料(夹板、颈托)		5	4	3	0~2	
		根据伤情选择正确的搬运方法		5	4	3	0~2	
	操作原则	心肺复苏 按压、吹气方法正确、有效,无中断,按压:吹气=30∶2	26	5	4	3	0~2	
		评估方法、部位正确		3	2	1	0~0.5	
		创伤救护						

续表

内容	操作要求	总分	评分等级及分值				得分
			A	B	C	D	
	指压止血法及止血带止血法时部位正确	26	3	2	1	0~0.5	
	注意保护肢体(加衬垫),关节功能位		3	2	1	0~0.5	
	脱出脏器及骨断端不可回纳		3	2	1	0~0.5	
	夹板长度须超过上下两个关节,固定打结顺序正确		3	2	1	0~0.5	
	松紧程度适宜,正确标记		3	2	1	0~0.5	
	注意观察指(趾)端血运情况		3	2	1	0~0.5	
评价	团队 团队分工合理、合作协调紧密,时效观念强	24	5	4	3	0~2	
	效果 遵循急救原则(先急后缓,先重后轻,先止血后包扎,先固定后搬运等)		5	4	3	0~2	
	操作美观、有效		4	3	2	1~0	
	沟通 救护员整体素质良好,与患者沟通有效,操作同时观察病情		5	4	3	0~2	
	操作 动作规范、轻巧、稳重、有条不紊,整体操作在规定时间内完成(5分钟)		5	4	3	0~2	
总计		100					

考核教师:_____ 日期:_____

任务训练

病例分析

下面3个病例分别模拟了院前应急救护的不同场景,请以3~4人为一组,模拟现场展开急救工作,根据评价标准进行评估考核。

1. 病例4-1-3:2021年4月19号上午9时,某高校操场,一位男大学生在跑步训练时突然跌倒在地,旁边的同学看见他右前臂着地,并听见"咔嚓"声,右手掌皮肤擦伤并伴出血(颜色鲜红)。倒地后,呼喊他,没有反应。

如果你们在现场,请设计情景进行现场评估及急救,并完成搬运。

2. 病例4-1-4:3个小男孩在电线杆下玩耍,突然发生抽搐并摔倒在地,其中1位男孩当场没有反应;1位男孩脸色苍白,恐惧、紧张并伴有右下肢疼痛、不能活动,左膝关节皮肤破损;1位男孩呼吸浅快不规则,头顶部有一裂口出血不止。怀疑有电线被风刮断后落在地面上。

如果你们正在现场,请设计情景进行现场评估及急救,并完成搬运。

3. 病例 4-1-5:患者男性,28 岁,醉酒后与人发生斗殴,被匕首刺中头部、腹部、大腿、前臂等多处。头部有一大裂口,出血不止,腹部肠管脱出,腹股沟处出血汹涌,匕首仍刺在患者左前臂处。目前患者意识清醒。

如果你们在现场,请设计情景进行现场评估及急救,并完成搬运。

(徐金梅)

◆ 模块二　院内紧急救护

项目五　急诊护理技术

项目介绍

规范的急诊护理分诊技术和急诊救护程序能够快速有效地对病情进行评估和分类,从而确保真正需要急救的患者能够得到及时有效的治疗。因此,在临床实践中应根据急诊急救护理的特点,建立合理可行的分诊和救护程序,帮助医生快速识别病情的严重程度,优先处理危重患者,减少患者等待时间,避免医疗资源的浪费,从而提高急诊工作效率。本项目根据急诊患者的病情进行规范分诊和救护,制定标准化的程序,并辅以流程图、案例、情景模拟等方法开展教学,让学生掌握快速分诊和救护患者的流程,并按照标准化程序进行模拟演示,体现护理人员急救护理工作的规范性和专业性。

学习导航

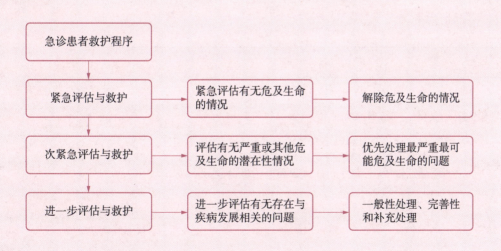

项目五　急诊护理技术

任务一　急诊护理分诊

任务目标

1. 掌握急诊护理分诊流程,熟悉各流程的内容。
2. 具备初步鉴别患者病情轻重缓急的能力,合理为患者分级分区救治。
3. 养成具有高度社会责任感和"时间就是生命"的责任意识。

情景导入　病例 5-1-1

一位男性患者步行来到急诊分诊台,要求看急诊。
请问:你作为急诊分诊护士,该如何进行分诊?

实施条件

名称	基本要求	备注
实训场地	①模拟病房;②理实一体化多媒体教室	安全、干净、光线明亮、温度适宜
设施设备	①电脑;②车床或轮椅;③电话	
主要用物	①体温计;②血压计(多功能心电监护仪);③血氧监测仪;④快速血糖检测仪;⑤手电筒;⑥一次性手套;⑦洗手液等;⑧条件允许可备心电图机、快速心肌标志物等检测仪器	工作服、口罩、发网、笔、挂表自备
软件环境	①无线 WIFI;②虚拟仿真平台	虚拟仿真模拟实训,实时在线观看视频等教学资源
指导教师	每 15 名学生配备一名教师指导	双师型专任教师、临床兼职教师

项目五　急诊护理技术

学习内容

急诊分诊作为急诊患者就诊的第一关,由急诊护士根据患者的主诉及主要症状与体征,快速、准确地评估患者的病情严重程度,合理分级分区安排救治,能科学合理地分配急诊医疗资源。虽然我国大部分医院都有急诊预检分诊标准,同时也使用了信息化技术进行智慧分诊,但是急诊预检分诊分级标准包含了客观评估指标与人工评定指标。无论是客观评估指标,还是人工评定指标,都需要护士对患者进行全面的、正确的护理评估,才能确保安全、有效分诊。

> 根据病例5-1-1,患者步行来诊,表明患者神志清,应先予分诊问诊,在问诊的同时给予生命体征测量,然后予身体评估,根据评估情况予分级分区安排患者就诊。

一、分诊问诊

问诊要简短且有针对性,"主诉"是患者就诊的主要原因。应围绕主诉系统地询问患者相关问题,同时对患者的既往史、过敏史及吸烟、喝酒情况也要进行询问。对于神志不清的患者应由其家属、朋友、警察、救护人员或转运人员提供有关资料,以便做出正确的判断。可以采用以下模式进行问诊。

1. OLDCART　用于评估各种不适症状。

O(onset):发病时间,即"什么时候感觉不适"。
L(location):部位,即"哪里不舒服"。
D(duration):持续时间,即"不舒服多长时间了"。
C(characteristic):不适的特点,即"怎样不适的"。
A(aggravating factor):加重因素,即"是什么引起不舒服的"。
R(relieving factor):缓解因素,即"有什么可以缓解不舒服"。
T(treatment prior):来诊前治疗,即"有没有服过药或接受过治疗"。

2. PQRST　主要用于疼痛评估。

P(provoke):诱因,即疼痛发生的诱因及加重与缓解的因素。
Q(quality):性质,即疼痛的性质,如绞痛、钝痛、针刺样痛、刀割样痛、烧灼样痛等。
R(radiation):放射,有无放射,放射部位。
S(severity):程度,疼痛的程度如何,应用疼痛评估工具进行评估。
T(time):时间,疼痛开始、持续、终止的时间。

> 根据以上内容对病例5-1-1患者进行问诊得知:患者10分钟前开车撞上了隔离带,导致腹部疼痛来院就诊,诉弯腰疼痛稍缓解,站直疼痛加剧,疼痛无放射,疼痛数字评分为5分。

二、测量生命体征

1. 生命体征　在问诊的同时测量生命体征,包括血压、脉搏、体温、呼吸、血氧饱和度。

2. **GCS 评分**　通过 GCS 评分评估患者神志的情况。GCS 评分从睁眼、语言、运动三方面进行评估,正常人满分 15 分表示意识清醒,分数越低则表明昏迷程度越重。

3. **血糖水平**　对于有糖尿病病史、昏迷、出现多饮多尿症状等患者予测量指尖血糖,快速评估血糖情况。

为了更好评价患者病情的潜在危险性,临床使用了改良早期预警评分(modified early warning score,MEWS),如表 5-1-1。MEWS 分值越高,提示该患者的潜在病情越重,需要及时给予相应的护理措施。

表 5-1-1　改良早期预警评分

体征	3 分	2 分	1 分	0 分	1 分	2 分	3 分
呼吸(次/分)	≥30	21～29	15～20	9～14		<9	
体温(℃)		≥38.5		35～38.4		<35	
收缩压(mmHg)		≥200		101～199	81～100	71～80	≤70
心率(次/分)	≥130	111～129	101～110	51～100	41～50	≤40	
AVPU 反应				A	V	P	U

注:AVPU,即 A:alert,警觉;V:verbal,言语刺激有反应;P:pain,疼痛刺激有反应;U:unresponsive,无反应。

> 根据以上内容对病例 5-1-1 测量,该患者血压 98/54mmHg,脉搏 102 次/分,体温 36.4℃,呼吸 16 次/分,血氧饱和度 98%,GCS 评分 15 分,MEWS 评分 3 分。

三、身体评估

1. **视诊、触诊**　与问诊或测量生命体征同时进行评估。观察患者的外表、面色、口唇、甲床颜色、步态等,如是否桶状胸、面色苍白、口唇甲床发绀、痛苦面容等。根据患者主诉有目的地进行触诊检查,如患者诉腹痛,触诊检查患者腹部情况,腹肌是否紧张、疼痛最痛的部位、有无反跳痛等情况。

2. **CRASHPLAN**　常用于创伤患者的评估。

C(cardiac):心率,心率快慢提示有无休克征象;心音低顿遥远提示有无心包积液。

R(respiration):呼吸,呼吸急促、困难,应考虑患者是否存在气胸或血胸。

A(abdomen):腹部,观察评估腹部有无隆起,是否存在压痛、反跳痛等腹膜刺激征,有无移动性浊音,有无血尿、血便。

S(spine):脊柱,评估局部是否存在肿胀、移位,有无后突、侧弯及错位畸形,有无大小便障碍,有无下肢运动障碍及感觉障碍。

H(head):头颅,评估患者意识水平、瞳孔变化,是否存在恶心、呕吐等颅内压增高症状。

P(pelvis):骨盆,评估骨盆挤压试验、分离试验,有无畸形。

L(limbs):四肢,评估观察四肢有无畸形、肿胀、脱位、疼痛、关节活动障碍、弹性固定。

A(arteries):动脉,触摸动脉搏动,初步判断患者的血压情况以及出血情况,触及颈动脉搏动血压约 60 mmHg;触及股动脉搏动血压约 70 mmHg;触及桡动脉搏动血压约 80 mmHg。

N(nerves):神经,综合评估患者的姿势水平及肢体神经反应。

> 病例 5-1-1 患者痛苦面容,触诊右上腹疼痛明显,腹肌稍紧,无反跳痛,血压 98/54mmHg,脉搏 102 次/分,心率偏快,其余均正常。

四、分诊分流

根据评估情况,对照预检分诊标准(表 5-1-2～表 5-1-5),对患者进行分级分区救治,使患者获得及时、有效的治疗与护理。

表 5-1-2 急诊预检分诊Ⅰ级指标

级别	患者体征	级别描述	指标维度		响应程序	标识颜色
			客观评估指标	人工评定指标		
Ⅰ级	急危	正在或即将发生的生命威胁或病情恶化,需要立即进行积极干预	心率>180 次/分或<40 次/分	心搏/呼吸停止或节律不稳定	立即进行评估和救治,安排患者进入复苏区	红色
			收缩压<70 mmHg或急性血压降低,较平素血压低 30～60 mmHg	气道不能维持休克		
			血氧饱和度<80%且呼吸急促(经吸氧不能改善,既往无慢阻肺病史)	急性意识障碍/无反应或仅有疼痛刺激反应(GCS<9)		
			腋温>41℃	明确心肌梗死		
			MEWS≥6 分	癫痫持续状态		
			POCT 指标	复合伤(需要快速团队应对)		
			血糖<3.33 mmol/L	急性药物过量		
			血钾>7.0 mmol/L	严重的精神行为异常,正在进行自伤或他伤行为,需立即药物控制者		
				严重休克的儿童/婴儿		
				小儿惊厥等		

表 5-1-3　急诊预检分诊Ⅱ级指标

级别	患者体征	级别描述	指标维度		响应程序	标识颜色
			客观评估指标	人工评定指标		
Ⅱ级	急重	病情危重或迅速恶化，如短时间内不能进行治疗则危及生命或造成严重的器官功能衰竭；或者短时间内进行治疗可对预后产生重大影响，比如溶栓、解毒等	心率：150～180次/分或40～50次/分	气道风险：严重呼吸困难/气道不能保护	立即监护生命体征，10分钟内得到救治，安排患者进入抢救区	红色
			收缩压：>200 mmHg或70～80 mmHg	循环障碍，皮肤湿冷花斑，灌注差/怀疑脓毒症		
			血氧饱和度：80%～90%且呼吸急促（经吸氧不能改善）	昏睡（强烈刺激下有防御反应）急性脑卒中		
			发热伴粒细胞减少	类似心脏因素的胸痛		
			MEWS：4～5分	不明原因的严重疼痛伴大汗（脐以上）		
			POCT指标 ECG提示急性心肌梗死	胸腹疼痛，已有证据表明或高度怀疑以下疾病：急性心梗、急性肺栓塞、主动脉夹层、主动脉瘤、急性心肌炎/心包炎、心包积液、异位妊娠、消化道穿孔		
				睾丸扭转		
				所有原因所致严重疼痛（7～10分）		
				活动性或严重失血		
				严重的局部创伤——大的骨折、截肢		
				过量接触或摄入药物、毒物、化学物质、放射物质等		
				严重的精神行为异常（暴力或攻击），直接威胁自身或他人，需要被约束		

表 5-1-4　急诊预检分诊Ⅲ级指标

级别	患者体征	级别描述	指标维度		响应程序	标识颜色
			客观评估指标	人工评定指标		
Ⅲ级	急症	存在潜在的生命威胁，如短时间内不进行干预，病情可进展至威胁生命或产生十分不利的结局		急性哮喘，但血压、脉搏稳定	优先诊治，安排患者在优先诊疗区候诊，30分钟内接诊；或候诊时间大于30分钟，需再次评估	黄色
				嗜睡（可唤醒，无刺激情况下转入睡眠）		
			心率：100~150次/分或50~55次/分	间断癫痫发作		
			收缩压：180~200 mmHg或80~90 mmHg	中等程度的非心源性胸痛		
			血氧饱和度：90%~94%且呼吸急促（经吸氧不能改善）	中等程度或年龄>65岁无高危因素的腹痛		
			MEWS：2~3分	任何原因出现的中重疼痛，需要止疼（4~6分）		
				任何原因导致的中度失血		
				头外伤		
				中等程度外伤，肢体感觉运动异常		
				持续呕吐/脱水		
				精神行为异常：有自残风险/急性精神错乱		
				或思维混乱/焦虑/抑郁/潜在的攻击性		
				稳定的新生儿		

表5-1-5 急诊预检分诊Ⅳ级指标

级别	患者体征	级别描述	指标维度		响应程序	标识颜色
			客观评估指标	人工评定指标		
Ⅳ级	亚急症	存在潜在的严重性,如患者一定时间内没有给予治疗,患者情况有可能会恶化或出现不利的结局;以及症状将会加重或持续时间延长	生命体征平稳	吸入异物,无呼吸困难	顺序就诊,60分钟内得到接诊;若候诊时间大于60分钟需再次评估	绿色
				吞咽困难,无呼吸困难		
				呕吐或腹泻,无脱水		
				中等程度疼痛,有一些危险特征		
				无肋骨疼痛或呼吸困难的胸部损伤		
				非特异性轻度疼痛		
				轻微出血		
				轻微头部损伤,无意识丧失		
				小的肢体创伤,生命体征正常,轻中度疼痛		
				关节热胀,轻度肿痛		
				精神行为异常,但对自身或他人无直接威胁		
	非急症	慢性或非常轻微的症状,即便等待一段时间再进行治疗也不会对结局产生大的影响	生命体征平稳	病情稳定,症状轻微	顺序就诊,除非病情变化,否则候诊时间较长(2~4小时);若候诊时间大于4小时,可再次评估	
				低危病史且目前无症状或症状轻微		
				无危险特征的微疼痛		
				微小伤口——不需要缝合的小的擦伤、裂伤		
				熟悉的有慢性症状患者		
				轻微的精神行为异常		
				稳定恢复期或无症状患者复诊/仅开药		
				仅开具医疗证明		

病例5-1-1患者症体评估中其腹部疼痛数字评分为5分,MEWS评分3分,参考急诊预检分诊标准,该患者应分诊为Ⅲ级。但是由于患者是车祸后腹部疼痛,应考虑到患者有肝、脾破裂出血的可能,存在活动性出血风险,所以该患者正确的分诊为Ⅱ级,入抢救室开通绿色通道进行救治。

五、分诊护理

（1）分诊护士要文明用语，关心患者，全面、正确评估患者并记录在案，按病情轻重缓急进行分诊、分流。

（2）遇群体患者时，立即报告护士长、主任及上级有关部门，同时按医院规定启动应急预案，进行快速检伤、分类、分流、处理。

（3）遇患有或疑似传染病患者，按规定将其安排到隔离室就诊。

（4）遇无名氏患者予先分诊就诊，同时按医院规定进行登记、报告。神志不清患者，应有两名以上工作人员清点其随身所带的钱物，联系安保人员，双人签名后上交负责部门保管，待患者清醒或家属到来后归还。

（5）预检分诊后，正确安排患者的诊疗区域，Ⅰ、Ⅱ级患者要通知医生接诊，必要时协助医生抢救患者。

（6）如Ⅲ、Ⅳ级患者候诊时间大于响应时间时，要动态评估患者，同时做好告知、解释工作。

任务实施

> 病例5-1-2：患者，女，43岁，因胸闷、胸痛来诊。

请问：你应如何预检分诊？

提示：根据该病例情况，首先评估患者不适、疼痛的情况，询问既往史，测量生命体征，为患者行心电图检查，若心电图提示急性心肌梗死，则护送入抢救室进行救治；若心电图检查结果无异常，则根据患者生命体征情况综合评估分诊。

任务评价

根据任务实施完成情况进行考核，见表5-1-6。

表5-1-6 预检分诊考核评价标准

班级_____ 姓名_____ 学号_____ 得分_____

内容		操作要求	分值	评分等级及分值				得分
				A	B	C	D	
操作前准备	仪表	仪表大方，举止端庄，衣帽整洁	3	3	2	1	0	
	环境	安全、干净、光线明亮、温度适宜	3	3	2	1	0	
	物品	体温计、血压计、血氧监测仪、血糖仪、手消毒液等	3	3	2	1	0	
	沟通	予舒适体位、安慰患者、人文关怀	3	3	2	1	0	
操作过程	分诊问诊	询问患者就诊的主要原因，快速明确患者主诉	4	4	3	2	0~1	

续表

内容		操作要求	分值	评分等级及分值 A	B	C	D	得分
		围绕主诉系统、有针对性地询问患者相关问题	6	6	4	2	0~1	
		询问患者的既往史、过敏史及吸烟、喝酒情况	3	3	2	1	0	
	测量生命体征	在问诊的同时测量生命体征,包括血压、脉搏、体温、呼吸、血氧饱和度	4	4	3	2	0~1	
		血压测量时体位、测量部位及袖带松紧度适宜	4	4	3	2	0~1	
		按规范进行体温、呼吸及血氧饱和度测量	4	4	3	2	0~1	
		GCS评分评估患者神志的情况	3	3	2	1	0	
	身体评估	观察患者的外表、面色、口唇、甲床颜色、步态等	4	4	3	2	0~1	
		根据患者主诉有目的地进行触诊检查	6	6	4	2	0~1	
	分诊分流	通过评估,根据急诊预检分诊分级标准对患者进行分级	8	8	6	4	0~2	
		根据患者的分级将患者安置在相应的候诊区域	4	4	3	2	0~1	
	分诊护理	文明用语,关心患者,全面、正确评估患者并记录在案	4	4	3	2	0~1	
		Ⅰ、Ⅱ级患者要通知医生接诊,必要时协助医生抢救患者	4	4	3	2	0~1	
		Ⅲ、Ⅳ级患者候诊时间大于响应时间时,要动态评估患者	4	4	3	2	0~1	
		对于特殊情况,如群伤、感染病例、无名氏等按流程处置	4	4	3	2	0~1	
	整理	向患者或家属做好告知,交代注意事项	3	3	2	1	0	
		整理用物,洗手	3	3	2	1	0	
评价	效果	患者预检分诊分级正确,动态观察病情,患者得到及时、有效的救治	3	3	2	1	0	
	沟通	护士整体素质良好,有同理心,与患者沟通有效	3	3	2	1	0	

续表

内容		操作要求	分值	评分等级及分值				得分
				A	B	C	D	
	操作	操作熟练,动作规范,整体操作在规定时间内完成(5分钟)	4	4	3	2	0~1	
	提问	急诊预检分诊Ⅰ、Ⅱ、Ⅲ、Ⅳ级客观评估指标、人工评定指标、响应程序等	6	6	4	2	0~1	
总计			100					

考核教师:_____ 日期:_____

一、单项选择题(扫描二维码)

二、简答题

简述改良早期预警评分表。

三、病例分析

病例5-1-3:分诊台一下来了10个患者,而且抢救室危重患者多,只有你一人在分诊台。

1. 你该如何快速识别急危重症患者?
2. 若排队分诊的患者在分诊台争吵,你会如何处理?

(潘带好)

单项选择题

任务二　急诊患者救护程序

1. 能正确应用紧急评估方法对患者实施救护。
2. 识别危及患者生命的各种突发情况并紧急处理。
3. 具有争分夺秒、先救命后治病的急救意识。

 病例5-2-1

一名男性老年患者由家属抱入急诊科就诊,家属诉患者突然倒地,呼之不应。
请问:作为急诊科护士如何紧急评估并实施救护?

实施条件

名称	基本要求	备注
实训场地	①模拟急诊室;②理实一体化多媒体教室	安全、干净、光线明亮、温度适宜
设施设备	①多功能病床;②心电监护仪;③氧气装置;④吸痰装置;⑤心肺复苏模型;⑥抢救车、除颤仪、呼吸机及简易呼吸囊等	符合实施心肺复苏等急救条件
主要用物	①手套;②口罩;③笔;④工作服	
软件环境	①无线 WIFI;②虚拟仿真平台	虚拟仿真模拟实训,实时在线观看视频等教学资源
指导老师	每15名学生配备一名教师指导	双师型专任教师、临床兼职教师

学习内容

医院急诊救护是指医院急诊科对各种急诊患者进行抢救和护理,并根据病情选择立即抢救、急诊手术、收住专科病房或重症监护病房或转院、留急诊观察及出院等决定。急诊救护是院外救护的延续,是 EMSS 第二个重要环节,是抢救急、危、重患者的重要场所,也是医院工作的缩影,直接反映了医院的医疗护理水平。因此,在临床实践中应根据急诊护理特点,建立合理可行的救护程序,以达到高效率、高质量的救护目标。

根据病例 5-2-1,让患者平躺于平车上,紧急评估患者有无危及生命的情况。

紧急评估与救护步骤如下。

一、紧急评估与救护

急诊患者的救护程序

1. **判断是否有危及生命的情况**　采用"ABBCS方法"快速评估,利用5~20秒快速判断患者有无危及生命的最紧急情况:A(airway):气道是否通畅;B(breathing):是否有呼吸;B(blood):是否有体表可见大量出血;C(circulation):是否有脉搏;S(sensation):神志是否清醒。

2. **立即解除危及生命的情况**　如果有危及生命情况,通知医生同时将患者送入抢救室进行救护。包括立即开放气道、保持气道通畅、心肺复苏、紧急止血等。

   (1) 呼吸心跳骤停:立即启动心肺复苏。
   (2) 气道梗阻:立即清除气道异物,保持呼吸道通畅。
   (3) 体表不可控制的大出血:立即采取止血措施。

根据病例5-2-1：经紧急评估，患者意识丧失，有颈动脉搏动，有呼吸心跳，没有气道梗阻，没有体表出血。医生到场后向家属了解病史得知，患者是与家人争吵时突然倒地不省人事，平素有高血压，没有规律服药，初步判断患者是脑血管疾病，护士应配合医生做二次评估与救护。

二、次紧急评估与救护

1. 初步判断是否有严重或者其他紧急情况

（1）评估生命体征：查看瞳孔，上心电监护，获取生命体征数值，如血压、血氧饱和度、心率、呼吸、体温等情况。

（2）体格检查：采用"CRASHPLAN"的顺序进行有目的、快速体格检查，目的是发现是否有严重或者其他紧急的情况，即C(cardiac 心脏)，R(respiration 呼吸)，A(abdomen 腹部)，S(spinal 脊柱)，H(head 头颅)，P(pelvis 骨盆)，L(limbs 四肢)，A(arteries 动脉)，N(nerves 神经)。

2. 优先处理患者当前最为严重的或者其他紧急问题（紧急处理）

（1）建立两条静脉通道，遵医嘱用药，血压高应配合医生进行降颅压处理。

（2）吸氧：根据患者病情选择鼻导管或者面罩吸氧，目的是保持血氧饱和度95%以上。

（3）对症处理

1）呼吸困难、胸痛心悸：端坐体位、开放气道、有效给氧，必要时行18导联心电图检查。

2）大出血：立即止血，快速补液扩容，纠正水电解质酸碱平衡失衡。

3）体温过高：选择合适方式降温，物理降温或药物降温。

4）中毒：解除毒物的接触，选择合适溶液洗胃、导泻。

（4）避免二次伤害发生：防止发生二次创伤、骨折、误吸等，应做到少搬动、及时清理口鼻腔，保持呼吸道通畅。

（5）进行必要和主要的诊断性和辅助性检验检查、治疗：留置尿管、采血、CT、B超、心电图等。

根据病例5-2-1：经过紧急救治后，患者意识恢复，血压160/100 mmHg，其他生命体征无异常。遵医嘱继续维持基础生命，送脑科住院。护士应做好后期评估、救护和一般性护理，遵医嘱继续维持患者的基础生命，做好后期处置。

三、主要的一般性评估及护理

1. 后期评估

（1）生命体征：密切观察意识、血压、血氧饱和度、心率、呼吸、体温等。

（2）出入量：评估患者的尿量、汗液、呕吐量、出血量、静脉用药液体总量等，是否存在出入不平衡情况，是否存在补液后无尿或尿少的情况。

（3）体位：评估患者采取体位是否合适，特殊体位摆放是否正确，对患者病情是否有影响。

（4）其他：皮肤肤温、肤色、是否完整、是否受压，心理上是否存在焦虑、恐惧等。

2. 一般性护理和病情观察

（1）体位：通常需要卧床休息，减少搬动，根据病情采取合适卧位，如平卧位、侧卧位、休克卧位、斜坡卧位等。头面向一侧防止误吸和窒息。

（2）密切监测生命体征：继续吸氧、心电监护，关注意识、瞳孔、血压、血氧饱和度、心率、呼吸等情况。理想状态的生命体征：血压 90~140/60~90 mmHg，心率 50~100 次/分，呼吸 12~25 次/分。

（3）监测出入量：留置导尿监测尿量。

（4）保暖：维持正常体温，尤其是在现场和寒冷状态下更为重要。

（5）其他：皮肤护理、心理护理等。

3. 完善性和补充处理（解决上述问题之后的工作）

（1）完整记录：完整记录治疗、护理、用药、病情、时间。

（2）知情告知：做好患者及家属的知情告知和解释工作。

（3）遵医嘱做好患者住院转运工作（患者去向：住院、ICU、手术、留院短暂观察或回家进行居家观察）。

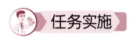

> 病例 5-2-2：一名中年患者因车祸致全身多处外伤且流血不止，呼之不应，由家属送入院。

请问：作为急诊科护士如何紧急评估并实施救护？

提示：根据该病例情况，该患者车祸后有外伤和流血，呼之不应，首先在 20 秒内采用"ABBCS 方法"快速评估患者有无危及生命的最紧急情况：判断患者有无呼吸心跳停止、神志丧失、快速大出血。如果有立即开放气道、保持气道通畅，呼吸心脏骤停者立即实施心肺复苏，并立即采取措施紧急止血。

> 根据病例 5-2-2 情况，护士进行紧急评估患者昏迷，颈动脉搏动弱，呼吸浅促，有心跳，护士将其送入抢救室急救。了解病史得知，患者 2 小时前被小车撞到腹部和双下肢致多处外伤且流血不止，被撞时意识清醒，在送医途中渐渐昏迷不醒。

请问：你作为急诊科护士如何配合医生实施次紧急评估与救护？

提示：根据该病例情况，初步判断该患者车祸致低血容量性休克，首先立即评估生命体征：上心电监护，获取生命体征数值，该患者要重点看血压和血氧饱和度情况。接着配合医生有目的性地做快速体格检查，发现是否有严重或者其他紧急的情况。采用"CRASH PLAN"的顺序进行。即 C（心脏）、R（呼吸）、A（腹部）、S（脊柱）、H（头颅）、P（骨盆）、L（四肢）、A（动脉）、N（神经）。进行必要和主要的诊断性辅助检验和检查：抽血、B 超。其次优先处理患者当前最为严重的或者其他紧急问题：建立两条静脉通道，遵医嘱用药；吸氧：根据患者病情选择鼻导管或者面罩吸氧，目标是保持血氧饱和度 95% 以上；对症处理：呼吸困难，采取端坐体位、开放气道、有效给氧；大出血要立即止血，快速补液扩容，纠正水电解质酸碱平衡失衡;胸痛心悸采取端坐体位、有效给氧;体温过高应选择合适方式降温,物理降温或药物降温。还要避免二次伤害发生,如创伤、骨折、误吸等。该患者要尽量少搬动,尤其不要随意搬动头部,头偏向一侧,防止呕吐引起误吸。配合医生进行各项治疗及检验、检查:抽血、CT 等。

> 根据病例 5-2-2 情况,经过评估患者发生了低血容量性休克。紧急救治后患者血压 85/50 mmHg,仍无排尿,遵医嘱继续维持基础生命。急诊 CT 检查提示患者骨盆骨折,遵医嘱做好术前准备,准备送手术室。

请问:你作为抢救室护士如何做好后期的评估、救护和后期处置?

提示:根据该病例情况,初步判断经过快速补液扩容,患者休克症状有所缓解,但是病因仍未解除,需要继续补液治疗同时准备紧急手术。首先维持基础生命,包括一般性处理,如保持休克体位,吸氧、心电监护,面向一侧防止误吸和窒息等。其次继续监测生命体征:关注意识、瞳孔、血压、血氧饱和度、心率、呼吸等情况。监测出入量:留置导尿记录 24 小时尿量和输液量。做好患者保暖、维持正常体温,并做好其他外伤处理。解决上述问题之后,及时记录抢救过程。做好患者及家属的指导和解释工作。遵医嘱做好术前准备工作。

急诊患者救护程序按步骤示意简述如下(图 5-2-1)。

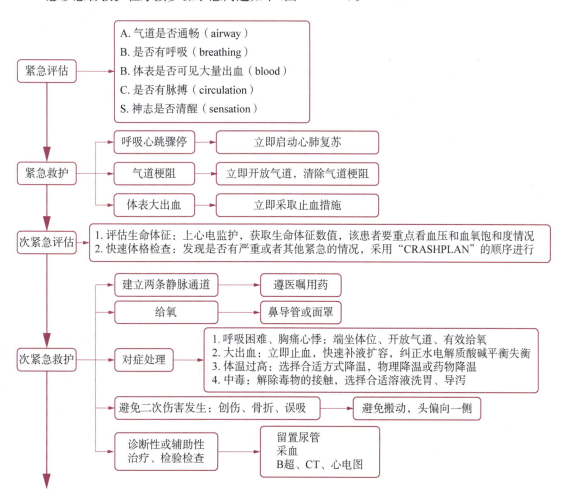

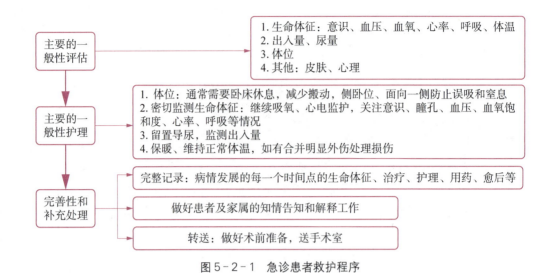

图 5-2-1 急诊患者救护程序

任务评价

根据任务实施情况进行考核,见表 5-2-1。

表 5-2-1 急诊患者救护程序实施考核评价标准

班级_____ 姓名_____ 学号_____ 得分_____

内容		操作要求	分值	评分等级及分值				得分
				A	B	C	D	
操作前准备	仪表	仪表大方,举止端庄,衣帽整洁	3	3	2	1	0	
	物品	平车、口罩、手套、酒精棉球、纱布、绷带、手电筒、笔、心电监护仪、吸氧用物、吸痰用物、导尿包、平车、输液用物、体温计、冰袋、手电筒、急救药品、扩容液体、笔、卡片	4	4	3	2	0~1	
	沟通	安慰患者(家属)、人文关怀	3	3	2	1	0	
紧急评估	ABBCS 快速评估法	A. 气道是否通畅(airway) B. 是否有呼吸(breathing) B. 是否有体表可见大量出血(blood) C. 是否有脉搏(circulation) S. 神志是否清醒(sensation)	8	8	6	4	0~2	
紧急救护	立即解除危急生命的情况	1. 气道梗阻:立即清除气道堵塞物 2. 昏迷:立即开放气道、保持气道通畅 3. 呼吸心脏骤停:立即启动心肺复苏 4. 对外表大出血:立即进行止血	4	4	3	2	0~1	

续表

内容		操作要求	分值	评分等级及分值				得分
				A	B	C	D	
次级评估	初步判断是否有严重或紧急情况	1. 生命体征评估	6	6	4	2	0	
		2. 快速体格检查("CRASHPLAN")即 C(心脏)、R(呼吸)、A(腹部)、S(脊柱)、H(头颅)、P(骨盆)、L(四肢)、A(动脉)、N(神经)	7	7	5	3	0~1	
次级救护	优先处理当前最严重或紧急问题	1. 建立两条静脉通道	4	4	3	2	0~1	
		2. 合适方式给氧	4	4	3	2	0~1	
		3. 对症处理:体位、气道管理、液体管理、循环支持等	4	4	3	2	0~1	
		4. 避免二次伤害:创伤、骨折、误吸	3	3	2	1	0	
		5. 诊断性或辅助性治疗、检验检查	3	3	2	1	0	
主要一般性评估及护理	病情观察及全面评估	1. 密切监测生命体征:意识、血压、血氧、心率、呼吸、体温	6	6	4	2	0~1	
		2. 监测出入量	4	4	3	2	0~1	
		3. 采取合适体位	4	4	3	2	0~1	
		4. 保暖、维持正常体温	4	4	3	2	0~1	
		5. 其他:皮肤、心理	4	4	3	2	0~1	
完善补充处理	解决上述问题后的工作	完整记录:治疗、护理、用药、病情、时间	5	5	3	2	0~1	
		做好患者及家属的知情告知和解释工作	4	4	3	2	0~1	
		遵医嘱做好患者住院后转工作:住院、手术、转院等	4	4	3	2	0~1	
评价	效果	评估方法合适,救护措施有效	4	4	3	2	0~1	
	沟通	整体素质良好,与患者及家属沟通有效,操作同时观察病情	4	4	3	2	0~1	
	操作	操作熟练,动作规范,整体操作在规定时间内完成(30分钟),急救意识强	4	4	3	2	0~1	
总计			100					

考核教师:_____ 日期:_____

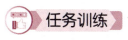

任务训练

一、单项选择题(扫描二维码)

单项选择题

二、简答题

1. 简述"ABBCS"快速评估法的内容。
2. 简述"CRASHPLAN"快速体格检查法的内容。
3. 患者经过急救后,护士需要做的完善性和补充处理工作有哪些?

三、病例分析

1. 病例5-2-3:患者,女,28岁,因与家人吵架自行服用大量安眠药致昏迷来诊。

(1)你作为急诊科护士如何应对?

(2)若患者大量呕吐后突发呼吸心脏骤停,你该怎么办?

2. 病例5-2-4:患者,男,50岁,早餐后突然出现胸部不适,进行性加重,家属开车送往急诊科就诊。到达急诊室时患者意识丧失,面色青紫、口唇发绀,颈动脉搏动消失,无自主呼吸。医生和护士长立即开始心肺复苏。

(1)你作为急诊科护士如何配合医生做下一步的评估及救护?

(2)若患者心肺复苏成功,意识恢复,能触及颈动脉搏动和自主呼吸恢复,自诉胸部疼痛,喘不过气,接下来你该怎么办?

3. 病例5-2-5:患者,男,42岁,自6米高处坠落,全身多处受伤,就诊时烦躁不安,面色苍白、四肢湿冷,测血压81/48 mmHg,心率15次/分,呼吸30次/分。予紧急开放静脉通道、吸氧、心电监护。进行扩容补液的同时行X线检查,检查示:血气胸、2~6肋骨骨折。现已快速补液2 500 mL。

(1)你作为急诊科护士如何做下一步的评估及救护?

(2)若患者血压仍偏低,80/44 mmHg,医生开出医嘱紧急手术,你该怎么办?

(李燕如 向萍)

模块二　院内紧急救护

项目六　人工气道的建立与护理

项目介绍

在急诊与危重症的综合救治过程中,任何出现通气和氧合障碍的情况都属于气道急症,一旦发现,应进行紧急气道管理。气道管理的目的是保持气道通畅,保证气体交换及氧供,对舌后坠及喉阻塞患者,可使用口咽通气管开放气道;如为气管狭窄、下呼吸道梗阻所致的窒息,应立即做好气管插管或气管切开的准备,必要时准备配合机械辅助通气。及时、有效、果断的气道管理,是急危重症患者抢救成功的关键所在。本项目根据患者气道情况,利用不同的气道管理工具,遵循"简便、有效、最小创伤"原则,迅速建立人工气道,并辅助可视化技术、图片、视频等开展理实一体教学,让学生掌握人工气道建立的护理要点及处理气道的正确思路,帮助其在实际处理过程中更加得心应手,使患者更加安全舒适。

学习导航

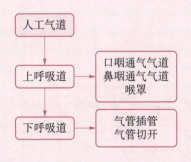

项目六　人工气道的建立与护理

任务一　口咽通气气道建立与护理

任务目标

1. 掌握口咽通气管使用的适应证,熟悉口咽通气管放置后的注意事项。
2. 能迅速识别气道阻塞,正确放置口咽通气管。
3. 具有"时间就是生命"的责任意识;具有为人民服务的社会责任感及医学使命感。

情景导入 病例6-1-1

夜间急诊大厅,一名32岁男性患者,因被家人发现抽搐半小时,由"120"送入急诊抢救室,入科时患者神志不清,GCS评分3+1+4分,查体:体温37.8℃,心率144次/分,呼吸频率21次/分,血压122/59 mmHg,无咳嗽及吞咽反射,暂无抽搐现象,医嘱予行头颅CT检查。

请问:为防止患者再发抽搐时发生舌齿损伤,你在CT检查前可采用哪种开放气道的方法?

实施条件

名称	基本要求	备注
实训场地	①模拟急诊室;②理实一体化多媒体教室	安全、干净、光线明亮、温度适宜
设施设备	①治疗车;②吸引装置;③高级气道模型	符合院感要求
主要用物	①合适的口咽通气管;②手套;③弯盘;④无菌纱布;⑤开口器;⑥压舌板;⑦一次性吸痰用物;⑧胶布;⑨手电筒;⑩听诊器	工作服、帽子、口罩自备

名称	基本要求	备注
软件环境	①无线 WIFI；②虚拟仿真平台	虚拟仿真模拟实训，实时在线观看视频等教学资源
指导教师	每 15 名学生配备一名教师指导	双师型专任教师、临床兼职教师

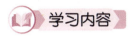学习内容

> 根据病例 6-1-1 情况，可考虑放置口咽通气管。

具体操作步骤如下。

一、操作前准备

1. 环境评估　确认环境光线明亮、空气流通，适宜操作。
2. 患者评估　评估患者病情、意识状态及气道情况；检查口腔黏膜有无破损，有义齿取下放入弯盘。
3. 家属解释工作　向患者家属解释目的，取得家属配合。

二、操作步骤

（1）对无意识的患者，当手法气道开放（如仰头举颏法或双手托颌法）未成功无法保持气道通畅时，可用口咽通气管（图 6-1-1）。

（2）安置体位，协助患者取平卧位，头后仰，口、咽、喉尽量呈一直线。

（3）吸净口腔及咽部分泌物、血液或呕吐物，保持呼吸道通畅。

（4）选择适当大小的口咽通气管，口咽通气管长度为患者口角至下颌角的距离。

（5）方法一（反向插入法）：插管时用左手或开口器打开患者口腔，右手持口咽通气管使口咽通气管的凹面面向头部置入口腔，直至接近舌根时，将口咽通气管旋转 180°，使口咽通气管的凸面面向头部继续前进直达咽部。

（6）方法二（直接放置法）：将口咽通气管的凸面沿舌面顺势送至上咽部，将舌根与口咽后壁分开，置入后，将舌根轻轻向上提拉。

（7）置管成功后（图 6-1-2），测试人工气道是否通畅，并将口咽通气管固定在上下门齿外。

口咽通气管置入术

三、注意事项

（1）口咽通气管置入术不能用于意识清楚的患者，以免诱发恶心、呕吐、喉痉挛。评估的关键步骤是检查患者是否有完整的咳嗽和咽反射，如果有，则不能使用口咽通气管。

（2）选择合适的口咽通气管，过短不能经过舌根，起不到开放气道的作用；过长可抵达会厌，引起完全性喉梗阻。

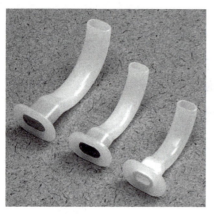

图 6-1-1 口咽通气管

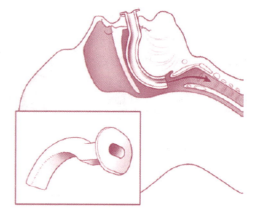

图 6-1-2 插入后的口咽通气管

（3）保持呼吸道通畅，及时清理呼吸道分泌物，防止误吸，甚至窒息。注意密切观察有无导管脱出而致阻塞气道的现象。

（4）做好口腔护理，需持续放置时，2~3小时重新更换位置，每日更换一次口咽通气管。牙齿松动者插入及更换口咽通气管时观察牙齿有无脱落。

（5）加强呼吸道湿化：口咽通气管外口可盖一层生理盐水纱布，既湿化气道，又防止吸入异物和灰尘。

（6）监测生命体征：严密观察病情变化，随时记录，并备好各种抢救物品和器械，必要时配合医生行气管内插管术。

任务实施

> 病例 6-1-2：患者潘某，男，64岁，在无明显诱因下突感头痛伴恶心呕吐，站立不稳，进而昏迷。

请问：你在口腔吸引前如何处置？

提示：根据病例情况，首先评估患者意识、生命体征、气道情况及口腔情况，通过评估，昏迷患者分泌物多且需要吸引。做好自身防护，核对患者身份，告知患者家属放置口咽通气管的目的，取得家属配合。安置体位，检查患者口腔同时清理口腔内分泌物，测量下颌角至口角的距离，选择合适的口咽通气管。使用反向插入法置入口咽通气管，严密观察病情变化，如患者频繁呕吐，则不建议留置口咽通气管，积极对症处理，不排除脑出血可能，备好各种抢救物品和器械，落实专科护理，必要时配合医生行气管内插管术。

任务评价

根据任务实施完成情况进行考核，见表 6-1-1。

表 6-1-1 口咽通气管置入术考核评价标准

班级_____ 姓名_____ 学号_____ 得分_____

内容		操作要求	分值	评分等级及分值				得分
				A	B	C	D	
操作前准备	仪表	仪表大方,举止端庄,衣帽整洁,洗手,戴口罩	3	3	2	1	0	
	环境	光线明亮、空气流通,适宜操作	3	3	2	1	0	
	物品	合适的口咽通气管、无菌手套、弯盘、无菌纱布、开口器、压舌板、一次性吸痰用物、胶布、手电筒等	3	3	2	1	0	
	评估	评估患者的病情、意识状态、生命体征、气道以及口腔情况	4	4	3	2	0~1	
操作过程	置管前	双人核对患者身份信息	4	4	3	2	0~1	
		向家属和(或)陪护解释原因和目的	4	4	3	2	0~1	
		安置患者体位,检查口腔,昏迷者可利用张口器、压舌板	4	4	3	2	0~1	
		测量下颌角至口角的距离,选择合适尺寸的口咽通气管	8	8	6	4	0~2	
		打开口咽通气管,备胶布,开放气道	5	5	4	3	0~2	
		评估患者气道分泌物情况,清除口腔和咽部分泌物或呕吐物,取出活动假牙	5	5	4	3	0~2	
	置管	方法一:持口咽通气管牙垫部分,凹面面向头部置入口腔	10	10	6~9	5	0~4	
		末端接近舌根时,180°旋转	10	10	6~9	5	0~4	
		凸面面向头部继续推入,直达咽部	5	5	4	3	0~2	
		方法二:口咽通气管凹面沿舌面顺势送至上咽部	10	10	6~9	5	0~4	
		将舌根与口咽后壁分开	10	10	6~9	5	0~4	
		置入后,将舌根轻轻向上提拉	5	5	4	3	0~2	
		置管成功,测试人工气道是否通畅	10	10	6~9	5	0~4	
		胶布固定口咽通气管	5	5	4	3	0~2	
	整理	妥善安置患者,人文关怀,交代注意事项	4	4	3	2	0~1	
		整理用物,洗手,记录	3	3	2	1	0	
评价	效果	放置方法正确,动作轻柔,避免损伤患者	3	3	2	1	0	

续表

内容	操作要求	分值	评分等级及分值 A	B	C	D	得分
沟通	操作人员整体素质良好,沟通良好,操作同时观察病情	3	3	2	1	0	
操作	应急反应迅速,操作熟练,动作流畅,无菌观念强	4	4	3	2	0~1	
总计		100					

考核教师:_____ 日期:_____

 任务训练

一、单项选择题(扫描二维码)

单项选择题

二、简答题

1. 口咽通气管置入前评估患者哪些内容?
2. 简述口咽通气管使用的注意事项。

(陈明君)

任务二 鼻咽通气气道建立与护理

 任务目标

1. 掌握鼻咽通气管使用的适应证,熟悉鼻咽通气管放置后的注意事项。
2. 能迅速识别气道阻塞,正确放置鼻咽通气管。
3. 具有"时间就是生命"的急救意识和敬业奉献、团结协作的职业精神。

情景导入 病例6-2-1

患者张某,男性,56岁。因"反复咽部疼痛15年,睡眠打鼾10年",收住耳鼻喉科。专科体检:咽后壁黏膜无明显充血,咽反射存在,左侧扁桃体Ⅱ度肿大,右侧扁桃体Ⅲ度肿大,表面不光滑,咽腔狭窄,隐窝口未见栓塞物;多导睡眠监测:重度睡眠呼吸暂停。患者在全麻下行"腭咽弓成形术+双侧扁桃体切除术",术后拔管,麻醉苏醒时发现患者口腔较多出血,查体发现患者左侧腭咽弓创面膨隆,渗血,呼吸困难。

请问:现场手法开放气道困难时采用哪种开放气道方法?

项目六 人工气道的建立与护理

  实施条件

名称	基本要求	备注
实训场地	①模拟病房；②理实一体化多媒体教室	安全、干净、光线明亮、温度适宜
设施设备	①治疗车；②吸引装置；③高级气道模型	符合院感要求
主要用物	①鼻咽通气管；②手套；③弯盘；④无菌纱布；⑤水溶性润滑剂；⑥棉签；⑦一次性吸痰用物；⑧胶布；⑨手电筒；⑩听诊器	工作服、帽子、口罩自备
软件环境	①无线 WIFI；②虚拟仿真平台	虚拟仿真模拟实训，实时在线观看视频等教学资源
指导教师	每 15 名学生配备一名教师指导	双师型专任教师、临床兼职教师

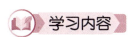 学习内容

> 根据病例 6-2-1 情况，放置鼻咽通气管。

具体操作步骤如下。

一、操作前准备

1. **环境评估**　确认环境光线明亮、空气流通，适宜操作。
2. **患者评估**　评估患者病情、意识状态及鼻腔情况。
3. **家属解释工作**　向患者或家属解释目的，取得家属配合。

二、操作步骤

（1）评估患者及鼻腔情况：对有意识或半意识（有完整咳嗽和咽反射）的患者，当气道开放操作（如仰头举颏法或双手托颌法）未成功无法保持气道通畅时，可用鼻咽通气管（图 6-2-1）。

（2）吸净口腔及咽部分泌物、血液或呕吐物，保持呼吸道通畅。

（3）选择适当大小的鼻咽通气管，鼻咽通气管长度为鼻尖至耳垂的距离。

（4）患者取平卧位，头后仰，充分开放气道。

（5）清洁鼻腔，使用水溶性润滑剂或麻醉药凝胶润滑导管。

（6）手持鼻咽通气管上 1/3 处，弯曲面朝上，通过一侧鼻孔垂直于脸部平面，向后方轻轻捻动鼻咽通气管插入气道，缓慢沿鼻咽底部向内送入，直至外露边缘紧贴鼻翼为止。

（7）置管成功后（图 6-2-2），测试人工气道是否通畅，并将鼻咽通气管固定于鼻翼部。

鼻咽通气管置入术

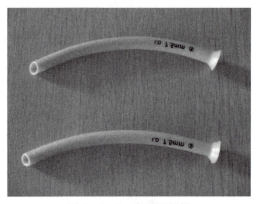
图6-2-1 鼻咽通气管

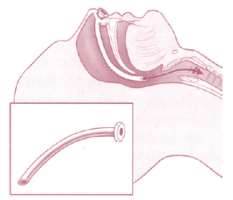
图6-2-2 插入后的鼻咽通气管

三、注意事项

（1）小心缓慢地插入气道，操作时动作宜轻柔，减少对鼻黏膜的损伤。

（2）选择合适的鼻咽通气管，导管不可插入过深，以免误入食管，或刺激喉部产生喉痉挛。

（3）保持鼻咽通气管通畅，每日做好鼻腔护理。鼻孔与鼻咽通气管间涂抹润滑油，及时清除鼻腔分泌物。

（4）做好气道湿化，防止鼻黏膜干燥出血。防止鼻黏膜压伤，每1~2天更换鼻咽通气管一次并于另一侧鼻孔插入。

（5）鼻咽通气管使用时要注意评估痰液吸引和氧疗效果，无痰痂阻塞。

（6）必要时配合医生行气管内插管术。

任务实施

> 病例6-2-2：患者杜某，男，70岁，因"发热6天，胸闷气促1天"收入院。患者6天前行淋巴瘤化疗后期间停药，后出现发热，最高体温39℃，伴咳嗽、咳痰，1天前患者出现胸闷气促，伴氧饱和度下降，复查胸部CT提示双肺渗出较前明显增多。患者患阿尔茨海默病，咳痰困难，口腔内吸引不配合。

请问：患者需要反复经鼻腔吸引，你会选择哪种开放气道方法？

提示：根据病例情况，首先评估患者意识、生命体征、气道情况及鼻腔情况，通过评估，患者需要反复经鼻腔吸引，为防止鼻黏膜损伤选择放置鼻咽通气管。做好自身防护，核对患者身份，与患者家属沟通解释，取得家属配合。安置体位，清理鼻腔内分泌物，检查并润滑一侧鼻腔，测量鼻尖至耳垂的距离，选择合适的鼻咽通气管。鼻咽通气管置入过程中，如遇阻力不可强行放置，插入足够深后如患者咳嗽或抗拒，应将其退后1~2 cm。置管成功后，检查鼻黏膜有无损伤，鼻腔有无出血，严密观察病情变化，观察呼吸和缺氧改善情况，听诊双肺呼吸音，备好各种抢救物品和器械，落实专科护理，必要时配合医生行气管内插管术。

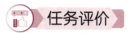任务评价

根据任务实施完成情况进行考核,见表6-2-1。

表6-2-1 鼻咽通气管置入术考核评价标准

班级_____ 姓名_____ 学号_____ 得分_____

内容		操作要求	分值	评分等级及分值				得分
				A	B	C	D	
操作前准备	仪表	仪表大方,举止端庄,衣帽整洁,洗手,戴口罩	3	3	2	1	0	
	环境	光线明亮,空气流通,适宜操作	3	3	2	1	0	
	物品	鼻咽通气管、无菌手套、弯盘、无菌纱布、水溶性润滑剂、棉签、一次性吸痰用物、胶布、手电筒等	3	3	2	1	0	
	评估	评估患者的病情、意识状态、生命体征、气道以及鼻腔情况	3	3	2	1	0	
操作过程	置管前	双人核对患者身份信息	3	3	2	1	0	
		向患者和(或)家属解释原因和目的	3	3	2	1	0	
		安置患者体位,检查鼻腔有无畸形、外伤等	3	3	2	1	0	
		测量鼻尖至耳垂的距离,选择合适尺寸的鼻咽通气管	8	8	6	4	0~2	
		打开鼻咽通气管,备胶布,开放气道	5	5	4	3	0~2	
		评估患者气道分泌物情况,清除口鼻腔内分泌物	5	5	4	3	0~2	
		清洁并润滑一侧鼻腔	3	3	2	1	0	
	置管	润滑鼻咽通气管	5	5	4	3	0~2	
		手持鼻咽通气管上1/3处,弯曲面朝上	5	5	4	3	0~2	
		通过一侧鼻孔垂直于脸部平面,向后方轻轻捻动鼻咽通气管插入气道	5	5	4	3	0~2	
		缓慢沿鼻咽底部向内送入	5	5	4	3	0~2	
		直至外露边缘紧贴鼻翼为止	5	5	4	3	0~2	
		检查鼻黏膜有无损伤,鼻腔有无出血	5	5	4	3	0~2	
		置管成功,测试人工气道是否通畅	5	5	4	3	0~2	
		胶布固定鼻咽通气管于鼻翼部	5	5	4	3	0~2	
	整理	妥善安置患者,人文关怀,交代注意事项	4	4	3	2	0~1	
		整理用物,洗手,记录	3	3	2	1	0	

续表

内容		操作要求	分值	评分等级及分值				得分
				A	B	C	D	
评价	效果	放置方法正确,动作轻柔,避免损伤患者	3	3	2	1	0	
	沟通	操作人员整体素质良好,沟通良好,操作同时观察病情	3	3	2	1	0	
	操作	应急反应迅速,操作熟练,动作流畅,无菌观念强	4	4	3	2	0~1	
总计			100					

考核教师:_____ 日期:_____

任务训练

一、单项选择题(扫描二维码)

单项选择题

二、简答题

1. 鼻咽通气管置入前评估患者哪些内容?
2. 简述鼻咽通气管使用的注意事项。

(陈明君)

任务三　喉罩使用与护理

任务目标

1. 熟悉喉罩使用的适应证,熟悉喉罩放置后的注意事项。
2. 能正确实施喉罩技术,并能快速判断优选喉罩通气的条件。
3. 具备细心敏锐的素质,"时间就是生命"的责任意识。

情景导入　病例6-3-1

患者沈某,坐在家中看电视,突发心跳呼吸骤停15分钟,由"120"送入院。既往有高血压病史、冠心病多年(未行冠脉造影检查),气管插管困难。

请问:心肺复苏的同时,选用哪种通气装置比较合适?

项目六 人工气道的建立与护理

实施条件

名称	基本要求	备注
实训场地	①模拟急诊室;②理实一体化多媒体教室	安全、干净、光线明亮、温度适宜
设施设备	①治疗车;②吸引装置;③高级气道模型	符合院感要求
主要用物	①不同型号的喉罩;②手套;③50 mL 注射器;④无菌纱布;⑤润滑剂;⑥牙垫;⑦一次性吸痰用物;⑧胶布;⑨听诊器	工作服、帽子、口罩 检查充气囊有无漏气
软件环境	①无线 WIFI;②虚拟仿真平台	虚拟仿真模拟实训,实时在线观看视频等教学资源
指导教师	每 15 名学生配备一名教师指导	双师型专任教师、临床兼职教师

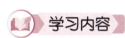
学习内容

> 根据病例 6-3-1 情况,需放置喉罩。

具体操作步骤如下。

一、操作前准备

1. **环境评估**　确认环境光线明亮、空气流通,适宜操作。
2. **患者评估**　评估患者病情、口腔情况。
3. **家属解释工作**　向家属解释目的及方法,取得家属配合。

二、操作步骤

(1) 根据患者的身体情况、伴随疾患选择适宜的喉罩类型及型号(图 6-3-1)。

(2) 仔细检查喉罩气囊是否漏气,然后在其背侧涂抹少量水基润滑油,以减少喉罩插入过程中的阻力。

(3) 操作者以右手轻推患者头部,使患者头轻度后仰,以左手拇指探入患者口腔并牵引患者下颌,以拓宽其口腔间隙。

(4) 手指引导法置入喉罩。右手以持笔式握住喉罩,从口正中或一侧口角将喉罩轻柔放入口腔,罩口方向朝向下颌(也可朝向上腭,待将喉罩插到口腔底部后再扭转180°),在此过程中应注意患者嘴唇及舌体的位置,应避免将其卡在牙齿和喉罩之间,以免发生各种损伤。

(5) 确定喉罩罩体的位置处于口腔正中且气囊平整后,在示指的指引下将喉罩沿舌正中线紧贴硬腭、软腭、咽后壁向下顺序置入,直至不能再推进为止。

(6) 最后对气囊充气,检查喉罩位置是否正确并固定。置入喉罩后施行正压通气,观察胸廓起伏的程度,两侧是否对称;听诊两侧呼吸音是否对称和清晰;听诊颈前区是否有漏气杂音(图 6-3-2)。

喉罩置入术

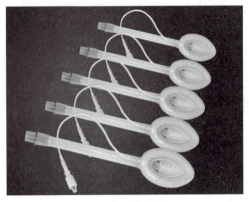
图6-3-1 喉罩

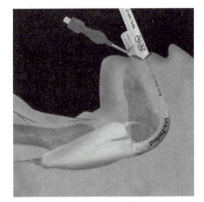
图6-3-2 插入后的喉罩

（7）如仍需气管插管，通过喉罩置入气管插管导管，喉罩气囊放气，退出口咽部。

三、注意事项

（1）喉罩使用前应常规检查罩周套是否漏气。

（2）选择合适的喉罩，喉罩过小常致插入过深，造成通气不良；喉罩过大又不易到位，容易漏气。

（3）置入喉罩后，不能进行托下颌操作，否则易导致喉痉挛或喉罩移位。

（4）喉罩涂抹润滑剂要适量，不可将润滑剂涂在气囊的正面及喉罩开口处，以免喉罩插入后发生喉罩与喉组织之间的滑动而影响喉罩的定位及润滑剂进入喉头诱发喉痉挛。

（5）喉罩不能防止胃内容物反流与误吸，使用过程中密切听诊呼吸音，以便及时发现反流误吸。

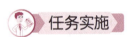

病例6-3-2：患者徐某，女性，55岁，因"全身水肿1个月，加重半个月"收住心内科，后因患者突发意识不清，氧合下降，简易呼吸皮囊给氧下不能维持有效通气，插管困难。

请问：此种情况下，你会选用喉罩作为紧急而有效的通气管使用吗？

提示：根据病例情况，通过评估，患者需要立即建立人工气道维持有效通气，插管困难，考虑将喉罩作为急救时维持气道的方法，使用方便、快速，急救人员放置难度小，成功率高。喉罩进入咽喉腔，罩的下端进入食管上口，罩的上端紧贴会厌腹面的底部，罩内的通气口正对声门。将喉罩周围的套囊充气后，即可在喉头形成闭圈，从而保证通气效果。置管成功后，如施行正压通气，观察胸廓起伏的程度，听诊双肺呼吸音是否对称清晰，听诊颈前区是否有漏气杂音，观察呼吸和缺氧改善情况，防止反流误吸。

操作步骤参见图6-3-3。

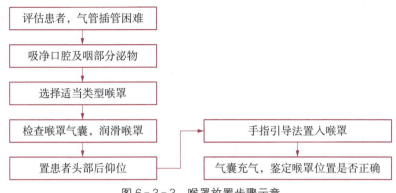

图 6-3-3 喉罩放置步骤示意

任务评价

根据任务实施完成情况进行考核,见表 6-3-1。

表 6-3-1 喉罩置入术考核评价标准

班级_____ 姓名_____ 学号_____ 得分_____

内容		操作要求	分值	评分等级及分值				得分
				A	B	C	D	
操作前准备	仪表	仪表大方,举止端庄,衣帽整洁,洗手,戴口罩	3	3	2	1	0	
	环境	光线明亮、空气流通、适宜操作	3	3	2	1	0	
	物品	喉罩、无菌手套、50 mL 注射器、无菌纱布、水溶性润滑剂、一次性吸痰用物、胶布、牙垫、手电筒等	3	3	2	1	0	
	评估	评估患者的病情、生命体征、气道以及口腔情况	3	3	2	1	0	
操作过程	置管前	双人核对患者身份信息	4	4	3	2	0~1	
		向患者和(或)家属解释原因和目的	4	4	3	2	0~1	
		安置患者体位,检查患者口腔	4	4	3	2	0~1	
		选择合适型号的喉罩,检查喉罩气囊是否漏气	8	8	6	4	0~2	
		备胶布,开放气道	5	5	4	3	0~2	
		评估患者气道分泌物情况,清除口腔内分泌物,取出活动性假牙	5	5	4	3	0~2	
	置管	背侧涂抹少量水基润滑油	5	5	4	3	0~2	
		左手拇指探入患者口腔并牵引患者下颌	5	5	4	3	0~2	

续表

内容	操作要求	分值	评分等级及分值				得分
			A	B	C	D	
	右手以持笔式握住喉罩,从口正中或一侧口角将喉罩轻柔放入口腔,罩口方向朝向下颌	5	5	4	3	0～2	
	在示指的指引下将喉罩沿舌正中线紧贴硬腭、软腭、咽后壁向下顺序置入,直至不能再推进为止	10	10	6～9	5	0～4	
	气囊充气,检查喉罩位置是否正确	5	5	4	3	0～2	
	置管成功,测试人工气道是否通畅	5	5	4	3	0～2	
	胶布固定喉罩	5	5	4	3	0～2	
整理	妥善安置患者,人文关怀,交代注意事项	4	4	3	2	0～1	
	整理用物,洗手,记录	3	3	2	1	0	
评价	效果	放置方法正确,动作轻柔,避免损伤患者	3	3	2	1	0	
	沟通	操作人员整体素质良好,沟通良好,操作同时观察病情	3	3	2	1	0	
	操作	应急反应迅速,操作熟练,动作流畅,无菌观念强	4	4	3	2	0～1	
总计		100					

考核教师:_____ 日期:_____

任务训练

一、单项选择题(扫描二维码)

单项选择题

二、简答题

1. 喉罩通气优缺点有哪些?
2. 简述喉罩使用的注意事项。

(陈明君)

任务四　气管插管配合与护理

任务目标

1. 能说出气管插管的适应证和注意事项。
2. 能配合完成气管插管术,并进行护理。
3. 具有"时间就是生命"的急救意识,提高综合急救反应能力。

情景导入　病例 6-4-1

患者,女,43 岁,因胸部外伤导致血气胸,自主呼吸明显受限,呼吸急促,口唇发绀,需立即气管插管给予机械辅助通气。

请问:如果你是一名重症监护室的护士,需要做好哪些准备工作并配合医生施救?

实施条件

名称	基本要求	备注
实训场地	①模拟 ICU;②理实一体化多媒体教室	安全、干净、光线明亮、温度适宜
设施设备	①多功能病床;②呼吸机;③气源;④模拟人;⑤吸引设备	符合院感要求
主要用物	①喉镜;②气管导管(带声门下吸引);③气管导管芯;④无菌石蜡油;⑤牙垫;⑥10 mL 注射器;⑦吸痰用物:外用生理盐水、吸痰管、治疗碗;⑧胶布;⑨听诊器;⑩手套;⑪呼吸面罩及呼吸球囊;⑫气囊压力表	工作服、口罩、发网、挂表自备
软件环境	①无线 WIFI;②虚拟仿真平台	虚拟仿真模拟实训,实时在线观看视频等教学资源
指导教师	每 15 名学生配备一名教师指导	双师型专任教师、临床兼职教师

学习内容

根据病例 6-4-1 情况,患者因胸部外伤导致血气胸,自主呼吸明显受限,呼吸急促,口唇发绀,需立即气管插管给予机械辅助通气。

具体操作步骤如下。

一、操作前准备

1. **环境评估** 确认环境安全。
2. **患者评估** 评估患者的年龄、体重、病情及意识状态。评估患者的呼吸状况、头颈部的活动度、口齿情况,鼻腔、咽喉及气管是否通畅或狭窄等。
3. **解释工作** 若患者清醒,向其解释插管的目的和必要性,并给予心理和行为支持,以消除不良的心理反应,取得患者的配合。

二、操作步骤(以经口明视气管插管为例)

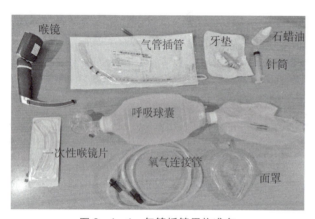

图6-4-1 气管插管用物准备

1. **物品准备** 首先检查所需物品是否齐全及其性能状况,咽喉镜及灯泡的亮度和导管气囊有无漏气。然后插入导管芯备用,长度以插入导管后其远端距离导管开口0.5~1.0cm处,利用管芯将导管前端保持一定的弯度,并用无菌石蜡油润滑气管导管,以方便导管插入(图6-4-1)。

2. **体位** 取下床头板,患者采用仰卧位,头部尽量靠近床头,肩、背部可垫一枕头,使头后仰并抬高8~10cm,保持口、咽、气管在同一直线上。

3. **开口** 操作者位于患者头顶部,用右手拇指推开患者的下唇和下颌,用示指和拇指抵住上下门齿,使嘴张开(图6-4-2)。

4. **暴露会厌和声门** 操作者左手持喉镜沿右侧口角进入口腔,压住舌背,将舌体推向左侧,喉镜片得以移向口腔中间显露悬雍垂。再循咽部自然弧度慢推喉镜片,使其顶端抵达舌根,即可见到会厌(图6-4-3、图6-4-4)。喉镜片前端应放在舌根部与会厌之间的会厌

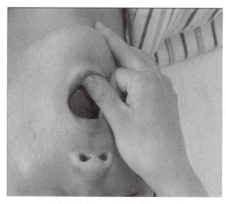

图6-4-2 开口

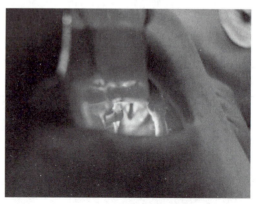

图6-4-3 暴露会厌和声门

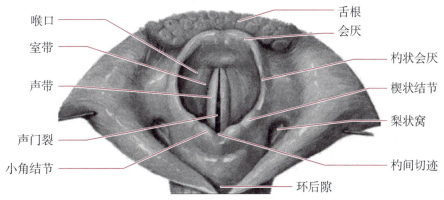

图 6-4-4 会厌

谷,向前、向上提起喉镜片,即可显露声门。声门呈白色,透过声门可见气管。

5. **插入气管插管** 暴露声门后,操作者右手持气管导管沿喉镜片压舌凹槽放入,到达声门时轻旋气管导管插入气管内,过声门 1 cm 后应将导管管芯拔出,以免损伤气管。将气管导管继续旋转深入气管,将气管导管轻轻送入声门下(成人为 4 cm,儿童 2 cm 左右)。一般成人导管插入的深度距门齿 20~24 cm,儿童距离为:年龄/2+12。退出喉镜,放置牙垫(图 6-4-5)。

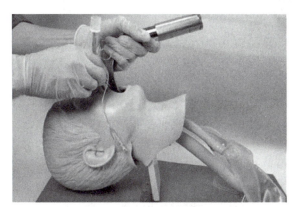

图 6-4-5 插入气管插管

6. **确认气管插管部位** 可通过观察气管导管是否有气体随呼吸进出而判断气管插管是否成功,无呼吸者用简易呼吸球囊辅助通气,观察胸廓起伏情况。然后用听诊器听双肺呼吸音是否对称。若条件具备可首先检测呼气末二氧化碳。

7. **导管固定** 气管导管准确插入气管后,用胶布将牙垫和气管导管一起固定于两侧面颊部。

8. **气囊充气** 采用最小闭合容积或最小漏气技术对气囊进行充气,直至通气时气囊周围无漏气,或测量气囊压力在 25~30 cmH$_2$O 之间,一般需注入 5~10 mL 气体。

三、注意事项

(1) 插管前若患者呼吸情况不佳,可通过简易呼吸囊辅助通气以提高血氧饱和度。

(2) 插管时,尽量使喉部充分暴露,视野清楚,动作轻柔、准确,以免造成黏膜损伤;动作迅速,勿使缺氧时间过长而致心搏骤停。

(3) 插管不成功应立即给予高流量吸氧或用简易呼吸囊辅助呼吸。

(4) 插管过程中护士要严密观察患者生命体征及血氧饱和度等变化,及时向医生提供患者信息。

(5) 导管插入深度适宜,太浅易脱出,太深易插入右主支气管造成单侧肺通气,影响通气效果。

四、气管插管后护理

气管插管术后配合

1. 观察病情　严密监测患者的生命体征、神志、脉搏、血氧饱和度。重点了解两侧胸廓起伏是否一致,呼吸音是否均匀,以判断导管有无移位。

2. 固定导管　气管导管固定不当,易发生导管滑脱、扭曲,甚至滑入一侧支气管。固定带的松紧度以能插入一指为宜。随时更换失效的胶布。意识不清、烦躁不安者予以保护性约束,防止患者在躁动、翻身时导管被牵拉脱出。每班检查导管距门齿的距离,并做好记录。

3. 加强气囊管理　要求气囊压力介于 25～30 cmH$_2$O 为宜。目前,普遍使用的是高容积低压力气囊,只要将压力控制在合适的范围内,一般不需要定时进行气囊放气减压。但在拔管或更换气管插管时需要进行气囊放气,这时应同时给予简易呼吸囊辅助通气,目的是避免气囊上方分泌物进入气道。

4. 声门下吸引　建议使用带侧孔的气管导管,可持续进行声门下吸引(一般负压 50～100 mmHg),降低呼吸机相关性肺炎的发生率。

5. 加强气道湿化　机械通气时的气道湿化包括主动湿化和被动湿化。主动湿化指在呼吸机管路内应用加热型湿化器进行呼吸气体的加温、加湿;被动湿化指应用人工鼻吸收患者呼出气体的热量和水分,进行吸入气体的加温、加湿。无论何种湿化,都要求近端气道内的气体温度达到 37℃,相对湿度 100%,以维持气道黏膜完整,纤毛正常运动及气道分泌物的排出,以及降低呼吸机相关性肺炎的发生率。

6. 及时吸痰　注意无菌操作,进行左右旋转吸引,每次吸引时间不超过 15 秒,两次吸痰间隔时间一般在 3 分钟以上。重症患者应在吸痰前后适当提高吸入氧浓度。

7. 清洁口腔和鼻腔　由于插管患者不能经口进食,口腔内细菌大量繁殖;经口气管插管要用牙垫固定,不利于口腔清洁。应注意口腔护理每 6～8 小时一次,防止发生口腔感染。

8. 并发症护理

(1) 窒息:引起窒息的常见原因是导管滑脱、导管堵塞、呼吸机故障等,对插管者应加强床旁巡视,发现异常及时配合医生进行紧急救护。

(2) 肺不张:多因导管插入过深导致一侧肺通气或呼吸道分泌物堵塞细小支气管等原因所致。护理人员要随时清除呼吸道分泌物,减少分泌物潴留;监控气管导管,防止下滑或插入过深。

(3) 继发肺部感染:多因机体抵抗力下降、呼吸道分泌物滞留、吸痰时无菌操作不严格等原因所致。要密切观察患者的全身和呼吸道表现,积极加以预防。出现症状及时报告医生,配合处理。

(4) 喉炎:表现为声嘶和刺激性咳嗽,严重时出现吸气性呼吸困难。其发生与插管时间呈正相关。可用地塞米松加入生理盐水后雾化吸入或静脉给药,呼吸困难者可实施气管切开。

任务实施

> 病例6-4-2:患者,男,65岁,因"突发气促40分钟"收入重症医学科,入院诊断为急性左心衰竭。入科时患者心电监护仪提示血氧饱和度82%,心率142次/分,肺部听诊闻及大量湿啰音,吸出大量泡沫样痰液,需立即气管插管给予机械辅助通气。

请问:如果你是一名重症监护室的护士,需要做好哪些准备工作并配合医生施救?

提示:根据该病例情况,首先做好插管前的用物准备,检查所需设备和物品的性能均处于备用状态。协助医生摆放患者体位,清除呼吸道分泌物,保证医生插管时保持视野清晰,更换吸痰管做好气管内吸痰准备,待医生将气管导管插入过声门1 cm后协助将导管管芯拔出。分泌物多者立即给予气管内吸痰,连接简易呼吸囊辅助通气,观察胸廓起伏情况。然后用听诊器听双肺呼吸音是否对称。若条件具备可首先检测呼气末二氧化碳。确定气管导管插入气管后,妥善固定,并测量气囊压力在25~30 cmH$_2$O之间。连接已经调整好参数的呼吸机,给予呼吸机辅助通气。

操作步骤参见图6-4-6。

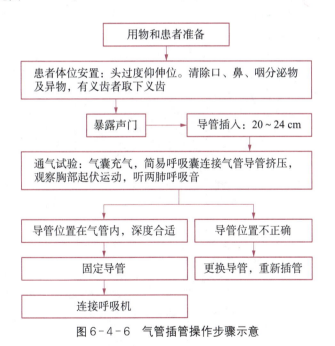

图6-4-6 气管插管操作步骤示意

任务评价

根据任务实施情况进行考核,见表6-4-1。

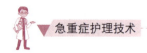

表6-4-1 气管插管术考核评价标准

班级_____ 姓名_____ 学号_____ 得分_____

内容		操作要求	分值	评分等级及分值				得分
				A	B	C	D	
操作前准备	仪表	仪表大方,举止端庄,衣帽整洁,洗手,戴口罩	3	3	2	1	0	
	环境	光线明亮,空气流通,适宜操作	3	3	2	1	0	
	物品	喉镜、气管导管(带声门下吸引)、气管导管芯、吸痰用物、无菌石蜡油、牙垫、10 mL注射器、胶布、听诊器、无菌手套、呼吸面罩及呼吸球囊、气囊压力表	3	3	2	1	0	
	评估	评估患者的病情、生命体征、气道以及口腔情况	3	3	2	1	0	
操作过程	置管前	双人核对患者身份信息	4	4	3	2	0~1	
		向患者和(或)家属解释原因和目的	4	4	3	2	0~1	
		安置患者体位,检查患者口腔	4	4	3	2	0~1	
		选择合适型号的气管插管,检查气管插管气囊是否漏气,插入导管芯备用	4	4	3	2	0~1	
		备好胶布和牙垫,开放气道	5	5	4	3	0~2	
		评估患者气道分泌物情况,清除口腔内分泌物,取出活动性假牙	5	5	4	3	0~2	
	置管	气管插管前端涂抹少量水基润滑油	5	5	4	3	0~2	
		右手拇指推开患者的下唇和下颌,使嘴张开	5	5	4	3	0~2	
		左手持喉镜沿右侧口角进入口腔,压住舌背,将舌体推向左侧,喉镜片移向口腔中间显露悬雍垂。再循咽部自然弧度慢推喉镜片,使其顶端抵达舌根,挑起会厌,暴露声门	8	8	6	4	0~2	
		右手持气管导管沿喉镜片压舌凹槽放入,到达声门时轻旋气管导管插入气管内,过声门1 cm后应将导管管芯拔出,将气管导管继续旋转深入气管,轻轻送入声门下(成人为4 cm,儿童2 cm左右)	10	10	6~9	5	0~4	
		退出喉镜,放置牙垫,气囊充气	5	5	4	3	0~2	
		听诊器听双肺呼吸音是否对称,确定气管导管的部位	5	5	4	3	0~2	
		导管固定、气囊充气	5	5	4	3	0~2	

续表

内容		操作要求	分值	评分等级及分值				得分
				A	B	C	D	
评价	整理	妥善安置患者,人文关怀,交代注意事项	4	4	3	2	0~1	
		整理用物,洗手,记录	3	3	2	1	0	
	效果	放置方法正确,动作轻柔,避免损伤患者	3	3	2	1	0	
	沟通	操作人员整体素质良好,沟通良好,操作同时观察病情	3	3	2	1	0	
	操作	应急反应迅速,操作熟练,动作流畅,无菌观念强	4	4	3	2	0~1	
总计			100					

考核教师:_____ 日期:_____

 任务训练

单项选择题(扫描二维码)

单项选择题

(陈明君)

任务五 气管切开配合与护理

 任务目标

1. 能配合完成气管切开的操作,并熟知气管切开的注意事项。
2. 能对气管切开患者进行正确护理。
3. 具备细心敏锐的职业素质和勇于担当的社会责任感。

情景导入 病例6-5-1

患者,男,60岁,因车祸导致严重脑挫伤收入重症医学科,自主呼吸消失行机械通气,目前气管插管已达7天,与家属沟通签署知情同意后行气管切开。

请问:如果你是一名重症监护室的护士,如何配合医生?

实施条件

名称	基本要求	备注
实训场地	①模拟 ICU；②理实一体化多媒体教室	安全、干净、光线明亮、温度适宜
设施设备	①多功能病床；②呼吸机；③气源；④模拟人；⑤吸引设备；⑥照明灯	符合院感要求
主要用物	①气管切开手术包；②气管套管（带声门下吸引）；③吸痰用物：外用生理盐水、吸痰管、治疗碗；④无菌手套；⑤皮肤消毒用品；⑥局麻药品和抢救药品；⑦呼吸面罩及呼吸球囊；⑧气囊压力表	工作服、口罩、发网、挂表自备
软件环境	①无线 WIFI；②虚拟仿真平台	虚拟仿真模拟实训，实时在线观看视频等教学资源
指导教师	每 15 名学生配备一名教师指导	双师型专任教师、临床兼职教师

学习内容

> 根据病例 6-5-1，患者，男，60 岁，因车祸导致严重脑挫伤后自主呼吸消失，气管插管已达 7 天，今行气管切开术。

具体操作步骤如下。

一、操作前准备

1. **环境评估** 确认环境安全。
2. **患者评估** 评估患者的年龄、病情、体位和意识状态。评估患者的呼吸状况，呼吸频率、节律、深浅度，呼吸道是否通畅等。
3. **解释工作** 向家属说明气管切开的必要性。如患者清醒，向其解释手术的目的和必要性，并给予心理和行为支持，以消除不良的心理反应，取得患者配合。

二、操作步骤

1. **安置体位** 患者取仰卧位，肩部垫高，头向后仰，固定头部于正中位，使下颌、喉结、胸骨切迹在同一直线上，气管向前突出，便于充分暴露手术野（图 6-5-1）。
2. **消毒** 操作者戴无菌手套，消毒颈正中及其周围皮肤，铺无菌孔巾。
3. **局部麻醉** 成人麻醉部位上自甲状软骨，下至胸骨上切迹，深昏迷、窒息或其他

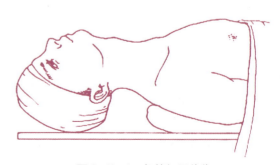

图 6-5-1 气管切开体位

已失去知觉危重患者,可以不必麻醉。

4. **切开皮肤** 操作者用左手拇指和示指固定喉部,自甲状软骨下缘至胸骨上切迹处,沿颈前正中线切开皮肤和皮下组织(图6-5-2)。

5. **分离气管前皮下组织** 用止血钳沿白线向深部分离两侧颈前肌,切开颈前筋膜,逐层暴露气管环。在分离过程中,切口两侧拉钩的力量应一致,确保手术始终沿气管前中线进行(图6-5-3)。

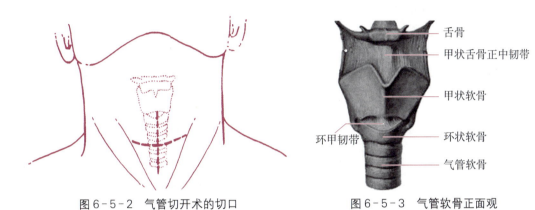

图6-5-2 气管切开术的切口　　　　图6-5-3 气管软骨正面观

6. **切开气管** 气管前壁充分暴露后,用刀挑开第3、4或第4、5气管软骨环,避免刀尖插入过深,防止刺伤气管后壁和食管前壁。

7. **置入气管套管** 切开气管后,撑开气管切开口,吸出气管内分泌物及血液,插入大小合适、带有管芯的气管套管,随后去除管芯,向气囊适量充气。

8. **固定及创口处理** 气管套管插入后,用缚带将其牢固地系于颈部,松紧度适宜,以防脱出。必要时可在切口上端缝合1～2针。用中间剪开一半的纱布垫入切口和套管之间覆盖伤口(图6-5-4)。

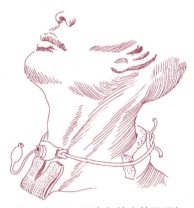

图6-5-4 固定气管套管于颈部

三、注意事项及护理

1. **术前** ①术前不要过量使用镇静剂,以免加重呼吸抑制。②床边备一同号气管套管、氧气、吸引器、急救药品、气管切开包,以备紧急气管套管堵塞或脱出时急用。

2. **术中** ①皮肤切口要沿正中线进行,不要高于第2气管环或低于第5气管环。防止损伤颈部两侧大血管及甲状腺,以免引起大出血。②气管套管要固定牢靠,太松套管易脱出,太紧影响血液循环,颈部固定的约束带以能伸进一指尖为宜。

3. **术后** ①防脱管窒息:患者套管一旦脱出,应立即将患者置于气管切开术的体位,用事先备好的止血钳等器械在良好照明下分开气管切口,将套管重新置入。②保持套管清洁通畅,手术初观察切口出血情况,随时清除套管内、气管内和口腔内分泌物。③维持下呼吸道通畅:气管切开的患者失去对吸入气体的湿化功能,可以采用主动湿化(呼吸机湿化罐和雾化器)和被动气道湿化(人工鼻),防止分泌物干结堵管。④防止伤口感染:每天至少更换消毒剪口纱布和消毒伤口一次,经常检查伤口周围皮肤有无感染或湿疹。

4. **防止意外拔管** ①关心体贴患者,给予精神安慰。患者经气管切开术后不能发音,可采用书面交谈或动作表示,预防患者因急躁而自己将套管拔出,必要时可行保护性约束。②24小时后切口肿胀减轻,应及时调整系带的松紧度。③翻身时要在移动患者的同时将呼吸机管道一起移动,避免气管导管过度牵拉导致意外滑脱。

5. **及时吸痰** 气管切开的患者,咳嗽排痰困难,应随时清除气道中的分泌物,吸痰时要严格遵守操作规程。

6. **其他** 病情观察、气囊管理、口腔护理、声门下吸引及气道湿化参照气管插管护理。

任务实施

> 病例6-5-2:患者,男,61岁,因"颈部疼痛,四肢活动受限2小时"收入重症医学科,入院诊断颈椎骨折,今气管插管机械辅助通气已有3天,与家属沟通签署知情同意后行气管切开。

请问:如果你是一名重症监护室的护士,需要做好哪些准备工作并配合医生行气管切开术?

提示:根据该病例情况,首先做好气管切开前的用物准备,检查所需设备和物品均处于备用状态。协助患者取合适体位,充分暴露手术野。协助医生做好手术部位皮肤消毒,局部麻醉等工作。准备好吸痰管,吸净口腔内分泌物。待医生准备将气管套管置入气管之前,先抽净气管插管气囊内气体,剪断气管插管固定带,迅速拔除气管插管。待医生置入气管套管后去除管芯,吸净气管内分泌物,用10 mL针筒向气囊内注入5~10 mL气体,测量气囊压力在25~30 cmH_2O 之间。连接已经调整好参数的呼吸机,给予呼吸机辅助通气。用缚带将气管套管牢固地系于颈部,松紧度适宜,以防脱出。必要时可在切口上端缝合1~2针,注意切口护理。

操作步骤参见图6-5-5。

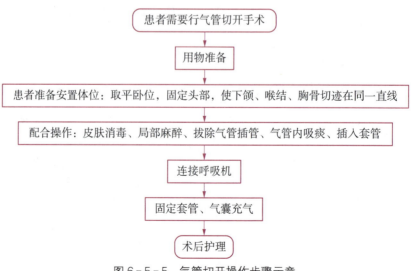

图6-5-5 气管切开操作步骤示意

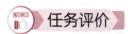

任务评价

根据任务实施情况进行考核,见表6-5-1。

表6-5-1 气管切开术考核评价标准

班级_____ 姓名_____ 学号_____ 得分_____

内容		操作要求	分值	评分等级及分值				得分
				A	B	C	D	
操作前准备	仪表	仪表大方,举止端庄,衣帽整洁,洗手,戴口罩	3	3	2	1	0	
	环境	光线明亮、空气流通、适宜操作	3	3	2	1	0	
	物品	气管切开手术包、气管套管(带声门下吸引)、吸痰用物、无菌手套、皮肤消毒用品、局麻药品和抢救药品、呼吸面罩及呼吸球囊、气囊压力表	3	3	2	1	0	
	评估	评估患者的病情、生命体征、气道是否通畅	3	3	2	1	0	
操作过程	置管前	双人核对患者身份信息	4	4	3	2	0~1	
		向患者和(或)家属解释原因和目的	4	4	3	2	0~1	
		安置患者体位,充分暴露手术野	4	4	3	2	0~1	
		选择合适型号的气管套管,检查气管套管气囊是否漏气,插入套管芯备用	4	4	3	2	0~1	
		消毒皮肤,铺无菌孔巾,局部麻醉	5	5	4	3	0~2	
		助手准备好吸痰用物	5	5	4	3	0~2	
	置管	切开皮肤,分离气管前皮下组织	5	5	4	3	0~2	
		充分暴露气管前壁后,用刀挑开第3、4或第4、5气管软骨环	10	10	6~9	5	0~4	
		吸净气管内分泌物及血液	8	8	6	4	0~2	
		撑开气管切开口,插入气管套管随后去除管芯	5	5	4	3	0~2	
		向气囊适量充气,保持气囊压力在25~30 cmH_2O	5	5	4	3	0~2	
		将气管套管系于颈部,松紧适宜	5	5	4	3	0~2	
		用中间剪开一半的纱布垫入切口和套管之间	5	5	4	3	0~2	
	整理	妥善安置患者,人文关怀,交代注意事项	4	4	3	2	0~1	
		整理用物、洗手、记录	3	3	2	1	0	

续表

内容		操作要求	分值	评分等级及分值				得分
				A	B	C	D	
评价	效果	放置方法正确,动作轻柔,避免损伤患者	3	3	2	1	0	
	沟通	操作人员整体素质良好,沟通良好,操作同时观察病情	3	3	2	1	0	
	操作	应急反应迅速,操作熟练,动作流畅,无菌观念强	4	4	3	2	0~1	
总计			100					

考核教师:_____ 日期:_____

 任务训练

单项选择题(扫描二维码)

单项选择题

(陈明君)

◆ 模块二　院内紧急救护

项目七　呼吸系统紧急救护

项目介绍

当患者出现心搏骤停、呼吸衰竭时,需要及时运用简易呼吸球囊、呼吸机等辅助患者呼吸。本项目针对具体案例,利用面罩、简易呼吸球囊、呼吸机等辅助患者呼吸,主要介绍了简易呼吸球囊的使用与检测,呼吸机使用目的、使用前评估、模式选择与参数设置、使用中患者的观察与护理等内容,并强调操作中的注意事项。

学习导航

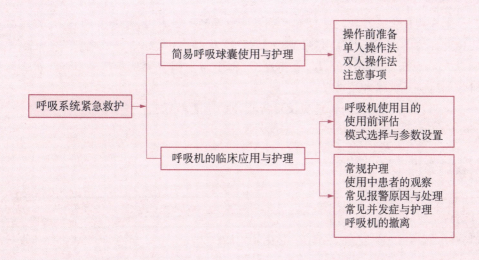

项目七　呼吸系统紧急救护

任务一　简易呼吸球囊使用与护理

 任务目标

1. 能正确检测简易呼吸球囊各个部件和阀门的性能。
2. 熟练实施简易呼吸球囊的操作，并能说出操作注意事项。
3. 能日常定期检查，维护其功能正常。
4. 具有勇于担当的社会责任感和严谨、探索的科学精神。

情景导入　病例 7-1-1

急诊抢救室正在抢救一位有机磷农药中毒的女性患者，该患者神志不清，瞳孔呈针尖样缩小，大汗淋漓，有明显的大蒜味，脉搏 82 次/分，呼吸急促，呼吸频率 40 次/分，血压 142/70 mmHg，唇指发绀，测手指末端血氧饱和度为 85%，护士立即给予简易呼吸球囊辅助呼吸。

请问：你在现场应如何正确使用简易呼吸球囊辅助患者呼吸？

 实施条件

名称	基本要求	备注
实训场地	①模拟急诊抢救室；②理实一体化多媒体教室	安全、干净、光线明亮、温度适宜
设施设备	①多功能病床；②患者模型	符合操作要求
主要用物	①简易呼吸球囊；②面罩；③氧气管；④氧气；⑤纱布	工作服、口罩、发网、挂表自备
软件环境	①无线 WIFI；②虚拟仿真平台	虚拟仿真模拟实训，实时在线观看视频等教学资源
指导教师	每 15 名学生配备一名教师指导	双师型专任教师、临床兼职教师

学习内容

简易呼吸球囊是临床上常用的进行人工通气的简易工具,可代替口对口人工呼吸,在保证高浓度氧供的同时,避免了医患间的交叉感染;还可与气管插管或气管切开后的气管内套管连接用于呼吸机治疗患者的转运、停电时的辅助呼吸。

> 根据病例 7-1-1,患者呼吸急促,呼吸频率 40 次/分,唇指发绀,测手指末端血氧饱和度为 85%,护士立即给予简易呼吸球囊辅助患者呼吸。

操作步骤如下。

一、操作前准备

1. 患者评估 评估患者呼吸情况:观察患者有无低效或无效呼吸、呼吸停止、口唇面色发绀、血氧饱和度下降等情况。检查呼吸道是否有分泌物、呕吐物、义齿等异物,是否有舌后坠等呼吸道阻塞的情况。

2. 启动应急反应系统 按急救铃,通知其他医护人员。

3. 物品准备 面罩、简易呼吸球囊、氧气管、氧气、纱布、吸氧记录单、病情记录单等。

4. 安全性能检测

(1) 检查外观、连接及部件是否齐全(面罩、球体、储氧袋、氧气连接管等部件齐全),各部件外观正常,无破损,连接正确(图 7-1-1)。

(2) 检测面罩:面罩内充气约 2/3~3/4,充盈度适中,将其放在平面上按压无漏气。

(3) 检测压力安全阀和球体:打开压力安全阀,堵住患者连接口,挤压球体数次,压力安全阀有漏气声;关闭压力安全阀,堵住患者连接口,球体不能被挤扁,没有听到漏气声,说明压力安全阀性能良好、球体无漏气。

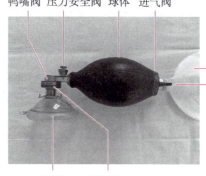

图 7-1-1 呼吸球囊结构

(4) 检测进气阀和球体:挤压球体,堵住患者连接口,松开球体,球体能迅速膨胀,说明进气阀正常,球体弹性好。

(5) 检测鸭嘴阀、呼气阀和储氧袋:取下面罩,把储氧袋接到患者连接口,挤压球体数次,同时看到鸭嘴阀张开、储氧袋膨胀,挤压储氧袋,见呼气阀打开,气体自呼气阀排出,卸下已膨胀的储氧袋,堵住储氧袋出口,挤压储氧袋无漏气,说明鸭嘴阀、呼气阀及储氧袋性能良好。

(6) 检测储氧安全阀和储气阀:将充满气体的储氧袋接到储氧袋连接口,堵住氧气连接口:①挤压储氧袋,储氧安全阀翘起,说明储氧安全阀性能良好;②连续挤压球体,直到储氧袋扁平,继续挤压球体,球体能迅速膨胀,储气阀上下拍动,说明储气阀性能良好,能有效地吸入空气(图 7-1-2)。

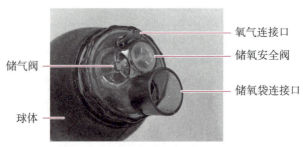

图 7-1-2　储氧安全阀和储气阀结构

二、操作步骤

1. 单人操作法

（1）将患者仰卧，去枕，头后仰，松解衣领。

（2）清除呼吸道内分泌物、活动假牙等任何可见的异物。

（3）将患者的嘴张开，必要时插入口咽通气管，防止舌咬伤和舌后坠。采用仰头举颌法开放气道，抢救者将一手掌小鱼际（小拇指侧）置于患者前额，下压使其头部后仰。另一手的食指和中指置于靠近颏部的下颌角下方，将颏部向前抬起，帮助头部后仰。气道开放至下颌角—耳垂—地面垂直。

（4）正确连接简易呼吸球囊，连接氧气，调节氧流量至 8~10 升/分，使储氧袋充盈。

（5）抢救者位于患者头部的后方，用"CE"手法将面罩扣住口鼻，即用左手拇指和示指呈"C"形紧紧按住面罩，左手其他 3 个手指呈"E"字形扣紧并上抬下颌，防止漏气（图 7-1-3）。

（6）用右手挤压球体，无自主呼吸的患者，挤压频率为 10~12 次/分，有自主呼吸的患者，尽量在患者吸气时挤压球体，将气体送入肺中，挤压球体时间应长于 1 秒钟，待球体重新膨起后开始下一次挤压。

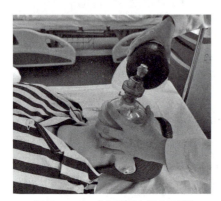

图 7-1-3　"CE"手法固定面罩

（7）抢救者在操作过程中应注意观察患者如下情形，以判断患者是否处于正常的换气。

1）患者胸部是否随着挤压球体而起伏。

2）通过面罩透明部分观察患者口唇及面色的变化。

3）通过透明盖观察鸭嘴阀是否正常开合。

4）在呼气时观察面罩内是否呈雾气状。

5）观察患者生命体征及血氧饱和度等变化。

2. 双人操作法　一人固定面罩，方法为操作者用双手的拇指和示指放在面罩的主体，中指和无名指放在下颌下缘，小指放在下颌角后面，将患者下颌向前上托起，打开气道，扣紧面罩，防止漏气，另一人挤压球体（图 7-1-4）。

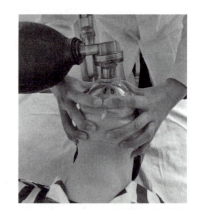

图 7-1-4　双人操作固定面罩

三、注意事项

（1）操作过程中应始终保持呼吸道通畅。

（2）选择合适的面罩，以便得到最佳使用效果。

（3）外接氧气时将氧流量调节至8~10升/分，使储氧袋充盈后再连接患者；无氧源时应将氧气连接管及储氧袋取下。

（4）气管插管、气管切开等有人工气道的患者，应将痰液吸净，摘除面罩，患者连接口直接与气管插管或气管切开后的气管内套管连接进行操作。

（5）成人挤压频率为10~12次/分；儿童挤压频率为12~20次/分；人工气道患者挤压频率为8~10次/分；心跳呼吸停止的患者胸外按压与挤压球囊之比为30∶2；一般潮气量为8~12 mL/kg，通常成人500~600 mL的潮气量就足以使胸壁抬起，挤压球囊的1/3~2/3为宜；挤压球囊时用力要均匀，力度不可时大时小、时快时慢，以免损伤患者的肺组织。

（6）使用时注意患者的吸呼比，成人一般为1∶（1.5~2）。

（7）如果操作中鸭嘴阀受到呕吐物、血液等污染时，请将简易呼吸球囊自患者处移开，用力挤压球体数次，将污物清除，并将鸭嘴阀卸下用水清洗干净。

（8）使用完毕应清洁、消毒及测试简易呼吸球囊，使其处于最佳备用状态。

任务评价

根据任务实施情况进行考核，见表7-1-1。

表7-1-1 简易呼吸球囊的使用考核评价标准

班级_____ 姓名_____ 学号_____ 得分_____

内容		操作要求	分值	评分等级及分值				得分
				A	B	C	D	
操作前准备	仪表	仪表大方，举止端庄，衣帽整洁	4	4	3	2	0~1	
	评估	观察患者有无低效或无效呼吸、呼吸停止、口唇面色发绀、血氧饱和度下降等情况	3	3	2	1	0	
		检查呼吸道是否有分泌物、呕吐物、假牙等异物，是否有舌后坠等呼吸道阻塞的情况	3	3	2	1	0	
	启动应急反应系统	按急救铃，通知其他医护人员	3	3	2	1	0	
	物品	面罩，简易呼吸球囊，氧气管，氧气，纱布，吸氧记录单，病情记录单等	4	4	3	2	0~1	
	安全性能检测	能正确检查外观、连接及部件是否齐全	3	3	2	1	0	
		能正确检测面罩、球体、压力安全阀	3	3	2	1	0	
		能正确检测进气阀、鸭嘴阀、呼气阀	3	3	2	1	0	

续表

内容		操作要求	分值	评分等级及分值				得分
				A	B	C	D	
操作过程		能正确检测储氧袋、储氧安全阀和储气阀	3	3	2	1	0	
	摆放患者	将患者仰卧,头、颈、躯干平直无扭曲,双手放于躯干两侧。若患者非仰卧位时,应将患者轴线翻身,患者全身各部位成一整体转动,并注意保护颈部	4	4	3	2	0~1	
		去枕,头后仰,松解衣领	4	4	3	2	0~1	
	清理呼吸道	检查并取下活动假牙	3	3	2	1	0	
		若有分泌物,应头偏向一侧,将其清除	3	3	2	1	0	
	仰头举颌法开放气道	抢救者将一手掌小鱼际(小拇指侧)置于患者前额,下压使其头部后仰。另一手的食指和中指置于靠近颏部的下颌角下方,将颏部向前抬起,帮助头部后仰。气道开放至下颌角-耳垂-地面垂直	4	4	3	2	0~1	
	连接简易呼吸球囊	正确连接简易呼吸球囊,连接氧气,调节氧流量至8~10L/分,使储氧袋充盈	4	4	3	2	0~1	
	固定面罩	抢救者位于患者头部的后方,用"CE"手法将面罩扣住口鼻,即用左手拇指和食指呈"C"形紧紧按住面罩	4	4	3	2	0~1	
		左手其他3个手指呈"E"字形扣紧并上抬下颌,防止漏气	4	4	3	2	0~1	
	挤压气囊	用右手挤压球体,挤压球囊时间应长于1秒钟	4	4	3	2	0~1	
		待呼吸囊重新膨起后开始下一次挤压,挤压频率为10~12次/分	4	4	3	2	0~1	
		挤压吸呼比为1∶1.5~2	3	3	2	1	0	
		挤压球囊时压力不可过大,挤压球囊的1/3~2/3为宜	3	3	2	1	0	
	观察效果	患者胸部是否随着挤压球体而起伏。通过面罩透明部分观察患者口唇及面色的变化	4	4	3	2	0~1	
		通过透明盖观察鸭嘴阀是否正常开合。在呼气时观察面罩内是否呈雾气状	4	4	3	2	0~1	
		观察患者生命体征及血氧饱和度等的变化	4	4	3	2	0~1	

续表

内容		操作要求	分值	评分等级及分值				得分
				A	B	C	D	
评价	整理	向患者或家属解释介绍病情,交代注意事项	3	3	2	1	0	
		整理用物,洗手,记录	4	4	3	2	0~1	
	沟通	救护员整体素质良好,与患者沟通有效,操作同时观察病情	4	4	3	2	0~1	
	操作	操作熟练,动作规范,注重人文关怀,整体操作在规定时间内完成(4分钟)	4	4	3	2	0~1	
总计			100					

考核教师:_____   日期:_____

 任务训练

一、单项选择题(扫描二维码)

二、简答题

1. 简述简易呼吸球囊使用的注意事项。
2. 简易呼吸球囊如何检测?

三、病例分析

病例7-1-2:患者,女,62岁,被"120"送至医院急诊科,患者神志淡漠,呼吸急促,呼吸频率30次/分,口唇发绀,手指末端血氧饱和度为80%。

(1) 作为救护人员现场该如何应对呢?
(2) 如何进一步配合医生做好患者呼吸管理?

单项选择题

(孟令霞)

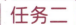 任务二 呼吸机的临床应用和护理

 任务目标

1. 能复述使用呼吸机的目的、适应证和禁忌证。
2. 能正确描述使用呼吸机的准备、模式选择与参数设置。
3. 能准确识别使用呼吸机常见报警原因及其处理。
4. 具有应急反应能力、精益求精的工匠精神及严谨慎独的职业精神,具备护理安全风险意识。

情景导入 病例7-2-1

患者,男,45岁,因"咳嗽、咳痰1周,发热伴呼吸困难1日"急诊收入ICU。查体意识模糊,体温39.2℃,脉搏112次/分,呼吸36次/分,血压134/85 mmHg,口唇发绀。血气分析提示pH 7.20,PaO_2 51 mmHg,$PaCO_2$ 31 mmHg,HCO_3^- 13 mmol/L,BE-8。

请问:
1. 该患者是否需要建立人工气道?最可能选择哪一种人工气道?
2. 该患者选择何种机械通气模式和设置参数?
3. 呼吸机使用过程中应如何进行病情观察?

实施条件

名称	基本要求	备注
实训场地	①模拟ICU病房;②理实一体化多媒体教室	安全、干净、光线明亮、温度适宜
设施设备	①多功能病床;②含氧源、电源、气源吊臂;③患者模型	符合操作要求
主要用物	①呼吸机;②湿化器;③螺纹管;④灭菌用水;⑤模肺	工作服、口罩、发网、挂表自备
软件环境	①无线局域网络;②虚拟仿真平台	虚拟仿真模拟实训,实时在线观看视频等教学资源
指导教师	每15名学生配备一名教师指导	双师型专任教师、临床兼职教师

学习内容

呼吸机是实施机械通气的基本设备,其特点是能代替控制或辅助生理呼吸,增加肺通气量,改善呼吸功能,减少呼吸功消耗(图7-2-1)。基本工作原理是建立气道口与肺泡间的压力差。呼吸机可为抢救生命争取时间,并为恢复自主呼吸创造条件。因此,熟悉呼吸机的临床应用和护理特点是提高护理水平的一项重要内容。本任务主要学习使用呼吸机的目的、使用前的评估,模式选择与参数设置,呼吸机应用护理等内容。

一、使用呼吸机前的评估

1. 评估是否适宜进行呼吸机治疗 患者出现呼吸功能障碍,引起严重缺氧或二氧化碳潴留,需要呼吸机治

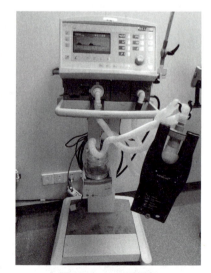

图7-2-1 呼吸机

疗。使用呼吸机的适应证如下。

（1）严重呼吸困难，有辅助呼吸机参与呼吸。

（2）呼吸频率>35 次/分。

（3）致命性低氧血症（PaO_2<40 mmHg、PaO_2/FiO_2<200）。

（4）严重的呼吸性酸中毒 pH<7.20。

（5）意识障碍，呼吸不规则。

（6）排痰困难，分泌物多。

（7）呼吸、心脏骤停及心肺复苏后。

（8）为安全使用镇静和肌松剂提供通气保障。

使用呼吸机的禁忌证是相对的，在出现致命性通气和氧合障碍时，应积极处理原发病（如尽快行胸腔闭式引流，积极补充血容量等），同时不失时机地应用机械通气。一般相对禁忌证如下。

（1）大咯血或严重误吸引起的窒息性呼吸衰竭。

（2）伴有肺大泡的呼吸衰竭。

（3）张力性气胸患者。

（4）心肌梗塞继发的呼吸衰竭。

2. 评估上机准备

（1）患者准备：①明确患者的基本情况，包括年龄、性别、身高、体重、诊断、病情、既往病史和对呼吸机支持的特殊要求等。②向清醒患者解释使用呼吸机的目的、注意事项等。③根据患者病情和治疗需求建立合适的人工气道，如气管插管、气管切开等。④选择舒适的体位，若无禁忌建议床头抬高 30°～45°。

（2）呼吸机准备：①根据患者基本情况选择合适的呼吸机、呼吸机管道、过滤器和湿化装置等。②连接呼吸回路、电源和气源。③设置呼吸机支持模式、参数和报警范围。④用模拟肺测试呼吸机是否正常工作或机器自检各功能部件有无故障。⑤检测呼吸机是否正常工作，各功能部件无故障后关机备用于床旁，在呼吸机醒目处标记"备用"。

呼吸机管道连接

物资准备床旁常规备吸引装置、给氧装置和简易呼吸器，以备紧急时进行吸痰、给氧和人工呼吸等。

二、模式选择与参数设置

1. 模式选择　常用通气模式包括控制通气、辅助通气、辅助/控制通气、同步间歇指令通气、压力支持通气、持续气道正压等。

（1）控制通气（control ventilation，CV）：即间隙正压通气（intermittent positive pressure ventilation，IPPV 模式），呼吸机完全代替患者自主呼吸，呼吸频率、潮气量或吸气压力、吸呼比、吸气流速由呼吸机控制，呼吸机提供全部的呼吸功。适用于严重呼吸抑制或呼吸停止的患者，如呼吸和心搏骤停、严重脑外伤等情况。

呼吸机模式及参数调节

（2）辅助通气（assist ventilation，AV）：由患者的自主吸气触发，呼吸机按预设的潮气量或吸气压力进行通气支持，呼吸功由患者和呼吸机共同完成。该模式通气时可减少或避免应用镇静剂，保留自主呼吸以减轻呼吸肌萎缩，改善机械通气对血流动力学的影响。适用于呼吸中枢驱动正常的患者,如慢阻肺(chronic obstructive pulmonary disease,COPD)急性发作、重症哮喘等。

(3) 辅助/控制通气(assist-control ventilation,ACV):是辅助通气和控制通气两种模式的结合,当患者自主呼吸频率低于预置频率或患者吸气努力不能触发呼吸机送气时,呼吸机即以预置的潮气量及通气频率进行正压通气,即控制通气。当患者自主呼吸强,其吸气能触发呼吸机时,以高于预置频率进行通气,即辅助通气。

(4) 同步间歇指令通气(synchronized intermitent mandatory ventilation,SIMV):是自主呼吸与控制通气相结合的呼吸模式,在触发窗内患者可触发与自主呼吸同步的指令正压通气,在两次指令通气之间触发窗外允许患者自主呼吸(可通过设置 PS 为自主呼吸提供支持)。同步间歇指令通气能与患者的自主呼吸同步,减少患者与呼吸机的对抗,减低正压通气的血流动力学影响,用于长期带机患者的撤机。患者总的呼吸频率 = 指令正压通气频率 + 患者自主呼吸频率。

(5) 压力支持通气(pressure support ventilation,PSV):属于部分通气支持模式,即患者在自主呼吸的前提下,当患者触发吸气时,呼吸机即开始送气并使气道压迅速上升到预置的压力值,患者每次吸气都能接受一定水平的压力支持,以克服气道阻力,减少呼吸做功,增强患者吸气能力,增加吸气幅度和吸入气量。主要用于机械通气的撤机过渡。

(6) 持续气道正压:是在自主呼吸条件下,整个呼吸周期内气道均保持正压,患者完成全部的呼吸功,是呼气终末正压(PEEP)在自主呼吸条件下的特殊技术。用于通气功能正常的低氧患者,可防止气道和肺泡的萎陷,增加肺泡内压和功能残气量,增加氧合,改善肺顺应性,降低呼吸功。持续气道正压过高可增加气道压,减少回心血量,出现低血压、气压伤等表现。

2. 参数设置 参数设置时应注意设置参数与实际输出参数的差异,应考虑不同参数之间的相符关系,根据患者病情、治疗需求与目标等合理调整。

(1) 潮气量(tidal volume,VT):通常依据理想体重选择 8~12 mL/kg,并结合呼吸系统的顺应性、阻力进行调整,避免气道平台压超过 30~35 cmH_2O。在压力控制通气模式时,潮气量主要由预设的压力、吸气时间、呼吸系统的阻力及顺应性决定。最终应根据动脉血气分析进行调整。

(2) 吸气压力(inspiratory pressure,PI):一般新生儿先预设 10~12 cmH_2O,小儿 12~15 cmH_2O,成人 10~20 cmH_2O,然后根据潮气量进行调整。原则上以最低的吸气压力获得满意的潮气量,避免出现气压伤和影响循环功能。

(3) 呼吸频率(respiratory rate,RR):呼吸频率的选择根据分钟通气量、目标 $PaCO_2$ 水平进行,一般新生儿通常设定 30~40 次/分,婴幼儿 20~30 次/分,年长儿 16~20 次/分,成人 12~20 次/分。

(4) 吸气时间(inspiratory time,Ti)与吸呼比(1∶E ratio):吸气时间通常设置新生儿 0.5~0.6 秒,婴幼儿 0.7~0.8 秒,年长儿 1.0~1.2 秒,成人 0.8~1.2 秒,临床上实际设置值偏低;吸呼比通常 1∶1.5~2,要考虑呼吸和循环两方面,既要使吸气在肺内分布均匀,肺泡气能充分排出又不要增加心脏负担。

(5) 峰值流速(peak fow):采用容量控制通气时通过调节峰值流速来调节吸气时间,

VT＝峰值流速×吸气时间。理想的峰流速应能满足患者吸气峰流速的需要,成人常用的流速设置在30～70 L/分之间,根据分钟通气量和呼吸系统的阻力和肺的顺应性调整,流速波形在临床常用减速波或方波。

(6) 触发灵敏度:一般情况下,压力触发常为(－2～－3)cmH₂O,流速触发常为2～6 L/分。灵敏度过高会引起与患者用力无关的误触发,灵敏度过低会增加患者的吸气负荷,消耗额外呼吸功。

(7) 吸入氧浓度(FiO₂):机械通气初始阶段,可给予高浓度的氧(甚至是纯氧)以迅速纠正严重缺氧以后,依据目标PaO₂、呼气终末正压水平、平均动脉压水平和血流动力学状态,酌情降低FiO₂至40%～50%,并设法维持血氧饱和度＞90%,若不能达到上述目标,即可加用呼气终末正压、增加平均动脉压,应用镇静剂或肌松剂。若适当呼气终末正压和平均动脉压可以使血氧饱和度＞90%,应保持最低的FiO₂。

(8) 呼气末正压:设置呼气终末正压的作用是使萎陷的肺泡复张,增加功能残气量,提高肺顺应性,改善通气和换气功能。一般初设在3～5 cmH₂O,然后根据氧饱和度进行调整,直至获得满意的氧饱和度。呼气终末正压可增加胸内压,设置过高易出现气压伤和低血压等表现。

(9) 报警参数:包括压力报警、呼出潮气量报警、呼出分钟通气量报警、呼吸频率报警、窒息时间报警等(表7－2－1)。

表7－2－1 常见报警参数设置

报警参数	下限	上限
气道压力	吸气峰压－(5～10)cmH₂O	吸气峰压＋(5～10)cmH₂O
呼出潮气量	VT实测值－30%VT实测	VT实测＋30%VT实测
呼出分钟通气量	MV实测－30%MV实测	MV实测＋30%MV实测
呼吸频率	6～8次/分	35次/分
窒息时间	15秒	30秒

三、呼吸机临床应用的护理

1. 常规护理

(1) 环境:室温控制在(24±1.5)℃,湿度控制在55%～65%,保持空气清新,为患者提供安静、安全、整洁、舒适、美观的住院环境。

(2) 体位:若无禁忌一般抬高床头30°～45°半卧位,可减少回心血量,减轻肺淤血,增加肺活量,改善心肺功能。

(3) 基础护理

1) 口腔护理:根据患者具体情况,做好口腔护理和口腔吸引。口腔护理时可配合使用牙刷、牙擦或氯己定等提高口腔护理质量。

2) 翻身与拍背:若病情许可,每1～3小时翻身一次,翻身时配合拍背,促进肺部分泌物排出。

呼吸机临床应用护理及撤机

3) 呼吸回路的管理:妥善固定呼吸回路;集水杯应处于回路最低点,方向向下,便于收集冷凝水;翻身、活动时避免呼吸回路受压或牵拉而导致人工气道异位;及时清除呼吸回路和集水杯内积水,避免重力牵拉呼吸回路或引起误触发;当管路破损或污染时应及时更换。

4) 运动与活动:病情稳定后尽早进行被动或主动运动,改善呼吸肌肌力,降低谵妄、肌肉萎缩、深静脉血栓和压疮等发生率。

5) 压疮预防:对卧床不能自行翻身的患者使用气垫床、减压敷料和采取翻身等措施,预防压疮发生。

(4) 营养:根据患者营养状况、病情需要给予肠内或肠外营养支持,提高机体抵抗力,改善呼吸肌肌力。

(5) 安全护理:保持各种留置管道通畅、妥善固定,规范护理,防止脱落、堵塞和感染等发生。对烦躁、昏迷患者采取约束、使用床栏等保护性措施,防止坠床发生。

(6) 心理护理:由于对机械通气的不理解、沟通交流障碍、担心呼吸机出现故障、担心痰液堵塞气道、担心医护人员不能及时发现病情变化、担心管道脱落和撤机困难等原因,患者容易出现焦虑、恐惧,缺乏安全感等。应根据情况予相应心理护理。

2. 机械通气患者的观察 应注意评估机械通气效果,及时发现相关并发症的出现,提高机械通气的安全性。机械通气患者病情观察重点如下。

(1) 呼吸功能:观察呼吸节律、呼吸深度,评估有无呼吸困难、人机对抗等。机械通气患者缺氧时可出现脉搏、呼吸增快,需严密观察。注意气道压力、呼出潮气量、血氧饱和度,评估通气和氧合状况。观察患者皮肤黏膜、口唇和甲床。二氧化碳潴留时可出现皮肤潮红、多汗和浅表静脉充盈。口唇和甲床青紫提示低氧血症。当患者病情严重必须给予高浓度氧时,应避免长时间吸入,氧浓度尽量不超过60%,同时密切观察有无氧中毒所致肺损伤出现。加强营养支持可以增强或改善呼吸肌功能。

(2) 循环功能:机械通气可使胸腔内压升高,静脉回流减少,心脏前负荷降低和后负荷增加,出现心排血量降低,组织器官灌注不足,表现出低血压、心律失常、末梢循环灌注不良、尿量减少等。

(3) 意识:缺氧和(或)二氧化碳潴留所致意识障碍患者,若呼吸机支持适当,患者意识状况应逐渐好转。若意识障碍程度加重应考虑呼吸机支持是否适当或患者病情发生变化。因此,应严密观察患者意识状况,出现异常及时通知医生处理。

(4) 血气分析:机械通气30分钟后应做动脉血气分析,以评估机械通气的效果和是否需要调整呼吸机模式和参数。若治疗有效,患者血气分析结果应趋于正常。若治疗无效,血气分析结果显示无改善或继续恶化。在机械通气治疗过程中,需根据患者病情严密监测动脉血气状况。

(5) 体温:观察气道分泌物量、色、性状和气味,评估肺部感染变化情况。患者出现呼吸机相关性肺炎和原有肺部感染恶化时,可出现体温异常改变,应严密监测,及时报告医生。

(6) 其他:观察有无消化道出血、腹胀,评估肠鸣音变化情况;严密监测尿量,准确记录出入量;观察有无水肿、黄疸,监测肝脏转氨酶有无异常;评估心理状况,有无紧张、焦虑或谵妄等。

3. **常见报警原因与处理**　报警功能是呼吸机必备的功能之一,引起呼吸机报警的原因很多,有的报警需要立即处理,否则会危及患者生命,如高压报警、窒息报警等。常见报警类别、原因及处理见表7-2-2。

表7-2-2　常见报警类别、原因及处理

报警类别	原因	处理
低通气量报警	(1) 潮气量设置不足 (2) 管道漏气或气囊漏气 (3) SIMV模式中呼吸弱或慢	查明原因及时处理,如拧紧松动的接头,将气管插管的气囊上充满气,调高潮气量
高通气量报警	(1) 自主呼吸频率比设定频率快 (2) 呼气流量监测传感器进水或堵塞 (3) 呼吸机触发灵敏度设置过高	处理原发疾病,必要时镇痛、镇静;重新调整参数
高压报警	(1) 高压报警上限设置过低 (2) 人机对抗 (3) 呼吸回路积水或管道扭曲、折叠 (4) 呼吸道分泌物堵塞气道	调整设置参数;改变呼吸模式或重新设置参数,可使用镇静剂;及时倾倒冷凝水;检查排除通气回路受压、扭曲;清理呼吸道分泌物
低压报警	(1) 自主呼吸弱或停止 (2) 呼吸机管道老化出现裂纹,接口松动漏气,气囊漏气,加湿器加水口未接上或温度探头脱落 (3) 低压报警设置过高	更改通气模式,适当给予镇静剂或头部制动,调整呼吸机报警参数的设置,更换呼吸机管路,检查气囊和加湿器
窒息报警	患者病情改变,呼吸减慢或停止	根据患者病情调整呼吸模式和参数
电源报警	(1) 停电 (2) 电源插头松脱 (3) 电源掉闸 (4) 蓄电池电量低	将呼吸机与患者断开并行人工通气支持;同时修复电源
气源报警	(1) 压缩氧气或空气压力低 (2) 气源接头未插到位 (3) 氧浓度分析错误	将呼吸机与患者断开;给患者行人工通气支持;同时调整或更换气源,或校对FiO_2分析仪,必要时更换氧电池
断开报警	(1) 呼吸回路、人机连接脱开 (2) 漏气量过大	检查回路及人机连接,确保二者正常连接及固定

4. **常见并发症与护理**

(1) 人工气道相关并发症

1) 脱管:与导管固定不佳和牵拉等有关,表现为呼吸机低潮气量报警、喉部发声和窒息等。应紧急处理,保持气道通畅,应用简易呼吸器通气和供氧,必要时重新置管。

2) 气道堵塞:由痰栓、异物、导管扭曲、气囊脱出嵌顿导管口、导管远端开口嵌顿于气管隆嵴、脱管等引起,表现为不同程度的呼吸困难,严重时出现窒息。应针对原因及时处理,如调整人工气道位置、抽出气囊气体、试验性插入吸痰管等。如气道梗阻仍不缓解,则应立即拔除气管导管,重新建立人工气道。

3）气道损伤:与插管时机械性损伤、气道内吸痰、气道腐蚀、导管压迫气道和气囊压迫气管黏膜等有关,表现为出血、肉芽增生、气管食管瘘等。为避免气道损伤,插管前应选择合适的导管,插管时动作轻柔,带管过程中保持导管中立位,合理吸痰,做好气囊护理等。

（2）机械通气本身引起的并发症

1）呼吸机相关性肺损伤(ventilator-induced lung injury, VILI):指机械通气对正常肺组织造成的损伤或使已损伤的肺组织进一步加重,包括气压伤、容积伤、萎陷伤和生物伤,临床表现为肺间质气肿、皮下气肿、纵隔气肿、心包积气、气胸和肺水肿等。为了避免和减少呼吸机相关性肺损伤的发生,机械通气应避免高潮气量和高平台压,吸气末平台压不超过30~35 cmH_2O,以避免气压伤、容积伤,同时设定合适呼气终末正压,以预防萎陷伤。出现张力性气胸应立即进行胸腔闭式引流。

2）呼吸机相关性肺炎(ventilator-associated pneumonia, VAP):是指气管插管或气管切开患者在接受机械通气48小时后发生的肺炎。呼吸机撤机、拔管48小时内出现的肺炎亦属于呼吸机相关性肺炎。在呼吸机相关性肺炎的防治中护理工作起到了相当大的作用,护理工作做得好,在很大程度上可以减少呼吸机相关性肺炎的发生,主要包括:清除口咽部的分泌物;充分引流痰液;防止院内交叉感染;呼吸机回路管道连续使用48小时后应予更换;回路管道上的冷凝水细菌浓度极高,清理时避免倒流入气道;保持室内良好的通风环境可减少呼出气带菌气溶胶对周围人群的影响。

3）机械通气相关性酸碱平衡失调:机械通气的主要目的是改善通气纠正呼吸性酸中毒。但通气不当,如通气模式的选择和参数的调节不合适、连接管路漏气等可导致通气量不足,使呼吸性酸中毒不能改善或加重,这在临床上非常常见。但容易被忽视,需及时分析处理;在原因不明时可给予简易呼吸囊辅助通气。

4）呼吸性碱中毒:这是机械通气患者最常见的酸碱平衡失调,主要原因是参数设置不当导致"预设"或"输出"通气量过大,一般降低通气量即可,其中以降低呼吸频率为主。其次是人机配合不良,预设通气量不大,但呼吸机通气模式、参数等选择和调节不当,均可导致人机配合不良,患者代偿性呼吸增强、增快,导致实际通气量增加,发生呼吸性碱中毒,可改用压力支持呼吸(pressure support ventilation, PSV)等自主性模式或适当使用镇静剂、肌松剂。

5. 呼吸机的撤离 呼吸机的撤离指逐渐减少呼吸支持的时间,同时逐步恢复患者的自主呼吸,直至完全撤离机械通气的过程。当患者达到撤机指征时,应尽快开始撤机。延迟撤机将增加机械通气的并发症和医疗费用。过早撤离呼吸机又可导致撤机失败,增加再插管率和病死率。

（1）撤机指征:根据中华医学会重症医学分会机械通气临床应用指南(2006年),达到以下条件可考虑撤机,包括:①导致机械通气的病因好转或祛除。②氧合指数:$PaO_2/FiO_2 \geq 150 \sim 200$ mmHg,$PEEP \leq 5 \sim 8$ cmH_2O,$FiO_2 \leq 40\% \sim 50\%$,$pH \geq 7.25$。慢阻肺患者要求$pH > 7.30$,$PaO_2 \geq 60$ mmHg,$FiO_2 < 40\%$。③血流动力学稳定,没有心肌缺血动态变化,临床上没有显著的低血压[不需要血管活性药物的治疗或只需要小剂量的血管活性药物,如多巴胺或多巴酚丁胺$5 \sim 10$ $\mu g/(kg \cdot 分)$];④有自主呼吸能力和较强的咳嗽

能力。

(2) 撤机方法

1) 自主呼吸试验(spontaneous breathing trial, SBT):是指在人工气道机械通气撤离前,让患者通过T管自主呼吸、低水平持续气道正压或低水平压力支持通气下呼吸,通过短时间(一般为30~120分钟)的密切观察,判断其自主呼吸能力是否恢复,以帮助医务人员决定是否撤机的一种技术。

2) 直接停机:适用于原心肺功能好,支持时间短的患者。若自主呼吸良好,且不耐受气管插管,可直接撤离呼吸机,让其自主呼吸。

3) T管撤机:气管插管或气管切开患者经T形塑料管呼吸湿化、温化的气体,与同步间歇指令通气、压力支持通气等相比,T管撤机属于完全自主性呼吸。

4) 呼吸模式过渡:适用于原心肺功能较差,支持时间较长的患者,通过改变呼吸支持模式和参数降低呼吸机支持水平逐步过渡撤机,如使用同步间歇指令通气、压力支持通气等模式过渡。

5) 间断停机:在脱机间隙使用射流给氧、T形管给氧等间接支持,逐渐延长脱机时间,宜在白天进行。

(3) 撤机实施:选择充分休息后的上午进行撤机,此时患者状态较好,医护人员较多,能保证抢救及时有效。撤机后严密观察患者病情,包括呼吸状况、血氧饱和度、心率、血压等,及时发现不耐受撤机指征并进行相应处理。

(4) 不能耐受撤机的指征:出现以下变化应立即恢复机械通气:①呼吸频率>30次/分。②血压升高或降低超过20 mmHg,心率增加或减慢超过20次/分。③PaO_2<60 mmHg,$PaCO_2$>55 mmHg。④出现烦躁、出汗及尿量进行性减少。

(5) 呼吸机依赖及护理:呼吸机依赖是指机械通气患者使用呼吸机通气支持的实际时间超过根据患者病情所预期的通气支持时间的一种状况,患者至少会有一次撤机失败。呼吸机依赖的原因包括生理和心理因素两方面,生理因素包括气体交换降低、通气负荷增加、通气需求增加、通气驱动力降低和呼吸肌疲劳等,心理因素包括不能控制呼吸模式、缺乏动机和信心及精神错乱等。部分机械通气患者从生理指标看可以脱机,但由于怀疑自己的呼吸能力、缺乏信心等原因,担心脱机后出现呼吸困难和窒息等,因而不愿意脱机。对呼吸机心理依赖的患者,应确切告知其生理指标已达到脱机标准,鼓励患者尝试脱机,脱机时做好安全保障措施,床旁严密观察患者,及时向患者反馈其各项生命体征稳定的信息,增强患者对脱机的信心。

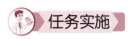

病例7-2-2:患者,王华,男性,52岁,诊断为重度颅脑损伤,体重约50 kg,目前为浅昏迷状态,双侧瞳孔等大等圆,对光反应迟钝,直径约3 mm,经口气管插管,气管插管型号为7.5号,插管深度为25 cm,已经试行脱机3小时,但患者目前突然心率为126次/分,呼吸微弱,血氧饱和度85%。

请问:是否需要继续行呼吸机辅助通气?该怎么做?

提示:呼吸机操作流程

(1) 查对患者,对神志清醒的患者做好解释工作,取得配合。

(2) 接通电源、气源,接模拟肺,开机,开显示屏。

(3) 根据病情,调节各参数:通气方式、吸入氧浓度、潮气量、呼吸频率、I/E、压力支持通气、呼气终末正压、灵敏度等,设定报警范围:高压限、低压限、分钟通气量低限、分钟通气量高限等。

(4) 观察呼吸机运转情况是否正常,出现报警及时查找原因排除。

(5) 湿化器加灭菌蒸馏水至标准刻度,打开电源,调节加热温度至需要温度。注意储水器处于管道的最低位置,防止积水倒流。

(6) 去掉模拟肺,连接患者,密切观察呼吸机运转情况及报警情况,出现报警及时查找原因并排除。

(7) 记录:上机时间、相应参数、上机前血气结果。

(8) 使用过程中随时观察气道压力的变化及患者病情的变化,上机半小时后应复查血气分析,根据血气分析的结果进行必要的参数调节。

(9) 待患者血气分析、呼吸频率恢复正常、自主呼吸强,自主呼吸方式 1 小时以上没有呼吸困难征象时,可间歇停呼吸机或停机。

(10) 将呼吸机与患者分离,关主机、(空气压缩机、监护屏开关)湿化器开关、切断气源、电源,消音。

(11) 整理床单位,并继续密切观察患者呼吸情况。

呼吸机操作流程步骤见图 7-2-2。

```
用物准备
  └─ 呼吸机、呼吸机管路、湿化器、湿化纸、蒸馏水、吸气过滤器、呼气过滤器、积水杯、废液袋、模拟肺、加热导丝探头、温度探头、减压阀、氧气、扳手
电源连接
  └─ 连接呼吸机、湿化器电源
气源连接
  └─ 空气、氧气输入管分别连接于气源,确保气源压力在正常范围内(241~690 kPa),使用瓶装氧气时,应使用减压阀
安装湿化器
  └─ ①选择和呼吸机相匹配的湿化罐;②湿化罐插入湿化器底座上,加热导丝探头与湿化器输出口连接;③湿化罐内注入蒸馏水,不超过水位线
呼吸机管路连接
  └─ ①加热导丝穿入吸气管;②从呼吸机气体输出端口依次连接:吸气过滤器→管道→湿化器→吸气管→积水杯→吸气管→患者→三通接头→呼气管→积水杯→呼气管→呼气过滤器(下端接积水杯、废液袋)→呼吸机气体呼出端口→温度探头与患者三通接头的吸气端连接;③患者理想体重≤24 kg的,应使用儿童患者管路;④在患者管路中增加附件会增加系统阻力,不要在已运行快速自检后再增加管路附件
固定呼吸机管路在支架
```

呼吸机操作流程

- **开电源开关**
  ① 开呼吸机及湿化器电源开关；② 湿化器温度调至39℃；③ 当患者暂时不用呼吸机时，应使机器处于待机状态，以减少损耗

- **呼吸机自检**
  建议在下列情形时执行自检：呼吸机每使用15天；更换患者时；改变患者管路配套时

- **呼吸机设置**
  ① 模式设置：事先了解患者需使用呼吸机的原因，根据患者情况预设呼吸机模式；② 参数设置：潮气量应事先了解患者体重，其他参数根据病情需要或按一般情况常规设置；③ 报警设置：根据患者病情需要或按一般情况常规设置

- **呼吸机接模拟肺**
  检查各参数值是否在正常范围内

- **接气管导管**
  ① 气管导管与患者三通接头连接；② 听诊呼吸音，评估患者与呼吸机的同步性

- **停用呼吸机**
  ① 气管导管与患者三通接头分离；② 关闭呼吸机及湿化器电源（如有压缩泵电源开关，关机顺序为：先关主机，再关压缩泵）；③ 空气、氧气输入管分别与气源分离；④ 分离过滤器、呼吸机管路、积水杯、湿化器、加热导丝探头、温度探头，清洗、消毒灭菌符合要求

- **操作结束**

图 7-2-2 呼吸机操作流程

任务评价

根据任务实施情况进行考核，见表 7-2-3、7-2-4。

表 7-2-3 呼吸机操作考核评价标准

班级_____ 姓名_____ 学号_____ 得分_____

内容		操作要求	分值	评分				得分
				A	B	C	D	
操作前准备	仪表	仪表端庄、服饰整洁、洗手、戴口罩、帽子	5	5	4	3	0～2	
	用物	呼吸机1台、湿化器1个、螺纹管、模拟肺	5	5	4	3	0～2	
操作过程	呼吸机准备	正确安装呼吸机湿化瓶及螺纹管	5	5	4	3	0～2	
		湿化罐内倒入无菌蒸馏水至水位线并调节好水温（30～40℃）	5	5	4	3	0～2	
		正确连接呼吸机供氧及供气管道，插上呼吸机电源	5	5	4	3	0～2	
		打开呼吸机电源开关	3	3	2	1	0	
	选择模式设置参数	根据患者病情设置呼吸机使用的模式、呼吸频率、氧浓度、吸呼比、峰流速、触发灵敏度及PEEP等	15	15	10	5	0～5	

续表

内容		操作要求	分值	评分 A	评分 B	评分 C	评分 D	得分
		根据患者情况设置报警界限：如呼吸频率、氧浓度、分钟通气量、气道压等	10	10	8	6	0~4	
	检查呼吸机连接患者	检查呼吸机各连接处是否漏气，工作是否正常，各指标显示状态	5	5	4	3	0~2	
		呼吸机进行自检	10	10	8	6	0~4	
		将呼吸机接头与患者气管插管相连	5	5	4	3	0~2	
		再次检查呼吸机工作是否正常，有无漏气现象，各参数是否适合患者	5	5	4	3	0~2	
	整理	妥善安置患者，人文关怀，交代注意事项	4	4	3	2	0~1	
		整理用物，洗手、记录	3	3	2	1	0	
评价	效果	患者通气有改善	3	3	2	1	0	
		能根据患者的病情选择呼吸机模式，调整参数	3	3	2	1	0	
		能熟悉呼吸机的报警原因的处理	3	3	2	1	0	
	沟通	操作人员整体素质良好，沟通良好，操作同时观察病情	3	3	2	1	0	
	操作	操作熟练，动作规范，无菌观念强	3	3	2	1	0	
总计			100					

考核教师：_____ 日期：_____

任务训练

一、单项选择题（扫描二维码）

单项选择题

二、简答题

1. 简述机械通气的目的。
2. 简述机械通气时可能出现的常见并发症。

三、病例分析

病例 7-2-3：患者，男性，65 岁。因"高血压，心脏病，心肺复苏后"带气管插管转入 ICU，立即予心电监护，呼吸机支持呼吸，进行亚低温治疗。如果你是其主管护士，谈谈该患者在呼吸机支持过程中的护理。

（陈国富）

模块二　院内紧急救护

项目八　循环系统紧急救护

项目介绍

循环系统的功能是把氧气通过血液传送到身体的各个器官,同时还担负着输送营养、排除废物、保持体温的功能。当循环系统出现问题时,如何在紧急情况下快速、有效地维持其运作,避免其他器官出现功能紊乱成为急救中的重要一环。本项目针对具体案例,并辅助虚拟仿真技术、图片等开展理实一体教学,掌握体外除颤及连续性血液净化的方法、配合和护理要点。

学习导航

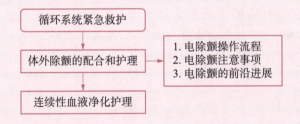

项目八 循环系统紧急救护

任务一 体外除颤配合和护理

任务目标

1. 能独立完成体外除颤技术,并能高效实施除颤与心肺复苏的配合。
2. 能说出体外除颤过程中的注意事项。
3. 能为体外除颤术后患者实施科学的护理措施。
4. 具有勇敢、果断,甘于奉献的职业精神和科学严谨的态度;具有团队协作能力和突发事件的应变能力。

情景导入 病例 8-1-1

重症监护室中,一位62岁行气管插管的老年男性患者突然发生心搏骤停,现场医生正进行心肺复苏,并启动院内急救系统,抢救车已到位。

请问:你作为现场护理人员应如何配合医生进行体外除颤?

实施条件

名称	基本要求	备注
实训场地	①模拟病房;②理实一体化多媒体教室	周围环境避开金属物品接触、光线明亮
设施设备	①多功能病床;②心电监护仪;③除颤仪;④仿真模拟人模型	符合院感要求
主要用物	①手套;②导电糊;③酒精纱布;④电极片	工作服、口罩、发网、挂表自备
软件环境	①无线WIFI;②虚拟仿真平台	虚拟仿真模拟实训,实时在线观看视频等教学资源
指导教师	每15名学生配备一名教师指导	双师型专任教师、临床兼职教师

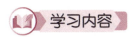

根据病例8-1-1,患者现需要立即进行体外除颤。

具体操作步骤如下。

一、操作前准备

1. **环境评估** 周围环境避开金属物品接触。
2. **患者评估** 评估患者的意识情况、生命体征、心电图波形是否呈室颤波、胸前区皮肤状况,去除患者身上金属导电物品,并了解患者有无植入起搏器。
3. **护士自身准备** 着装规范、按需洗手。
4. **用物准备** 手套;导电糊;酒精纱布;电极片;除颤仪。检查除颤仪能否正常开机,能否充电和放电。

二、操作步骤

1. **发现异常心电波形**
(1) 评估患者的病情、意识、生命体征等,连接心电监护仪观察是否有心室颤动,慢性心房颤动,阵发性室上性心动过速,传导的心房扑动。
(2) 协助患者取仰卧位。
(3) 确定抢救时间。
(4) 同时呼救。

2. **启动抢救程序**
(1) 立即启动心肺复苏程序,如双人院内心肺复苏时,则1人胸外按压,1人进行简易呼吸囊通气。
(2) 松衣扣(图8-1-1)。

3. **开机准备**
(1) 打开除颤仪开关(自动默认非同步模式)。
(2) 暴露除颤部位。检查胸前区皮肤是否有破损、潮湿等。

除颤技术

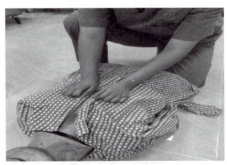

图8-1-1 松衣扣

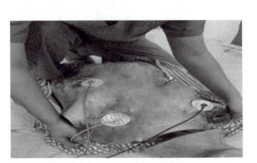

图8-1-2 移开电极片

(3) 对已有心电监护仪使用的患者,应注意胸前区电极片,必要时移开以确保除颤部位;紧急情况时可选择paddle导联,以便快速查看(图8-1-2)。

4. **准备除颤**
(1) 快速均匀涂抹导电膏(或用生理盐水纱布放在患者胸前除颤部位)(图8-1-3)。
(2) 再次确认心律为室颤、室扑或无脉性室速(观察心律时暂停按压)。

5. 选择能量

(1) 首次成人单项波可选 200 J,第 2 次 200～360 J,第 3 次 360 J。

(2) 成人双向波可选 150 J(图 8-1-4)。

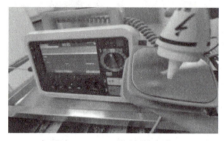

图 8-1-3 涂抹导电膏

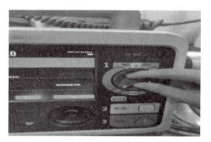

图 8-1-4 选择能量

(3) 首次儿童电击 2 J/kg,第 2 次 4 J/kg,后续电击>4 J/kg,最高 10 J/kg 或成人剂量。

6. 放置电极板

(1) 标有 Apex(心尖)除颤板放于患者左腋前线第 5 肋间,剑突水平。

(2) 另一除颤板放于患者右锁骨中线第 2～3 肋间(心底)(图 8-1-5)。

(3) 除颤板与皮肤紧密贴合,压力适中(压力为 11～14 kg)。

7. 充电

(1) 按下除颤板上的充电键(能听到蜂鸣声以及指示灯亮起)。

(2) 确认显示充电完毕(图 8-1-6)。

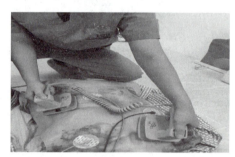

图 8-1-5 除颤板放置

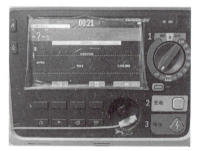

图 8-1-6 充电

8. 放电

(1) 清理现场:环顾四周,大声嘱周围人员远离病床及患者,确保患者胸前没有任何衣物、电线、电极片、氧气管等。

(2) 双手拇指同时按压放电按钮(图 8-1-7)。

9. 评估除颤效果

(1) 2 分钟或 5 个心肺复苏循环后评估患者病情,如为窦性心律,说明除颤成功;反之则再次除颤(图 8-1-8)。

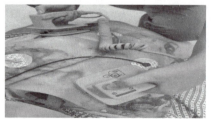

图 8-1-7 放电

(2) 除颤成功,记录时间。

10. 患者处置

（1）用纱布清洁皮肤（图8-1-9）。

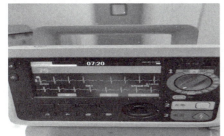

图8-1-8 确定除颤效果

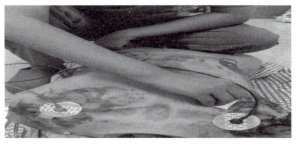

图8-1-9 擦拭皮肤

（2）检查除颤部位皮肤有无红肿、灼伤，帮患者穿好衣服。
（3）安置合理体位，进一步提供高级生命支持。

11. 用物整理

（1）关闭除颤仪。
（2）擦拭电击板。
（3）充电备用。

12. 洗手记录

（1）洗手。
（2）记录。

三、注意事项

（1）严格按照操作要求使用，保证操作安全有效。患者皮肤清洁，保持干燥。尽量避免在潮湿环境下操作。

（2）如患者有植入性起搏器，应注意避开起搏器部位至少10 cm。

（3）除颤前确定周围人员无直接或间接与患者接触，不能与金属类物品接触。

（4）导电糊不能涂到两电击板之间的患者胸壁上，以免除颤无效。

（5）按要求放置除颤板，紧急情况下使用盐水纱布，以浸湿不滴水为宜。

（6）操作时除颤板要与患者胸壁紧密接触，操作者的双手同时按下放电按钮，在放电结束之前不能松动，以保证低阻抗。

（7）操作过程中严密监护和观察患者的生命体征，并给予氧气吸入。

（8）体外自动除颤仪均带有心律分析程序，使用体外自动除颤仪将电极片放置于心尖部及心底部。

（9）定期监测，做好仪器自检等性能检查，24小时充电备用。

（10）心肺复苏必须始终贯穿其中。

（11）电除颤的作用终止心室纤维性颤动（ventricular fibrillation，VF）而非起搏心脏，因此，在完成除颤后应该马上恢复实施胸外按压直至2分钟后确定心脏自主循环恢复或患者有明显的循环恢复征象。

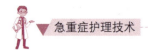

(12) 电除颤能量选择及适用范围：心律分析证实为心室纤维性颤动/无脉性室性心动过速(ventricular-tachycardia, VT)应立即进行电除颤，之后做5组心肺复苏，再检查心律，必要时再次除颤。单相波除颤器首次电击能量选择360J，双相波除颤器首次电击能量选择应根据除颤仪的品牌或型号推荐，一般为120J或150J。对心室静止(心电图呈直线)与肺动脉内膜剥脱术(pulmonary endarterectomy, PEA)患者不可电除颤，而应立即实施心肺复苏。

(13) 院内体外自动除颤仪的使用：推荐在除颤延迟风险的医疗区域使用，其目标是在心搏骤停后的3分钟内进行除颤。

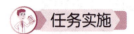

> 病例8-1-2　一位55岁内科住院患者，被发现在病房内突然不省人事。

你是第一个到现场的医护人员，请问：你将如何处置？

根据该病例情况，任何情况下，发现不省人事的患者，均先按照基础生命支持的步骤，即先确定患者意识、呼吸及脉搏情况，确定三无后启动医院内急救系统。立即启动心肺复苏。其他医护人员及抢救车到达后，组织团队抢救：包括施行心脏按压，维持呼吸道，开放静脉及注射药物，尽快使用除颤仪监测心电图等。根据病例，应立即装上电极板，查看心律，发现患者室颤，即可准备除颤。具体除颤流程见图8-1-10。

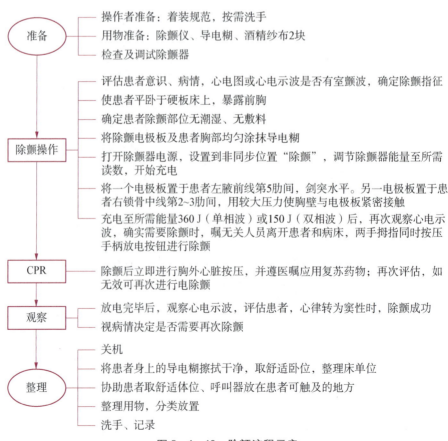

图8-1-10　除颤流程示意

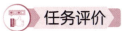 任务评价

根据任务实施情况进行考核,见表 8-1-1。

表 8-1-1 除颤技术考核评价标准

班级_____ 姓名_____ 学号_____ 得分_____

内容		操作要求	分值	评分等级及分值				得分
				A	B	C	D	
操作前准备	仪表	仪表大方,举止端庄,衣帽整洁	3	3	2	1	0	
	环境	环顾四周,评估环境安全并报告	3	3	2	1	0	
	物品	除颤仪、抢救车、导电糊、纱布、生理盐水、乙醇等	3	3	2	1	0	
	沟通	患者摆复苏体位	3	3	2	1	0	
操作过程	评估告知	患者的病情、意识、脉搏	3	3	2	1	0	
		心电图状态以及是否有心室颤动及心室扑动	3	3	2	1	0	
		除颤仪的性能	3	3	2	1	0	
		电除颤术的目的、可能并发症	3	3	2	1	0	
	实施	连接除颤仪,调至监护状态	5	5	4	3	0~2	
		分析患者心律,确认是否需要除颤,打印心电图	5	5	4	3	0~2	
		按需快速清洁胸部皮肤	4	4	3	2	0~1	
		调节除颤仪至除颤档	4	4	3	2	0~1	
		电极板涂上导电糊,并均匀分布	4	4	3	2	0~1	
		选择非同步方式及合适的能量	4	4	3	2	0~1	
		电极板放置正确,与患者皮肤紧密贴紧	5	5	4	3	0~2	
		再次确认患者心律,充电	4	4	3	2	0~1	
		确认周围人员无直接或间接与患者接触,放电	4	4	3	2	0~1	
		立即实施 5 个周期的心肺复苏	4	4	3	2	0~1	
		2 分钟后评估患者心律是否需再次除颤,并打印心电图	5	5	4	3	0~2	
	整理	向患者或家属解释介绍病情,交代注意事项	3	3	2	1	0	
		整理患者床单位	3	3	2	1	0	
		协助患者取合适体位	3	3	2	1	0	

续表

内容		操作要求	分值	评分等级及分值				得分
				A	B	C	D	
整理		检查皮肤情况,妥善清理用物	3	3	2	1	0	
		洗手,记录完整	3	3	2	1	0	
评价	效果评价	除颤准确、及时,沟通到位	3	3	2	1	0	
		急救意识强	3	3	2	1	0	
		技术熟练、条理性好及符合操作规程	3	3	2	1	0	
		全程5分钟,超时1分钟扣2分	4	4	3	2	0~1	
总计			100					

考核教师：_____ 日期：_____

任务训练

一、单项选择题（扫描二维码）

单项选择题

二、简答题

1. 心肺复苏抢救时,电除颤操作的关键步骤包括哪些?
2. 电除颤时,如患者有临时起搏器该如何处理?

三、病例分析

病例8-1-3：45岁患者,住加护病房,因为肺炎合并呼吸衰竭,4天前插管,目前使用呼吸机治疗中。护士经由气管内抽痰,在抽痰中,患者非常躁动,突然情况转坏,失去意识,没有反应。此时心电图监视如图8-1-11,血压测不出,脉搏摸不到。你如何处理?

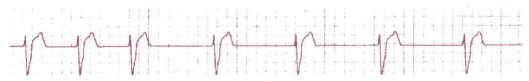

图8-1-11 病例8-1-3心电图

（明建青）

任务二　连续性血液净化护理

任务目标

1. 能完成连续肾脏替代疗法患者血管通路的准备,并能说出连续肾脏替代疗法的操作要素。
2. 能识别连续肾脏替代疗法治疗中的常见并发症,并进行针对性观察与护理。
3. 养成慎独、精益求精的职业精神和尊重生命的责任意识。

情景导入　病例8-2-1

患者,男性,69岁,神志模糊,慢性肾功能不全,代谢性脑病,无尿。实验室血液生化检查结果为肌酐:1 151.8 μmol/L,尿素:24.44 mmol/L,K^+:7.8 mmol/L。

实施条件

名称	基本要求	备注
实训场地	①ICU病房;②理实一体化多媒体教室	安全、干净、光线明亮、温度适宜
设施设备	①多功能病床;②血液净化用体外循环管路全套;③血液净化机	符合院感要求
主要用物	①血液净化用体外循环管路及血滤器全套;②换药包;③无菌手套;④皮肤及导管用消毒剂;⑤3 000 mL生理盐水;⑥抗凝剂;⑦置换液、透析液;⑧5 mL注射器;⑨20 mL注射器;⑩生理盐水 500 mL;⑪输液器;⑫三通管;⑬治疗车;⑭肝素帽	工作服、口罩、发网、挂表自备
软件环境	可播放教学视频的电脑或电子屏显示仪	实时观看教学资源,模拟训练
指导教师	分组分批进行,每3~4名学生配备一名指导老师现场查看上机、下机操作及导管维护要求,一对一上机操作练习,双人核查管路安装是否符合规范	具有连续肾脏替代疗法经验的双师型专任教师、临床兼职教师

学习内容

连续肾脏替代疗法(continuous renal replacement therapy,CRRT)又称连续性血液净

化,即利用净化装置通过体外循环方式,连续、缓慢地清除体内代谢产物、血浆成分及蓄积在体内的药物或毒物,以纠正机体内环境紊乱的一种治疗技术,其治疗时间每天连续或接近24小时。CRRT目前广泛应用于急危重症患者的救治中,并与机械通气、体外膜肺合称为急危重症患者的"三大生命支持技术"。

> 根据病例8-2-1患者出现肾功能不全、高钾血症,应立即予连续性血液净化治疗。

操作步骤如下。

一、操作前准备

1. **护士准备** 选定获得此操作准入资质的护士进行CRRT相关护理操作,确保CRRT过程的安全性;着装整齐,洗手,戴口罩、帽子,必要时戴防护面罩或护目镜,预防血源性疾病职业暴露。

2. **患者准备** 评估患者意识状态、内环境情况、出凝血功能、有无发热、疼痛不适等;向患者做好解释,协助患者取平卧位,保持舒适;采用两种以上有效方式进行身份识别;解释操作目的、过程、注意事项,取得患者理解与支持配合。

3. **环境准备** 保持室内空气清洁流通,室温在22~25℃,湿度50%~60%;保护患者隐私,必要时屏风遮挡;环境宽敞,便于操作。

4. **用物准备** 根据患者情况备齐所需用物,确保在有效期内。

二、操作步骤

1. **管路安装** 遵医嘱选择治疗模式,检查用物有效期及完整性。连续性肾脏替代治疗主要利用超滤、对流、扩散/弥散、吸附作用,其中对流是血液滤过的主要方式,主要用于清除中小分子的溶质;扩散/弥散是血液透析的主要方式,它依靠浓度梯度差进行物质的移动过程,主要用于清除小分子量的溶质,是透析溶质清除的主要方式。CRRT有多种方式,目前常用的CRRT技术包括连续性静-静脉血液滤过(CVVH)、连续性静-静脉血液透析(CVVHD)、连续性静-静脉血液透析滤过(CVVHDF)(图8-2-1)。

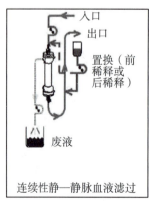
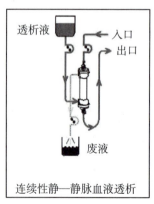
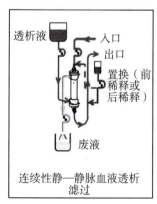

图8-2-1 常用CRRT的3种模式示意

2. **体外管路预充**

(1) 预冲液配置:根据患者凝血功能情况配置不同肝素浓度的预冲液。凝血功能正常者预冲液建议选择生理盐水 3 000 mL + 普通肝素 15 000 IU,存在肝素类药物禁忌的患者,仅用生理盐水预冲。

(2) 体外管路预冲连接方法:根据滤器箭头所示方向正确连接。将体外循环管路动脉端一侧连接血滤器动脉端即红色端,另一侧连接配置好的预冲液;体外循环管静脉端连接血滤器静脉端即蓝色端,另一侧连接液体收集袋。预冲排气时,可用排气锤轻轻敲打滤器两端,禁止敲打滤器管身部,以免破坏滤器中的中空纤维,预冲液流速建议为 100 mL/分(图 8 - 2 - 2)。

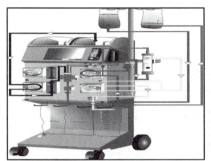 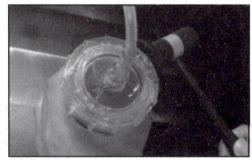

图 8 - 2 - 2 体外管路示意

(3) 闭路循环:使用三通将管路的静脉端与动脉端相连形成闭路循环,预冲液流速建议为 300 mL/分,以保证机器能正常安全使用。

(4) 清除肝素:肝素盐水预充后保留灌注 20 分钟,采用生理盐水不少于 500 mL 彻底冲净体外循环管路和血滤器中的残存肝素。

3. **检查管路通畅情况**　在静脉导管下铺无菌治疗巾,打开导管敷料,将导管置于治疗巾上。戴无菌手套消毒导管动脉端、静脉端及夹子,将封闭导管的肝素帽取下,分别消毒导管接头,用力擦拭 15 秒。用 5 mL 注射器回抽导管内封管肝素液,动脉端、静脉端各 2 mL 左右,推注在纱布上检查是否有凝血块,推注时距纱布距离 > 10 cm。无血凝块后测试回抽是否通畅(6 秒内快速回抽导管内血液 20 mL 并推回体内),回抽通畅后用 20 mL 生理盐水正压冲管,夹闭管道。同样方法检查另一侧管路的通畅性。如果导管回血不畅时,认真查找原因,严禁使用注射器用力推注导管腔。

4. **参数设置**　上机前再次确认治疗管路及血滤器连接正确及牢固,遵医嘱设置治疗参数,待患者生命体征稳定,并与其他护理人员进行双人核对无误后启动治疗。开始引血,初始血流量可设置为 80~100 mL/分,观察生命体征及各个监测压力值。治疗过程中,密切观察患者生命体征,检查机器的运转情况,血管通路情况,体外循环情况,及时发现相关并发症如出血、低血压、凝血等,及时处理机器运转过程中发生的各种报警。CRRT 治疗过程可每 60~120 分钟给予 200 mL 生理盐水冲洗管路和滤器(表 8 - 2 - 1,图 8 - 2 - 3)。

表 8-2-1 参数调节范围

参数	最小值	最大值
血流(mL/分)	10	500
超滤(mL/时)	Off/10	1 800
超滤目标(mL)	Off/10	10 000
持续抗凝(mL/时)	Off/0.1	25
置换(mL/时)	600	4 800
温度(℃)	Off/35	39

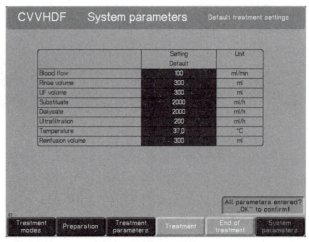

图 8-2-3 仪器界面参数显示表

5. **抗凝剂选择及检测** 评估患者的凝血功能和出血风险,选择合适的抗凝策略,如全身抗凝、局部抗凝或无抗凝治疗。对于凝血功能无明显障碍,无出血风险的重症患者可采用全身抗凝或局部枸橼酸抗凝,全身抗凝一般采用普通肝素或低分子肝素持续给药;对于高出血风险患者,如存在活动性出血、血小板<$60×10^9$/L,国际标准化比值(international normalized ratio)>2,活化部分凝血酶时间(activated partial thromboplastin time,APTT)>60秒或24小时内曾发生出血的患者,可采用局部枸橼酸抗凝;对于高危出血风险患者又无条件实施局部抗凝时,可采取无抗凝策略。

(1) 肝素抗凝:肝素抗凝优点是价格低廉、使用方便、监测方法简单,过量可使用鱼精蛋白迅速中和,但肝素药代动力学多变,出血发生率高,容易出现肝素相关血小板减少症。采用前稀释的患者,一般首剂量 1 875~2 500 U(15~20 mg),追加剂量 625~1 250 U/时(5~10 mg/时);采用后稀释的患者,一般首剂量 2 500~3 750 U(20~30 mg),追加剂量 1 000~1 875 U/时(8~15 mg/时);治疗结束前 30~60 分钟停止追加。抗凝药物的剂量依据患者的凝血状态个体化调整;治疗时间越长,给予的追加剂量应逐渐减少。可从静脉端管路采血检测活化凝血时间(ACT)评估抗凝治疗的有效性,控制 ACT 为正常值的 1.5～2 倍;从管路动脉端或患者静脉采血检测活化部分凝血活酶时间(APTT),如 APTT 大于正常值的 1.5～2 倍,提示抗凝剂使用过量,患者存在出血风险,需要适当减少普通肝素的追加剂量。

(2)枸橼酸局部抗凝:采用区域性枸橼酸抗凝患者病死率与肝素抗凝比较无差异,但区域性枸橼酸抗凝者具有延长循环时间、降低出血风险等优点。枸橼酸局部抗凝效果取决于滤器后离子钙水平,建议使滤器后游离钙水平维持在 0.25～0.35 mmol/L,同时经静脉端补充钙离子,使体内离子钙水平维持在 1.0～1.35 mmol/L。在治疗中需依据患者血气分析中血钙浓度调节枸橼酸泵入速度,一般速度保持在血流速度(mL/分)的 1.3 倍。严格控制体内钙离子水平,防止枸橼酸蓄积,避免血钙离子减少导致的心肌功能障碍和肌肉痉挛以及其他可能出现的低钠血症、高钠血症、低钙血症、高钙血症、代谢性碱中毒、代谢性酸中毒等代谢并发症。

6. 结束治疗

(1)医患沟通:护理人员遵医嘱准备结束治疗,洗手,戴口罩,携用物至床旁,向患者解释结束治疗的原因并取得合作,消除患者紧张、焦虑心理。

(2)操作步骤:当治疗需要结束时,遵医嘱确认治疗剂量已完成,在血液透析机显示屏上按"结束"键,停止血泵,转动三通开关,生理盐水冲尽动脉导管端血液后夹闭动脉端夹子,将三通转至生理盐水与机器端相通。血流量设置一般为 80～100 mL/分,启动"回血"模式(图 8-2-4)。

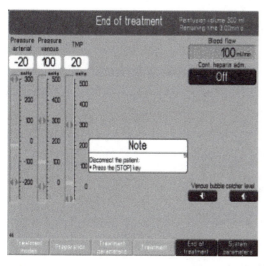
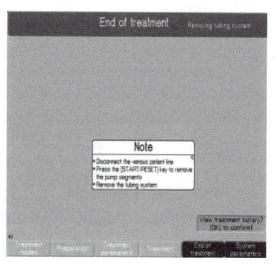

图 8-2-4 结束治疗操作界面

7. 操作后处理 待血滤器及管路内血液冲净后分离导管,断开与血液净化静脉导管的连接,按无菌操作要求分别消毒置管的动、静脉导管端。使用 10 mL 以上无菌生理盐水脉冲式冲洗动、静脉端管路后正压封管,给予正压封管,连接肝素帽,用无菌纱布包裹导管末端并妥善固定,以免牵拉。无活动性出血或出血风险的患者,建议采用1 000 U/mL肝素盐水封管;对于有活动性出血的患者,宜采用4%的枸橼酸钠液封管,每12～24小时1次。整理用物,记录患者液体平衡情况及有无不适反应,及时清洁和擦拭消毒血液净化机。

8. 滤器的观察

(1) 在CRRT治疗过程中应每小时监测滤器的情况,如果发现其颜色变深,提示有凝血的可能。

(2) 注意保持血流速度的相对稳定,因血流速度的减慢,或通过负压吸引的超滤均可使滤过率升高,血液黏滞度增加,滤器容易发生凝血现象。

(3) 置换液使用前稀释法和调节血流速度保持一定的超滤率能延长滤器使用寿命。

(4) 滤器对肝素有一定的清除作用,从而降低了抗凝效果,治疗过程中根据血液监测结果可适度调整肝素用量。

9. 并发症的观察与护理

(1) 低血压:大多数由于体外循环引起,对本身存在低血压的患者,在上机前酌情补充必要的液体容量或使用血管活性药物维持血压基本稳定。

(2) 低体温:超滤时大量液体交换可引起患者体温下降,及时调整仪器上加温器温度可予纠正,必要时保暖或调整环境温度。

(3) 过敏反应:与治疗前滤器未充分预冲有关,可遵医嘱给予糖皮质激素及抗组胺类药物,严重者按过敏性休克处理。

(4) 出血:大多数为抗凝药物过量所致,可根据病情调整抗凝方式或抗凝剂量,必要时使用无肝素治疗。

(5) 凝血:血液净化用管路及滤器未充分浸泡,患者处于高凝状态,肝素剂量应用不足等均可引起,可根据患者病情加大抗凝剂用量。

(6) 血管通路引血不畅:常见于管道扭曲或打折或管道内有血凝块,致管腔变小有关。可导致CRRT过程中血流量下降,引起滤器凝血、超滤被迫停止下机。应严密监测各管路压力,保持血管通路通畅。

(7) 水、电解质失衡:主要与大量置换液使用时,未及时根据电解质调整配方,配方时应严格做好查对制度。

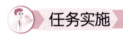

以费森尤斯机(multiFiltrate)为例,具体操作步骤见图8-2-5。

费森尤斯机
操作视频

项目八 循环系统紧急救护

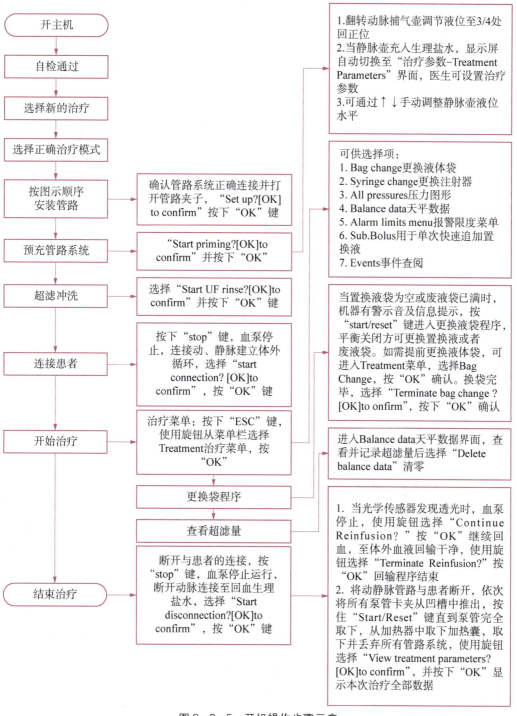

图 8-2-5 开机操作步骤示意

任务评价

根据任务实施情况进行考核,见表 8-2-2。

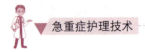

表8-2-2　血液净化技术考核评价标准

班级_____　姓名_____　学号_____　得分_____

内容		操作要求	分值	评分等级及分值 A	B	C	D	得分
操作前准备	准备	着装符合要求,洗手、戴口罩	2	2	1	0	0	
		物品准备齐全、放置合理	3	3	2	1	0	
		环境整洁、光线好、操作安全	3	3	2	1	0	
	评估	评估病情、意识、生命体征、合作程度、凝血功能情况	4	4	3	2	1	
		评估穿刺点皮肤、导管(位置、通畅)情况	4	4	3	2	1	
	告知	告知相关知识及血浆置换目的及步骤	4	4	3	2	1	
		操作中可能出现的不适,教会患者配合操作的方法及注意事项	4	4	3	2	1	
操作过程	CRRT治疗	暴露穿刺部位,摆好体位	5	5	3	2	1	
		推血液净化机至床旁,选择正确机器型号与管路	5	5	3	2	1	
		双人核对后遵医嘱配制置换液和预充液	4	4	3	2	1	
		开机自检,选择治疗模式,正确连接管道	4	4	3	2	1	
		预充管路	4	4	3	2	1	
		确保管路无气泡,预充完毕	6	6	4	2	1	
		再次核对连接患者,开动血泵引血	6	6	4	2	1	
		调节治疗参数及报警参数	6	6	4	3	2	
		治疗结束,回血,下机	5	5	4	3	2	
		严格无菌操作,肝素盐水封管,妥善固定导管	4	4	3	2	1	
		告知相关事项,再次核对,观察治疗后反应	6	6	4	3	2	
	整理	协助患者取舒适体位,整理床单位	4	4	3	2	1	
		记录上机时间、动脉压、静脉压、跨膜压等参数	4	4	3	2	1	
		整理用物,洗手、记录、完善治疗单	3	3	2	1	0	
评价	效果	机器运行正常,导管固定通畅,患者体位舒适	4	4	3	2	1	
	沟通	全程关心患者,注重人文关怀,沟通有效	3	3	2	1	0	
	操作	技术熟练,符合无菌原则及操作规程	3	3	2	1	0	
总计			100					

考核教师:_____　日期:_____

任务训练

一、单项选择题(扫描二维码)

单项选择题

二、简答题

CRRT 常见抗凝方式有哪些?

三、病例分析

病例 8-2-2:患者,男性,38 岁,因"高钾血症"入院。体格检查:体温 36.7℃,脉搏 93 次/分,呼吸 26 次/分,血压 180/100 mmHg,无尿。血液辅助检查结果:肌酐:2 861.0 μmol/L,尿素:66.02 mmol/L,K^+:8.04 mmol/L。入院后处理:行床旁连续性肾脏替代治疗降低血钾、清除代谢废物、无创辅助通气,降压等对症治疗。入院诊断:①慢性肾脏病 CKD5 期;②高钾血症;③高血压 3 级,很高危组。

(1)该患者应该选用何种治疗方式?

(2)治疗过程中可能发生哪些并发症?

(李立青)

◆ 模块二　院内紧急救护

项目九　能　力　拓　展

项目九 能力拓展

院内紧急救护综合训练

 任务目标

1. 熟悉院内紧急救护的流程和场景。
2. 能根据患者的具体情况,密切做好病情监测,完善各项抢救准备,科学有效实施救护。
3. 在训练中领会有效团队合作的内涵,做到关心患者、尊重患者及保护患者隐私等。

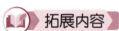 **拓展内容**

本综合训练结合情景模拟,在实训室再现院内紧急救护场景,要求在模拟情境中,应用急救程序,快速启动院内紧急救护流程,在急救现场能进行快速预见性评估,确定问题,做好抢救准备;现场能配合医生开展紧急救护,维持现场秩序;快速安全地实施转运并做好交接。操作完成后小组成员须对整个救护过程进行讨论,并进行反馈评价及总结。

 实施条件

名称	基本要求	备注
实训场地	①模拟病房;②理实一体化多媒体教室	安全、干净、光线明亮、温度适宜
设施设备	①多功能心肺复苏模型;②体外自动除颤仪;③多功能心电监护仪;④转运床;⑤便携式氧气瓶;⑥微量泵;⑦便携式吸痰器;⑧口咽通气管/插管用物;⑨有创转运呼吸机/简易呼吸器	符合院感要求
药物配备	①生理盐水;②肾上腺素;③硝酸甘油;④阿托品;⑤地西泮;⑥利多卡因	药品包装完好,在有效期内;药品和设备分类放置,形成"院内紧急救护包"
软件环境	①无线 WIFI;②虚拟仿真平台	虚拟仿真模拟实训,实时在线观看视频等教学资源

续表

名称	基本要求	备注
指导教师	每 12 名学生配备一名教师指导,对学生拟定的救护流程、执行情况、组内分工合作等情况进行逐一评价,指出不足,指导和督促学生自主练习	学生 4 人一组,自荐产生组长

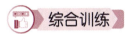
综合训练

> 病例 9-1-1:男性,60 岁,身高 170cm,体重 63kg。因"心悸、胸闷 1 年余,加重气促 2 小时"就诊,住院治疗期间,患者准备 CT 检查,在 CT 室外突然呼之不应,第一目击者为家属,无法准确提供患者现场情况。

院内紧急救护综合训练

一、训练目标

能够快速启动院内紧急救护流程,根据现场"患者"情况,进行紧急处理,处理后能成功转运患者并进行患者交接。

二、训练要求

根据此病例开展院内紧急救护患者模拟实训,场景、人员分工、操作流程和步骤符合实际。

三、任务准备

1. **分析讨论**　小组成员研读病例情况,获取院内需紧急救护的患者发生病情变化所在位置,讨论启动紧急救护的流程,确定处置方案。
2. **人员分工**　确定每位小组成员的职责任务,确定指挥者(组长)。
3. **用物准备**　院内出诊包、平车、输液架。
4. **患者准备**　根据案例情境在多功能心肺复苏模型上进行初始情况设置。

任务实施

(一)分析病例,制定院内紧急处置流程

1. **分析**　根据病例 9-1-1 患者情况,分析患者可能发生病情变化的原因,患者可能发生了心跳呼吸骤停,预计现场需进行心肺复苏,抢救设备有除颤仪、心电监护仪、呼吸囊等。
2. **分组**　将组员分为若干组,每小组 4 人,分别扮演医生 1 人(组长)、护士 2 人(组员)、护工 1 人(组员),组长负责统筹协调,快速召集组员、根据患者情况指挥抢救。
3. **制定处置流程**　组长带领组员,根据本模块学到的知识,通过桌面推演制定心跳呼吸骤停院内紧急处置的流程。
4. **流程讨论**　由老师组织小组进行流程汇报,最终形成院内紧急救护流程图。

(二)快速启动院内紧急救护流程

1. **抢救物品**　院内出诊包抢救用物齐全,设备性能完好。

2. 时间　接收到紧急代码后,第一时间做出反应,在组长的带领下携带好抢救物资以最快的速度赶到现场。

(三) 现场处置流程

1. **第一时间评估并妥善处置患者**

(1) 判断患者有无意识,呼吸心跳是否存在,取合适体位。

(2) 团队成员分工合作,同步完成以下操作:①护士1获取生命体征及其他各项监测指标并汇报组长;②护士2随时做好抢救准备,根据组长指示进行相应抢救;③护工疏散围观人群,维持现场环境,协助护士开展抢救;④组长指挥抢救,确保高效、有序实施抢救,评估是否有转运条件。

2. **转运及交接**

(1) 转运:抢救成功或者患者暂时不需要抢救,团队成员将患者转移到平车,妥善固定后开始转运,转运过程中观察患者意识及各项生命体征,随时做好抢救准备。

(2) 交接:将患者转运至急诊科抢救室,与接班人员进行交接班。

3. **灵活处置现场可能出现的问题**　模拟情境包括但不限于以下情况:

(1) 患者家属情绪激动,不配合抢救。

(2) 围观人群过多,影响抢救的实施。

(3) 抢救现场条件不利:电梯里面、斜坡上、开水房等。

(4) 设施设备异常:呼吸机运行故障、监护仪报警、设备蓄电池电量不足等。

(四) 任务实施流程

任务实施流程见图9-1-1。

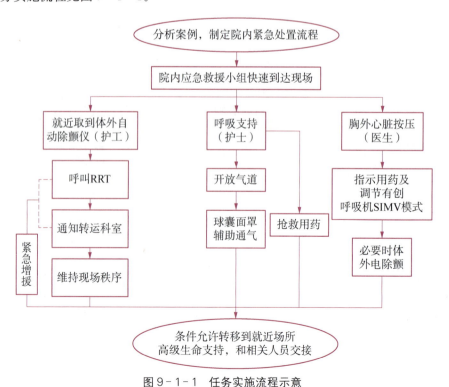

图9-1-1　任务实施流程示意

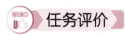 任务评价

根据任务实施情况进行考核,见表9-1-1。

表9-1-1 院内紧急救护综合训练考核评分标准

班级_____ 姓名_____ 学号_____ 得分_____

内容		操作要求	分值	评分等级及分值				得分
				A	B	C	D	
操作前准备	仪表	仪表大方,举止端庄,衣帽整洁	3	3	2	1	0	
	环境	环顾四周,评估环境安全并报告	3	3	2	1	0	
	物品	心电监护仪、呼吸囊、除颤仪或体外自动除颤仪、转运床等设备均在备用状态	3	3	2	1	0	
	反应	接收到院内紧急救护通知时,快速反应	3	3	2	1	0	
	沟通	安慰患者或家属、人文关怀	3	3	2	1	0	
操作过程	评估伤情	及时识别病情变化(10秒内),判断准确	3	3	2	1	0	
		安置患者于合适体位	3	3	2	1	0	
		正确处理病情(清创、消毒、抢救等)	3	3	2	1	0	
	处置流程	人员分工合理	6	6	4	2	0~1	
		抢救措施快速、正确	6	6	4	2	0~1	
		仪器设备使用,规范连接心电监护仪、呼吸囊使用、除颤仪/体外自动除颤仪使用等	6	6	4	2	0~1	
	抢救措施	抢救用药规范	6	6	4	2	0~1	
		心肺复苏等抢救措施正确	6	6	4	2	0~1	
		记录正确及时	6	6	4	2	0~1	
	安全转运	转运前评估转运条件后开始转运	6	6	4	2	0~1	
		转运中观察病情	6	6	4	2	0~1	
		转运中患者和仪器固定稳妥	5	5	3	2	0~1	
		转运后及时整理抢救和转运用物	5	5	3	2	0~1	
	患者交接	病情交接清楚	4	4	3	2	0~1	
		抢救用物交接规范	4	4	3	2	0~1	
评价	效果	操作流程、患者转运及交接正确	3	3	2	1	0	
	沟通	组员间能有效沟通,操作同时观察病情变化	3	3	2	1	0	
	操作	操作熟练,动作规范,整体操作在规定时间内完成(20分钟),无菌观念强	4	4	3	2	0~1	
总计			100					

考核教师:_____ 日期:_____

（1）小组成员须对整个过程进行评价，每人提出 1～2 个不足。
（2）小组间应用"院内紧急救护综合训练考核评分标准"进行相互评价。
（3）教师对团队的任务完成情况进行点评。

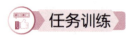

病例分析

1. 病例 9-1-2：男性，76 岁，身高 165 cm，体重 60 kg。因"二型糖尿病"在内分泌科治疗，患者在院内散步时突然倒地、出汗、颤抖，诉心慌，第一目击者为院内安保人员，立即通知急诊科启动院内紧急救护流程。

请问：作为急诊科护士接到安保人员通知后应考虑患者突然倒地的原因可能有哪些？现场如何对患者实施急救？患者在转运过程中需要注意哪些问题？

2. 病例 9-1-3：患者，男性，65 岁，因"蛛网膜下腔出血"在全麻下行血肿清除术，术后入 ICU，第二日戴气管插管外出行 CT 检查，途中患者突然血氧饱和度下降，面色青紫，呼吸机报警"漏气"。

请问：作为护送患者的 ICU 护士应如何紧急处置？在处置过程中呼吸机突然停机，应如何应对？

（李湖波）

模块三　院内重症监护

项目十　呼吸系统监测

项目介绍

在危重症患者的护理中,需严密监测患者的呼吸系统功能,以便及时判断病情变化,迅速采取针对性的强化医疗和护理措施,预防呼吸衰竭和多器官功能障碍综合征的发生。呼吸系统功能的监测是急危重症护士需要掌握的基本技能之一。本项目针对具体病情,对动脉血气标本留取、血气分析结果的判定以及呼吸衰竭的救护进行学习,护理过程重视人文关怀和操作注意事项,保证护理安全。

学习导航

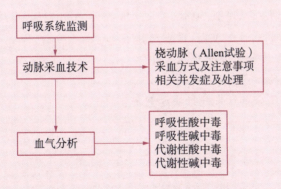

项目十　呼吸系统监测

任务一　动脉血气监测与标本留取

 任务目标

1. 明确操作流程和注意事项,能有效采集动脉血气标本,临危不乱,关爱患者。
2. 能结合理论知识,对血气分析结果进行快速判定。
3. 有敏锐的观察和应变能力,能对采血过程中出现的常见并发症及时处理,保障患者安全;树立安全护理意识,避免职业暴露。

情景导入　病例 10-1-1

患者因反复发作咳嗽咳痰 20 余年,加重 2 周,伴喘息咳黄痰入院,体温 36.8℃,心率 120 次/分,呼吸 30 次/分,血压 130/65 mmHg,血氧饱和度 89%,诊断:慢性阻塞性肺病急性加重期,医嘱动脉采血行血气分析。

请问:1. 护士该如何进行动脉采血?
　　　2. 动脉采血的注意事项有哪些?
　　　3. 如何对血气分析结果进行快速判定?

 实施条件

名称	基本要求	备注
实施场地	模拟病房	安全、干净、光线明亮,温度适宜
设施设备	①多功能病床;②仿真模型	符合院感要求
主要用物	①动脉采血针;②皮肤消毒液;③棉签;④锐器盒;⑤洗手液;⑥乳胶手套	物品处于备用状态,无菌物品在有效期内

续表

名称	基本要求	备注
软件环境	无线 WIFI	实时在线观看视频等教学资源
指导老师	3~4 名学生一个床单位,每 15~20 名学生配备一名教师指导	双师型专任教师、临床兼职教师

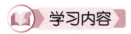

根据病例 10-1-1,患者慢性阻塞性肺病急性加重期,缺氧症状明显,需要动脉采血行血气分析,并对血气分析结果进行快速判定。

一、操作前准备

1. **用物准备** 医嘱单、动脉采血针、皮肤消毒液、棉签、锐器盒、洗手液、乳胶手套、无菌棉球、冰袋或冰桶。

2. **环境准备** 病室安静整洁,光线充足,适宜操作,保护患者隐私。

3. **护士准备** 衣帽整洁,洗手,戴口罩。

4. **患者准备** 身份识别,核对医嘱及患者;告知患者操作目的和注意事项,取得患者的配合;患者处于安静状态,配合操作。

二、操作步骤

1. **评估:桡动脉(Allen 试验)** 测试方法:嘱患者反复做握拳、松拳动作至手掌皮肤变白,同时压迫桡、尺动脉搏动处,迅速放松压迫尺动脉的同时,让患者松拳,观察手指恢复红润的时间。如手指恢复红润时间<5~7 秒(平均 3 秒),提示尺动脉血液供应正常,Allen 试验阴性;如恢复时间为 8~15 秒,存在血供不足的可疑,置管须慎重;如恢复时间>15 秒,提示血供不足,禁止在该侧桡动脉穿刺置管。

2. **洗手** 护士用七步洗手法洗手后,携带物品至患者床旁。

3. **解释核对** 确认患者身份(腕带、反问式),告知患者动脉采血的目的、方法以及采血前后的注意事项,取得患者的理解和配合。

4. **体位准备** 嘱患者仰面平卧位,上肢伸直略外展,腕部背屈 30°。

5. **定位** 桡动脉穿刺定位:距掌纹线 2~3 cm 动脉搏动最强处,仔细感觉动脉的搏动情况。股动脉穿刺定位:患者取仰卧位,充分暴露腹股沟,将穿刺一侧大腿稍外展外旋,小腿屈曲成 90°,在腹股沟韧带中点下方 1 cm(即股动脉波动最强)处,垂直刺入 2~3 cm 即进入股动脉。

6. **采血**

(1) 铺治疗巾。

(2) 消毒,以动脉搏动最强点为圆心,消毒范围大于 5 cm×5 cm,消毒两遍待干。

(3) 戴手套。

(4) 取出动脉血样采集器，将动脉血样采集器拉至预设位置，除去针帽。

(5) 进针：采血者用左手示指固定桡动脉，右手以持笔式把持注射器，手的小鱼际贴在患者的大鱼际处，针尖斜面朝上，沿示指边缘45°~90°刺入皮肤，见鲜红色动脉血回血后，固定注射器，血液自动涌入采血器至预设位置。采血时注意勿快速上拉针栓，以免混入静脉血。

(6) 拔针：拔出针头，将动脉采血器针头垂直插入橡胶塞中，避免空气进入。如血液中有气泡，缓慢将气泡排出。轻轻转动注射器，以便血液和抗凝剂完全混合。穿刺点用棉球按压5~10分钟，凝血功能障碍者需延长按压时间。

7. **用物处理** 垃圾分类放置，注意针头丢进锐器盒内。

8. **整理** 整理床单位，妥善处理用物。

9. **观察宣教** 观察穿刺部位有无渗血、肿胀，嘱患者按压5~10分钟，不出血为止。

三、注意事项

(1) 告知患者家属采血前应嘱患者平卧或休息5分钟，帮助患者缓解紧张情绪，防止过度通气或屏气；如患者给氧方式发生改变，应在采血前等待至少20~30分钟，以达到稳定状态，保证检测结果的准确性。

(2) 严格无菌操作，预防感染。

(3) 采血后穿刺部位按压5~10分钟，如有出血倾向患者则延长按压时间，防止血肿发生。

(4) 标本应隔绝空气，避免混入气泡或静脉血。

(5) 为避免细胞代谢造成的错误检测结果，采血后尽量立即送检，并在30分钟内完成检测。送检标本注明采集时间、患者体温、吸氧方式、流量、吸氧浓度等。

(6) 标本在运送过程中，应避免使用气动传送装置，避免由于剧烈震荡导致血标本溶血，以及PO_2等检测值的不准确。

(7) 下肢静脉血栓的患者，避免从股动脉及下肢动脉采血。

四、动脉采血过程中的并发症及处理措施

1. **感染**

(1) 发生的原因：置管过程中未能严格执行无菌操作。

(2) 预防措施：穿刺前认真选择血管，避免在已出现破溃、感染、硬结、皮肤病等情况的部位穿刺；穿刺时严格遵守无菌原则；采血后用无菌棉球加压5~10分钟。

(3) 处理措施：已发生感染者，除对因处理外，还应遵医嘱进行抗感染治疗。

2. **出血或皮下血肿**

(1) 发生的原因：针在皮下多次进退，或针头穿过对侧血管壁造成血管损伤形成血肿；短时间内在血管同一部位反复多次穿刺使血管壁形成多个针孔导致皮下渗血；部分凝血功能欠佳或使用抗凝剂，按压时间或压力不足；上肢动脉采血完毕后，过早使用血压袖带充气测血压。

(2) 预防措施：加强穿刺技能训练，掌握进针的角度和深度；避免在同一部位反复穿刺；穿刺成功后局部加压止血 5~10 分钟，凝血功能障碍及老年人应当延长按压时间或用小沙袋压迫止血 15 分钟。

(3) 处理措施：如出现穿刺口大出血，立即戴无菌手套，用无菌敷料按压穿刺点直到不出血为止；血肿发生 48 小时内，可采用局部冷敷，48 小时后采用热敷。如血肿较轻，肿胀局限，不影响血流时，可不进行特殊处理，若肿胀加剧应立即按压穿刺点并同时用硫酸镁湿敷。

3. 假性动脉瘤形成

(1) 发生的原因：桡动脉或足背动脉经反复的穿刺损伤、出血，引起动脉部分断裂，血液不能流出。血肿与动脉管腔相通，在局部形成搏动性血肿，伤后 4~6 周，血肿机化，形成外壁，内面为动脉内膜延伸而来的内皮细胞，形成假性动脉瘤。

(2) 预防及处理：穿刺时须避免重复穿刺同一部位；穿刺后如动脉有少量出血时，可采用无菌敷料按压出血部位并用胶布加压、固定并随时观察血流量及是否有出血；患者若有小的足背动脉假性动脉瘤形成，需避免瘤体摩擦，引起破裂出血，瘤体较大者，可采用手术直接修补。

4. 动脉痉挛

(1) 临床表现：血管痉挛时远侧动脉搏动减弱或消失，肢体可出现麻木、发冷、苍白等缺血症状，而无局部大出血或张力性血肿现象，长时间血管痉挛可导致血管栓塞。

(2) 预防措施：做好患者的解释工作，消除恐惧等不良心理，使其放松；热敷局部血管。

(3) 处理措施：若出现动脉痉挛，但穿刺针头确定在血管内，可暂停抽血，待血流量增加后，再行抽血；若穿刺未成功，则拔针暂停穿刺，待痉挛解除后再进行动脉穿刺。

5. 血栓形成

(1) 临床表现：较少见，主要发生在股动脉穿刺时。患者主诉穿刺端肢体疼痛、无力。查体可见穿刺端皮肤青紫或苍白，皮温下降，穿刺远端动脉搏动减弱或消失。

(2) 预防及处理：避免同一穿刺点反复穿刺；拔针后压迫穿刺点的力度要适中，应做到穿刺处既不渗血，血流又保持通畅，压迫时以指腹仍感到有动脉搏动为宜；若有血栓形成，进行尿激酶溶栓治疗。

五、相关进展

1. 采血部位的选择　结合美国临床和实验室标准协会（Clinical and Laboratory Standards Institute，CLSI）动脉采血部位的选择标准，首选桡动脉。

2. 采血用具的选择　推荐使用一次性动脉血气针，可减轻患者疼痛程度，提高一次穿刺成功率。血气针内含抗凝剂，操作简便，结果准确，适合临床广泛应用。

3. 穿刺方法的改进

(1) 采血时确保针尖斜面朝向患者心脏方向，利于血液进入动脉穿刺针内。为保证针尖向心，采集患者左上肢时，操作者应站在患者左侧肢体内侧。采集患者右上肢时，操作者应在患者右侧肢体外侧（简称"左内右外"）。

(2) 穿刺点确定：距腕横纹一横指（1~2 cm）、距手臂外侧 0.5~1 cm 处，示指单指定位桡动脉波动最明显部位作为穿刺点。

4. 标本采集后处理 若采血过程中引入气泡,应第一时间充分排气,并立即封闭动脉采血针,使血液与抗凝剂充分混匀,避免血液样本凝固或产生微小凝块,影响检测结果。抗凝过程应动作轻柔,避免溶血的发生。

5. 标本运送与接收 采血后立即送检,并在 30 分钟内完成检测;如进行乳酸检测,须在 15 分钟内完成检测。如果无法在采血后 30 分钟内完成检测,应将血标本在 0~4℃低温保存,且避免标本与冰直接接触,以免导致溶血。在运送过程中,应避免使用气动传送装置,避免由于剧烈震荡导致血标本溶血,以及 PO_2 等检测值的不准确。

六、血气分析的判定

血气分析仪的使用

通过动脉血气分析可监测有无酸碱平衡失调、缺氧和二氧化碳潴留,判断急慢性呼吸衰竭的程度,为诊断和治疗呼吸衰竭、调节酸碱平衡失调、改善机械通气参数提供可参考依据,对吸氧浓度和药物治疗具有一定的指导作用。具体见表 10-1-1。

血气分析判断

表 10-1-1 动脉血气分析项目表

项目	参考值	异常值及临床意义
pH 值	7.35~7.45	pH<7.35 酸血症 pH>7.45 碱血症
动脉血氧分压(PaO_2/PO_2)	80~100 mmHg (10.64~13.3 kPa)	判断肌体是否缺氧及程度: PO_2<60 mmHg(7.98 kPa):进入呼吸衰竭阶段 PO_2<40 mmHg(7.32 kPa):重度缺氧 PO_2<20 mmHg(2.66 kPa):生命难以维持
动脉血二氧化碳分压($PaCO_2/PCO_2$)	35~45 mmHg (4.65~5.98 kPa)	1. 结合 PO_2 判断呼吸衰竭的类型和程度: PO_2<60 mmHg(7.98 kPa),$PaCO_2$<35 mmHg(4.65 kPa):Ⅰ型呼吸衰竭 PO_2<60 mmHg(7.98 kPa),$PaCO_2$>50 mmHg(6.67 kPa):Ⅱ型呼吸衰竭 2. 判断是否有呼吸性酸碱平衡失调: $PaCO_2$>50 mmHg(6.67 kPa):呼吸性酸中毒 $PaCO_2$<35 mmHg(4.65 kPa):呼吸性碱中毒 3. 判断是否有代谢性酸碱平衡失调: $PaCO_2$ 下降,可减至 10 mmHg:代谢性酸中毒 $PaCO_2$ 上升,可升至 55 mmHg:代谢性碱中毒
动脉血氧饱和度(SaO_2/SO_2)	95%~99%	
实际碳酸氢根(AB)	22~27 mmol/L	
标准碳酸氢根(SB)	动脉血在 38℃、PO_2 40 mmHg(5.33 kPa),SaO_2 100% 的条件下,所测得的 HCO_3^- 含量(AB=SB)	HCO_3^- 上升,AB>SB:呼吸性酸中毒 HCO_3^- 下降,AB<SB:呼吸性碱中毒 HCO_3^- 下降,AB=SB<正常值:代谢性酸中毒 HCO_3^- 上升,AB=SB>正常值:代谢性碱中毒

续表

项目	参考值	异常值及临床意义
剩余碱(BE)	-6~2.3 mmol/L	BE<-6 mmol/L 代酸 BE>2.3 mmol/L 代碱
二氧化碳总量(TCO_2)	22~30 mmol/L	临床意义与 AB 相似

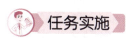

任务实施

病例10-1-2：患者男性,69岁,因支气管哮喘发作3小时入院,需行动脉血气分析。血气分析提示：pH 7.28,PaO_2 110.1 mmHg,$PaCO_2$ 75.2 mmHg,HCO_3^- 24 mmol/L,K^+ 4.5 mmol/L,Na^+ 139 mmol/L,Cl^- 96 mmol/L。

请问：你如何为该患者采集动脉血,如何对结果进行判定？

提示：根据该病例情况,首先评估患者病情,检查核对患者信息,告知患者动脉采血进行血气分析的必要性及注意事项,评估桡动脉搏动情况,周围皮肤情况,如桡动脉搏动欠佳,评估股动脉搏动情况,协助患者摆好体位。准备好用物后按照操作流程进行动脉采血。采血完毕,充分摇匀,贴条码,并记录患者体温和吸氧浓度,尽快送检,如遇特殊情况,应放置在0~4℃的冰水混合物中储存,保存时间不超过30分钟。及时查看血气分析结果,进行判读,按医嘱给予相应的氧疗措施。

血气分析结果判读：患者 pH 值 7.28 低于 7.35,偏酸,$PaCO_2$ 75.2 mmHg 高于 35 mmHg,HCO_3^- 24 mmol/L 在正常范围,提示患者为呼吸性酸中毒,按医嘱给予相应的氧疗措施。具体操作流程参考图 10-1-1。

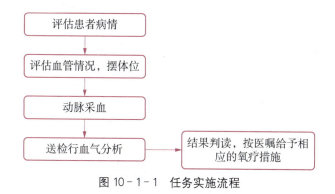

图 10-1-1 任务实施流程

任务评价

根据任务实施情况进行考核,见表 10-1-2。

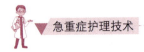

表 10－1－2　动脉穿刺置管术操作考核评价标准

班级＿＿＿＿　姓名＿＿＿＿　学号＿＿＿＿　得分＿＿＿＿

内容		操作要求	分值	评分等级及分值				得分
				A	B	C	D	
操作前准备	仪表	着装符合要求，剪指甲洗手、戴口罩	10	3	2	1	0	
	环境	病室安静整洁，光线充足，适宜操作，保护患者隐私		3	2	1	0	
	物品	医嘱单、动脉采血针、皮肤消毒液、棉签、锐器盒、洗手液、乳胶手套、无菌棉球、冰袋或冰桶		4	3	2	1	
	沟通	了解病情、意识状态及合作程度	15	5	4	3	1	
		确认采血部位组织无疤痕、炎症、硬结		5	4	3	1	
		解释动脉采血的目的、方法、指导患者正确合作		5	4	3	1	
操作实施	采血前	根据病情及动脉搏动情况选择穿刺部位	55	6	5	4	2	
		消毒皮肤直径大于 5 cm		5	4	3	2	
		回抽血气针活塞至所需血量高刻度，消毒术者示、中指		6	4	2	0	
	采血中	再次核对患者、执行单、检验标签		4	3	2	1	
		桡动脉 45°进针，股动脉 90°进针		8	6	4	2	
		棉球压迫 5～10 分钟，对凝血障碍者时间应延长		5	4	3	2	
	采血后	针头拔出后排气，迅速插入橡胶塞		4	3	2	1	
		将血气针在两手间搓动 4～5 次，使血液混匀		4	2	0	0	
		贴上标签，写上体温、吸入氧浓度		3	2	1	0	
		询问患者的感受、交代注意事项		3	2	1	0	
整理	整理和观察	整理患者床单位	6	2	1	0	0	
		观察穿刺部位有无出血		2	1	0	0	
		妥善清理用物，洗手		2	1	0	0	
评价	效果和沟通	根据具体病例，采取针对性护理措施及宣教	14	6	4	2	1	
		全程关心患者、注重人文关怀、沟通有效		4	3	2	1	
		技术熟练、符合无菌原则及操作规程		4	3	2	1	
总分			100					

考核教师：＿＿＿＿　日期：＿＿＿＿

任务训练

一、选择题（扫描二维码）
二、简单题
  1. 动脉采血的注意事项有哪些？
  2. 动脉采血操作并发症有哪些？

选择题

（牟丹）

任务二　呼吸衰竭救护程序

任务目标

1. 了解呼吸衰竭的定义及发病机制。
2. 能熟练利用救护程序为呼吸衰竭患者提供高效救护。
3. 在救护过程中体现专业、爱心以及责任心，具有敬佑生命、大爱无疆的职业精神。

情景导入　病例 10－2－1

    患者李某，男性，58 岁，胃穿孔术后送入重症医学科，患者既往有慢性支气管炎、哮喘病史。患者出现咳嗽、咳痰、呼吸窘迫，突发意识障碍，呈昏睡状态，立即汇报医生后，给予氧气吸入，急查血气分析，pH 7.28，$PaCO_2$ 87 mmHg，PaO_2 36 mmHg。
    请问：针对该患者病情，应如何对其进行救护？

实施条件

名称	基本要求	备注
实训场地	模拟 ICU	安全、干净、光线明亮、温度适宜
设施设备	①多功能病床；②治疗车；③仿真模型	符合院感要求
用物准备	①吸氧管；②口咽/鼻咽通气管；③湿化瓶；④湿化罐；⑤呼吸机；⑥心电监护仪	着装整洁
软件环境	①无线 WIFI；②可移动网络电视	实时在线观看视频等教学资源
指导教师	每 15 名学生配备一名教师指导	中级及以上职称的临床带教老师

急重症护理技术

> 根据病例10-2-1,患者出现呼吸窘迫,意识障碍,辅助检查血气分析异常,判定为呼吸衰竭,应立即开始呼吸衰竭的救护流程。

急性呼吸衰竭病因及诊断

一、操作前准备

(1) 评估患者有无意识障碍。
(2) 评估患者瞳孔是否等大等圆、有无对光反射。
(3) 评估患者是否存在三凹征。
(4) 评估患者血气分析是否存在呼吸性酸中毒、呼吸性碱中毒等情况。

二、操作步骤

急性呼吸衰竭治疗及应用

1. **保持气道通畅** 根据病例10-2-1,患者出现意识障碍,将口腔鼻咽喉部的分泌物吸出。痰黏稠不易咳出可用必嗽平溶液雾化吸入或用支气管解痉剂及激素缓解支气管痉挛;或应用纤维支气管镜将分泌物吸出。如上述处理效果不佳,原则上做鼻气管插管或气管切开,以建立人工气道。配合医生进行气管插管。

(1) 用物准备:气管插管包、无菌手术衣、无菌手套、面屏/护目镜。
(2) 协助医生摆放体位:平卧位,头颈过伸位,充分暴露患者气道。
(3) 插管前给予高浓度氧气吸入,可以使用呼吸囊辅助通气。
(4) 准备呼吸机,处于备用状态,根据医生指示设置相应的呼吸机模式及参数(图10-2-1)。

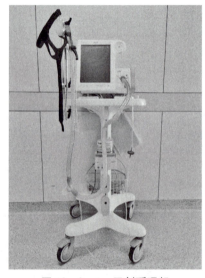

图10-2-1 无创呼吸机

注意事项:评估患者的气道有无梗阻,有无分泌物堵塞,及时给予清理。指导患者自主咳痰,保持呼吸道的通畅。如果气道有梗阻伴随意识障碍,在医生到达之前,应给予患者口咽(图10-2-2)/鼻咽(图10-2-3)通气导管进行气道开放,给予吸痰管进行吸引。

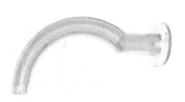

图10-2-2 口咽通气导管

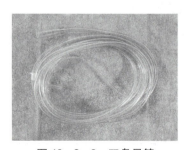

图10-2-3 双鼻导管

2. 氧气吸入疗法 缺氧是引起急性呼吸衰竭的直接原因。对于危重症患者常规给氧无效时,应采取机械通气纠正缺氧。注意调节给氧的浓度和持续时间,吸氧浓度(%)= 21 + 4×氧流量(L/分)。

注意事项:急性呼吸衰竭主要是机体缺氧,必须及时高浓度给氧。要避免长时间高浓度给氧引起氧中毒而导致急性肺损伤和急性呼吸窘迫综合征。通常控制吸入纯氧＜5 小时,吸入 80%的氧≤24 小时,长期吸入＜50%的氧不会导致氧中毒。

3. 实时动态监护 给予心电监护(图 10-2-4),动态关注患者的脉搏、呼吸、血压、血氧饱和度,准确、客观、及时记录、汇报。还可以监测肺动脉压(pulmonary artery pressure,PAP)和肺毛细血管楔压(pulmonary capillary wedge pressurs,PCWP),并通过中心静脉置管测定中心静脉压(图 10-2-5),动态监测有创动脉血压(图 10-2-6)。

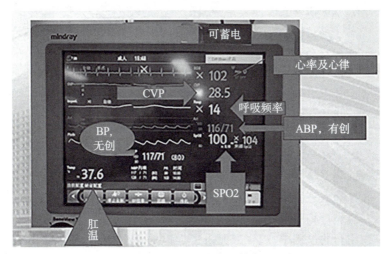

图 10-2-4 心电监护仪

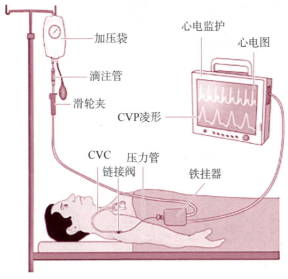

图 10-2-5 中心静脉压监测
CVP:中心静脉压;CVC:中心静脉导管

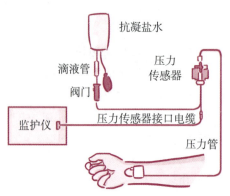

图 10-2-6 有创动脉血压监测

注意事项：监测时根据情况选择成人/小儿监护模式及适当的导联、振幅、波速、调节报警上下线；使用期间，严密观察病情，妥善保护导联线，防脱落，保证监护的有效性，如发现异常及时通知医生。

4. 纠正酸碱平衡

（1）呼吸性酸中毒：主要措施是改善通气，促进二氧化碳排出。

（2）代谢性酸中毒：急性呼吸衰竭时较易合并代谢性酸中毒，必要时可给 5% $NaHCO_3$ 纠正酸中毒，但如果合并呼吸性酸中毒时不宜使用，因 $NaHCO_3$ 分解后形成 CO_2，可使 $PaCO_2$ 进一步增高。

注意事项：可以通过抽取动脉血进行血气分析，用于判断患者酸碱平衡情况；要保证采血标本正确，不发生凝血情况；在进行动脉血气采集的过程中，一定要保证抽取的是动脉血，防止抽静脉血或者动静脉混合血，以免影响最后的结果；操作过程中要做好检查核对解释的工作，符合无菌操作以及标准的预防。

5. 防止并发症发生　急性上呼吸道阻塞时治疗的关键是建立人工气道；严重肺部感染或全身感染所致者，应尽早给予有效抗生素治疗；哮喘持续状态时给予支气管解痉剂和肾上腺皮质激素；心源性肺水肿所致者，可给予硝酸甘油、利尿剂或正性肌力药治疗；气胸或大量胸腔积液所致者，应进行胸腔穿刺或置导管引流。

注意事项：在用药的过程中，观察有无不良反应的发生；观察患者有无急性呼吸窘迫综合征（ARDS），酸碱平衡是否紊乱，有无消化道功能障碍等。

任务实施

> 病例 10-2-2：患者李某，60 岁，有 COPD 病史，患者出现发热，呼吸困难，出现三凹征，呼吸 38～40 次/分。

请问：你在现场应如何施救？

提示：根据该病例情况，患者呼吸频率快，出现三凹征情况，应评估患者的气道情况，观察患者胸廓活动幅度，保持呼吸道通畅，观察呼吸道有无异物，患者能否自行咳痰；不能自行咳痰，可以给予患者经口咽通气管予以吸痰；立即给予心电监测，动态监测患者的生命体征变化；调节呼吸机处于备用状态；给予患者氧疗，观察患者的缺氧及呼吸形态是否有改善；复查血气，观察酸碱情况；配合医生准备气管插管用物及体位摆放；气管插管后立即给予呼吸机辅助通气，遵医嘱调节合适的呼吸机参数及报警参数设置；保证通气的有效性，遵医嘱给予镇静药物。具体操作流程参考图 10-2-7：

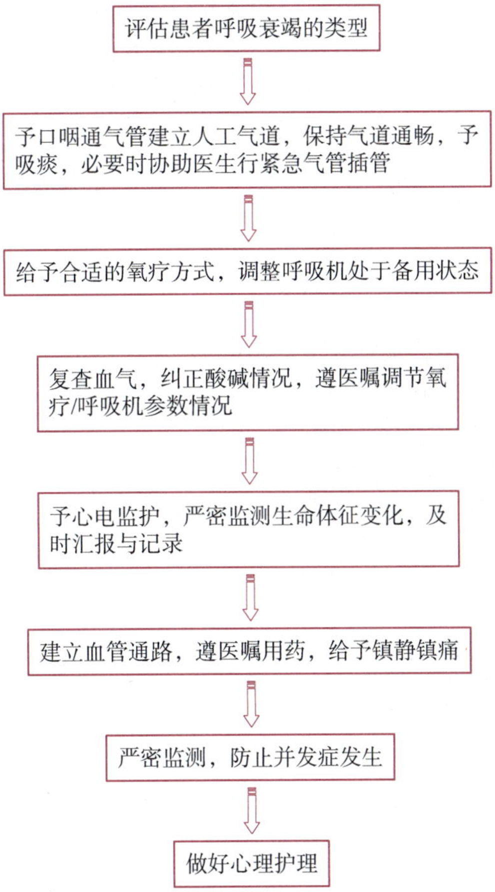

项目十 呼吸系统监测

```
评估患者呼吸衰竭的类型
        ↓
予口咽通气管建立人工气道，保持气道通畅，予
吸痰，必要时协助医生行紧急气管插管
        ↓
给予合适的氧疗方式，调整呼吸机处于备用状态
        ↓
复查血气，纠正酸碱情况，遵医嘱调节氧
疗/呼吸机参数情况
        ↓
予心电监护，严密监测生命体征变化，及
时汇报与记录
        ↓
建立血管通路，遵医嘱用药，给予镇静镇痛
        ↓
严密监测，防止并发症发生
        ↓
做好心理护理
```

图 10-2-7　任务实施流程

任务评价

根据任务实施完成情况进行考核，见表 10-2-1。

表 10-2-1　呼吸衰竭救护程序考核评价标准

班级_____　姓名_____　学号_____　得分_____

内容		操作要求	分值	评分等级及分值				得分
				A	B	C	D	
操作前准备	仪表	着装整洁、洗手、戴口罩	5	5	4	3	0～2	
	用物	口咽/鼻咽通气导管、呼吸机及管路、心电监护仪、抢救药物	5	5	4	3	0～2	
	评估	1. 评估患者的病情、意识状态、自理和合作程度 2. 评估患者呼吸困难的程度及呼吸形态 3. 评估患者的体位	10	10	8	6	0～4	

10-13

续表

内容		操作要求	分值	评分等级及分值				得分
				A	B	C	D	
操作流程	核对	患者床号、姓名、住院号	5	5	4	3	0~2	
	体位	保持呼吸道通畅,平卧位,颈部后仰,开放气道	5	5	4	3	0~2	
	设备	连接心电监护仪导联,动态观察患者生命体征(脉搏、血压、呼吸、血氧饱和度)并及时汇报	5	5	4	3	0~2	
	听诊	听诊双肺情况,予口咽/鼻咽通气导管进行吸痰,保持呼吸道通畅	5	5	4	3	0~2	
	氧疗	根据患者情况,选择合适的氧疗方式(高流量氧疗/低流量氧疗)	10	10	8	6	0~4	
	静脉通路	建立静脉通道;遵医嘱予呼吸兴奋剂/镇静镇痛	10	10	8	6	0~4	
	血气分析	复查血气,观察患者水、电解质、酸解平衡情况	5	5	4	3	0~2	
	记录	记录监测数值,客观、真实、准确	5	5	4	3	0~2	
	整理	整理床单位,协助患者取舒适卧位	5	5	4	3	0~2	
	处理	分类处理用物/洗手,在护理记录单上记录数值并汇报医生	5	5	4	3	0~2	
评价	识别	及时识别病情变化	5	5	4	3	0~2	
	操作	根据患者情况,选择合适的氧疗方式	5	5	4	3	0~2	
	沟通	与患者有效沟通,关爱患者	5	5	4	3	0~2	
	处理	动作轻柔准确;用物齐备,处置规范	5	5	4	3	0~2	
总计			100					

考核教师:_____ 日期:_____

 知识拓展

扫描二维码。

 任务训练

一、选择题(扫描二维码)

二、简答题

1. 呼吸困难的临床表现有哪几种类型?
2. 简述成人呼吸窘迫综合征的治疗要点。

(王瑞 夏青莹)

模块三　院内重症监护

项目十一　循环系统监测

项目介绍

在急危重症患者护理中,常需要严密监测患者循环系统功能,以便动态评估病情,指导心血管活性药物的应用。如何及时正确地获得循环系统功能的各种"信息",是医护人员必须掌握的技能之一。本项目针对危重患者,应用多功能心电监护仪、留置动脉导管、模拟血管通路等设施开展理实一体教学,掌握多功能心电监护仪使用和动脉血压监测方法,熟悉中心静脉压监测、脉波轮廓温度稀释连续心排血量监测(PICCO)、中心静脉导管维护等技能,重视实训操作中的注意要点,避免操作失误危害患者安全,在操作中体现人文关怀。

学习导航

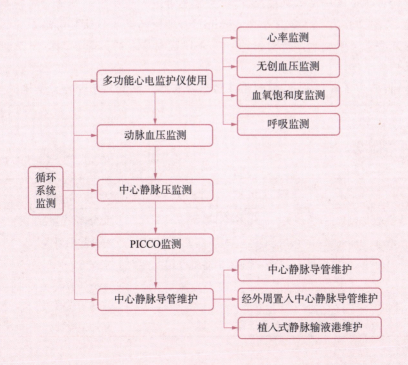

项目十一　循环系统监测

任务一　多功能心电监护仪应用与护理

 任务目标

1. 能准确、熟练使用多功能心电监护仪。
2. 能动态评估心率、血压、血氧饱和度、呼吸等监护指标,发现异常时能及时判断、汇报及抢救配合。
3. 能根据病情合理设置报警范围。
4. 具有生命至上、尊重患者隐私、认真负责的职业态度。

情景导入　病例 11-1-1

　　急诊科护士送一位心肌梗死、心律失常患者进入监护室。患者神志清楚,突发室上速,心率 200 次/分,血压 112/65 mmHg,遵医嘱微泵静注艾司洛尔 50 μg/kg/分。医嘱要求严密监测病情变化,每 15 分钟监测患者的心率、心律、血压、血氧饱和度及呼吸情况。
　　请问:作为当班护士,如何利用多功能心电监护仪监测患者的生命体征?

 实施条件

名称	基本要求	备注
实训场地	①模拟监护室;②理实一体化多媒体教室	安全、干净、光线明亮温度适宜
设施设备	①多功能病床;②多功能心电监护仪;③患者模型	符合院感要求
主要用物	①手套;②电极片3~5个;③必要时备纸巾	工作服、口罩、帽子
软件环境	①无线 WIFI;②虚拟仿真平台	虚拟仿真模拟实训,实时在线观看视频等教学资源
指导教师	每15名学生配备一名教师指导	双师型专任教师、临床兼职教师

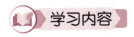

> 根据病例11-1-1,患者进入监护病房,应立即连接多功能心电监护仪,进行生命体征监测。

操作步骤如下。

一、操作前准备

1. **环境评估** 舒适、温度适宜,保护患者隐私。
2. **患者评估** 评估患者的意识情况、病情、合作程度及胸部皮肤情况。
3. **用物准备** 心电监护仪性能完好、电极片3~5个,必要时备纸巾。
4. **解释并安排体位** 向患者做好解释,协助患者取舒适体位。

多功能心电监护仪结构和注意事项

二、操作步骤

1. **连接心电监护仪电源** 逐项检查监护仪的功能状态。
2. **连接电极** 贴电极片,应避开伤口、瘢痕、中心静脉插管、起搏器及电除颤时电极板放置的位置。连接心电导联:电极连接有5导联连接法与3导联连接法(见表11-1-1和表11-1-2)。电极放置时应避开骨骼、关节、皮肤的折叠和骨骼连接处的肌肉,使之产生最少的移动干扰。考虑患者常规心电图检查、电除颤等,必须预留足够且易于暴露的心前区,避免电极脱落、导线折断等情况发生。

多功能心电监护仪操作

表11-1-1 标准5线连接法电极的位置

电极名称	右臂电极 RA	左臂电极 LA	右腿电极 RL	左腿电极 LL	胸部电极 V
电极位置	胸骨右缘锁骨中线第一肋间	胸骨左缘锁骨中线第一肋间	右锁骨中线剑突水平处	左锁骨中线剑突水平处	胸骨左缘第四肋间

表11-1-2 标准3线连接法电极的位置

电极名称	右臂电极 RA	左臂电极 LA	左腿电极 LL
电极位置	胸骨右缘锁骨中线第一肋间	胸骨左缘锁骨中线第一肋间	左锁骨中线剑突水平处

3. **夹血氧饱和度探头** 血氧饱和度探头不能与血压袖带放在同一手臂上,安放探头红点照指甲时,手指必须清洁干燥以免影响测量精确度,如果手指甲上涂有指甲油,也会影响测量精度。小儿与新生儿采用专用的一次性血氧饱和度探头。
4. **连接袖带** 选择近监护仪的上臂,偏瘫、动静脉瘘、大动脉炎、肢体外伤或有手术的患者应该选择健侧肢体测量血压。不选择静脉输液肢体测量血压,以免影响液体输入。绑袖带时,注意袖带下缘距肘窝2~3 cm处,松紧程度以能放入一指为宜。
5. **报警设置要求** 报警范围的设定不是正常范围,应是安全范围。
(1) 心率:患者基础心率上下20%~30%,必要时根据患者实际情况设置。

(2) 血压：患者基础血压上下 20%～30%，必要时根据患者实际情况设置。

(3) 血氧饱和度：90%～100%，必要时根据患者实际情况设置。

(4) 呼吸：8～30 次/分。

6. 观察与记录

(1) 观察并记录患者的心率、心律、血压、指尖血氧饱和度及呼吸的变化。

(2) 发生报警及时处理。

7. 注意事项

(1) 正确判断各种干扰因素，如患者活动或电极固定不牢、电极脱落等，可出现畸形干扰波、基线变粗、一条直线或图形不清晰等现象，需正确辨别并及时处理。

(2) 心电监护仪出现报警时，应立即处理，不允许关闭报警功能。

(3) 保持皮肤清洁，定时更换电极黏贴部位，防止皮肤过敏和破溃。血氧夹每 2～4 小时更换 1 次，有皮肤发红等情况及时更换。

(4) 对需要频繁测量血压的患者应定时松解袖带片刻，以减少因频繁充气对肢体血液循环造成的影响和不适感。必要时更换测量部位。

(5) 影响血氧饱和度监测准确性的因素：注意休克、体温过低、低血压或使用血管收缩药物、贫血、偏瘫、指甲过长、同侧手臂测量血压、周围环境光照太强、电磁干扰及涂抹指甲油等会影响监测结果。尽量测量指端，病情不允许时可监测趾端，至少每 4 小时更换 1 次传感器的位置，以免造成局部压疮。传感器不应与血压监测或动脉穿刺在同一侧肢体。

(6) 保持仪器外部清洁无尘，定期用含非腐蚀性洗涤剂的清洁毛巾擦拭仪器的外壳和电缆线，注意勿让液体流入机器内部。终末消毒：使用消毒湿巾擦拭消毒。监护仪屏幕如无患者血液、体液污染时，使用清洁毛巾擦拭即可，被污染时，使用消毒湿巾擦拭。

(7) 监护仪一般每周由专人负责清洁维护 1 次，每季请专业维修人员进行性能检查，以保证其正常使用。每月放电 1 次，长期不用的监护仪每月充电 1 次，保证电池处于良好的蓄电状态。

任务实施

> 病例 11-1-2：患者，男，75 岁，因突然出现胸部不适、大汗淋漓，由急诊科护士送入监护室，诊断：急性左心衰，需要监测生命体征。

请问：作为当班护士，请问如何利用多功能心电监护仪监测患者的生命体征？

提示：根据该病例情况，首先评估患者病情，使用心电监护仪监测患者的生命体征，如：心率、血压、血氧饱和度、呼吸等。动态观察危重患者生命体征，及时发现病情变化，提供有效的治疗和抢救。连接电极、夹血氧探头、连接袖带测近侧血压，观察心电图的波形，根据病情调节血压监测频率及调节报警范围，并做好记录。心电监护仪的使用是监护室护士必须掌握的技能之一，体现了人文关怀、生命至上的理念。具体操作流程参考下图 11-1-1。

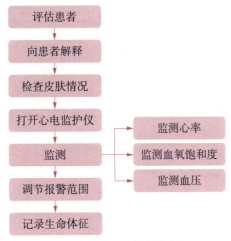

图 11-1-1 任务实施流程

任务评价

根据任务实施完成情况进行考核,见表 11-1-3。

表 11-1-3 多功能心电监护仪考核评价标准

班级_____ 姓名_____ 学号_____ 得分_____

内容		操作要求	分值	评分等级及分值				得分
				A	B	C	D	
操作前准备	仪表	仪表、姿态、着装符合护士职业要求	3	3	2	1	0	
	沟通	礼貌称呼、自我介绍	3	3	2	1	0	
	物品	备物齐全、摆放合理	3	3	2	1	0	
	核对	双人核对医嘱、患者身份识别	3	3	2	1	0	
	告知	告知监测的目的、方法,取得合作,询问二便	3	3	2	1	0	
	环境	环境安全,保护患者隐私	3	3	2	1	0	
操作过程	评估	评估患者的病情、意识状态、合作程度及胸部皮肤情况	3	3	2	1	0	
		评估监护仪的性能是否完好、导联线等是否完备	3	3	2	1	0	
		评估环境、光照、有无电磁波干扰	3	3	2	1	0	
	连接心电监护仪	连接电源,打开开关进入主页	3	3	2	1	0	
		按 ECG(心电图)选择导联	3	3	2	1	0	
		正确贴电极片,连接心电导联(五导联)根据病情调整波形振幅,保证监测波形清晰	4	4	3	2	1~0	

续表

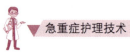

内容		操作要求	分值	评分等级及分值				得分
				A	B	C	D	
	夹血氧夹	观察患者指(趾)端血液循环	3	3	2	1	0	
		夹血氧饱和度探头	3	3	2	1	0	
	测血压	选择合适的部位	3	3	2	1	0	
		正确连接血压袖带	3	3	2	1	0	
	注意事项	设置合理的报警界限	3	3	2	1	0	
		告知:患者不要自行移动或摘除电极、探头和袖带;不在监护仪附近使用手机,以免干扰监测波形;不要自行调节参数与关闭报警音;避免监护线受压或牵拉	3	3	2	1	0	
		协助取舒适体位	3	3	2	1	0	
		妥善固定导联线	3	3	2	1	0	
		整理床单元	3	3	2	1	0	
		污物处理符合要求	3	3	2	1	0	
	整理	向患者或家属解释介绍病情,交代注意事项	3	3	2	1	0	
		洗手,记录完整	3	3	2	1	0	
临床思维	沟通	发现问题,及时与医生沟通	3	3	2	1	0	
	观察	观察患者生命体征情况(心率、血压、血氧饱和度、呼吸等情况)	3	3	2	1	0	
	人文关怀	全程关注、询问患者感受	3	3	2	1	0	
		合理解决患者、家属诉求	3	3	2	1	0	
		根据具体病例,采取针对性护理措施及宣教	3	3	2	1	0	
整体评价	操作	技术熟练,符合操作规程	3	3	2	1	0	
	时间	在规定时间内完成	3	3	2	1	0	
	反馈	选用Ⅱ导联心电波形的原因	3	3	2	1	0	
		终末消毒处理	3	3	2	1	0	
总计			100					

考核教师:_____ 日期:_____

任务训练

一、单项选择题（扫描二维码）

单项选择题

二、简答题
1. 简述应用心电监护仪的注意事项。
2. 常用的监测项目有哪些？
3. 心电监护仪导联电极的正确贴放位置。
4. 使用心电监护过程中影响指尖血氧饱和度监测结果的因素有哪些？

三、病例分析

病例11-1-3：患者，男，68岁，因突然出现胸部不适、大汗淋漓，由急诊科护士送入监护室，病因尚未明确，需要监测生命体征。

（1）作为管床护士你应该如何应对？
（2）你需要监测哪些指标？
（3）如何对患者进行宣教？

（林莉珍）

任务二　动脉血压监测

任务目标

1. 能正确做好动脉血压直接监测的准备工作，包括患者、器材和设备的准备。
2. 能正确建立动脉血压直接监测通路，并能获得动脉血压监测值。
3. 能通过监测通路正确采集动脉血标本，采集过程中不发生误操作和职业暴露，包括三通方向错误导致"出血"、污染三通接头、误将留置管拔出、针刺伤、血液污染等。
4. 具备责任意识和爱伤观念，掌握以评判性思维指导实践工作。

情景导入　病例11-2-1

女性，22岁，今日进行先天性心脏病室间隔缺损修补术。为确保手术期间和术后能动态监测动脉血压，计划实施动脉有创血压监测。

请问：1. 应如何建立有创监测通路？
2. 如何获取有创动脉血压监测数值？
3. 有创动脉血压监测期间应如何护理？

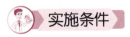

名称	基本要求	备注
实训场地	①模拟监护室;②理实一体化多媒体教室	安全、干净、光线明亮、温度适宜
设施设备	①多功能病床;②患者模型,配置模拟动脉系统;③多功能心电监护仪(连接专用有创监测导线2条)	符合操作要求
主要用物	①消毒盘;②碘伏棉签;③无菌手套;④5 mL/10 mL 注射器;⑤动脉套管针;⑥冲洗装置;⑦一次性有创监测测压管道;⑧换能器固定带	工作服、口罩、帽子自备
软件环境	无线局域网络	实时在线观看视频等教学资源
指导教师	每15名学生配备一名教师指导	双师型专任教师、临床兼职教师

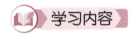

根据病例 11-2-1,患者需要进行动脉血压持续监测,尚未留置动脉套管针,操作者需完成外周动脉置管、建立监测通路、获取血压值等任务。

一、操作前准备

有创血流动力学监测准备

1. **解释说明** 手术前向患者和家属解释外周动脉置管的目的、意义、方法、潜在问题和如何配合等事项,消除患者和家属的顾虑和恐惧心理,取得积极配合。

2. **选择置管动脉** 首选桡动脉,穿刺前先进行 Allen 试验。测试方法:①检查者抬高患者手臂;②用手指同时压迫桡、尺动脉搏动处,阻断血液供应[图 11-2-1(a)];③嘱患者反复做握拳、松拳动作至手掌皮肤变白、手指指端略干瘪;④迅速放松压迫尺动脉的手指[图 11-2-1(b)],观察手掌恢复红润的时间,对另一动脉重复相同检查;⑤如手掌恢复红润时间<5~7秒(平均3秒),提示尺动脉血液供应正常,在该侧桡动脉可以进行穿刺置管;如恢复时间为8~15秒,存在血供不足的可疑,置管须慎重;如恢复时间>15秒,提示血供不足,禁止在该侧桡动脉穿刺置管,须改选其他动脉置管。

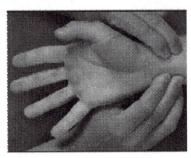
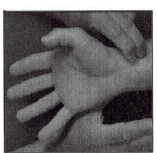

(a) 同时压迫桡、尺动脉搏动　　(b) 解除尺动脉压迫

图 11-2-1　Allen 试验(一)

对于不能配合的患者,可通过监测脉搏波和血氧饱和度的变化来判断血供情况(图 11-2-2)。将经皮血氧饱和度指套套于示指或拇指,观察解除尺动脉压迫后动脉血氧饱和度的变化,如果血氧饱和度上升即该侧肢体尺动脉血供正常。

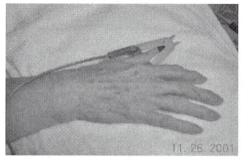
(a) 套上经皮动脉血氧饱和度检测探头

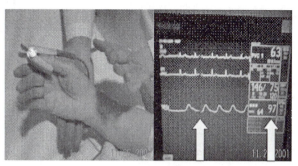
(b) 观察血氧饱和度

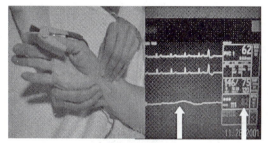
(c) 同时压迫桡、尺动脉搏动

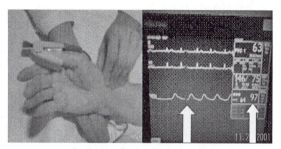
(d) 解除尺动脉压迫,观察血氧饱和度

图 11-2-2 Allen试验(二)

3. **准备好用物** 备好置管和监测所需的所有用物,包括消毒用物、一次性有创监测测压管道、冲洗装置等。

二、操作步骤

1. **桡动脉穿刺置管**

(1) 充分暴露穿刺部位。患者取平卧位,穿刺侧手臂外展,腕关节下置软垫或纱布卷,保持手腕背屈60°,拇指外展状态。

(2) 确定穿刺点。操作者左手示、中指触摸桡动脉搏动,以动脉搏动最明显处远端0.5 cm为穿刺点。

(3) 消毒。常规用碘酊、乙醇消毒穿刺部位的皮肤和操作者左手示指、中指,必要时铺巾,戴手套。

(4) 穿刺。绷紧穿刺部位皮肤,套管针针头与皮肤呈30°～45°进针,见回血后调整进针角度至10°～15°,继续顺血管方向送针潜行至套管的圆锥口完全进入动脉管腔,用手固定针芯后将套管送入动脉至所需深度,拔出针芯;立即将外套管连接测压导管或者45°关闭三通,防止动脉血外溢。

(5) 固定。用透明医用敷贴妥善固定穿刺套管。

有创血流动力学监测过程

有创血流动力学监测护理

2. 建立监测通路

（1）连接冲洗装置：①连接导管并加压。检查生理盐水溶液，必要时配置肝素稀释液（肝素钠 12 500 μ/2 mL，一般成人 6 μ/mL，小儿 1～2 μ/mL），连接一次性动脉测压导管并放入加压袋中，充气加压至 150～300 mmHg。②排气。打开一次性动脉测压导管的调节器，确定三通 OFF 端全部朝向空气端，捏挤导管中段的快速冲洗阀，使测压管道中逐渐充满生理盐水排出导管中的全部气体，然后 45°关闭三通（图 11-2-3），备用。

（2）连接多功能心电监护仪。打开监护仪，将有创血压监测导线的一端插入多功能心电监护仪 IBP 端口，导线另一端连接测压导管压力传感器的仪器端。

（3）连接患者。再次确认一次性动脉测压导管中无气泡，将测压管患者端与外周动脉穿刺导管连接，挤压内置式压力传感器上的快速冲洗阀冲洗穿刺导管，保持通畅。

3. 测得血压值

（1）固定压力传感器于右心房水平。确定右心房水平为零点即患者腋中线与第四肋间交界处，将压力传感器固定于此平面上（图 11-2-4）。

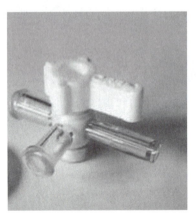
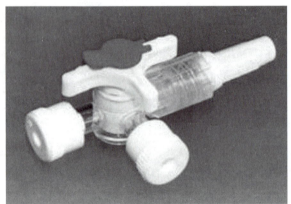

图 11-2-3　不同的三通

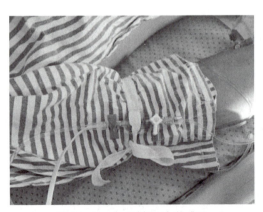

图 11-2-4　固定压力传感器

（2）压力校零。①使压力传感器与大气相通：旋转压力传感器近侧三通的 OFF 端朝向患者端，打开压力传感器排气孔；②监护仪 IBP 模块校零：旋转光标至 IBP 模块，确认进入菜单，选择"IBP 压力校零"选项启动校零过程，出现"通道××校零成功"时提示调试成功，观察监护仪上 IBP 数值，显示为 0 或 ±1。

（3）恢复测压导管功能状态。关闭压力传感器排气孔，转动近侧三通的 OFF 端朝向空气端，此时监护仪应显示动脉压力数值与波形，提示传感器与大气隔绝而与动脉导管相通。

（4）记录。及时记录血压并观察动脉血压波形特点。如动脉波形低钝或消失时，应检查测压导管是否通畅，穿刺针是否打折或有无血栓栓塞，必要时应揭开医用敷贴检查并调整。

压力校零及恢复导管功能

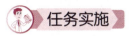

> 病例11-2-2：患者，女性，32岁，因胸部外伤1小时入院，入院查体：意识模糊，呼吸急促26次/分，无创血压80/46 mmHg，左侧呼吸音消失，心音遥远。外科会诊后拟"创伤性血胸"送手术室进行紧急胸部探查术。

请问：你作为手术室巡回护士，如何进行动脉血压直接监测？

提示：根据该病例情况，患者将接受手术治疗，血压偏低，呼吸急促，建议先给予心电、无创血压、血氧饱和度监测的情况下，进行动脉血压直接监测置管，并获得动脉血压监测值。具体操作流程参考图11-2-5。

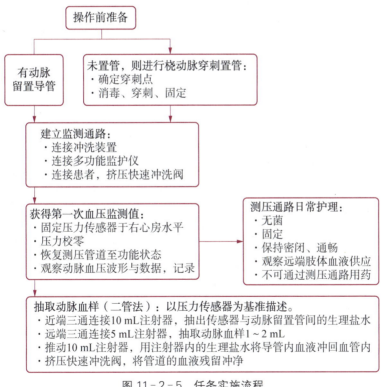

图11-2-5　任务实施流程

任务评价

根据任务实施完成情况进行考核，见表11-2-1。

表 11-2-1 动脉血压直接监测考核评价标准

班级_____ 姓名_____ 学号_____ 得分_____

内容		操作要求	分值	评分等级及分值				得分
				A	B	C	D	
操作前准备	仪表	仪表大方,举止端庄,衣帽整洁、戴口罩	3	3	2	1	0	
	物品	加压袋,软包装生理盐水,肝素钠,一次性测压管道,监护仪,专用导联线,注射器,消毒用物,手套等	2	2	1	0.5	0	
	沟通	解释说明目的,检查置管侧肢体血液循环情况,导管固定是否妥帖、有无渗出等	5	5	4	3	0~2	
操作过程	建立监测通路	检查软包装生理盐水,必要时配置肝素稀释溶液,浓度准确(口述),方法正确	4	4	3	2	0~1	
		检查并打开一次性测压管道包装,关闭调节器,连接生理盐水	4	4	3	2	0~1	
		在生理盐水外套加压袋,加压袋充气方法及加压范围正确(口述、操作)	4	4	3	2	0~1	
		将测压管道压力传感器的仪器端与专用导联线连接,再与监护仪相接	5	5	4	3	0~2	
		打开调节器,检查三通 OFF 端方向正确,捏挤快速冲洗阀进行排气(二次排气仍不成功得 0 分)	10	10	8	6	0	
		将一次性测压管道患者端与留置的动脉置管连接,打开开关,挤压冲洗阀确定通畅	5	5	4	3	0~2	
	测得血压值	确定零点(右心房水平),将换能器固定于零点水平	5	5	4	3	0~2	
		调零 1:调节三通方向,使换能器与大气相通(二次调节三通方向错误得 0 分)	10	10	8	6	0~4	
		调零 2:监护仪模块操作正确(二次操作失误得 0 分)	5	5	4	3	0~2	
		调节三通方向,使测压导管处于工作状态,获得第一次血流动力学监测数值及压力波形	10	10	8	6	0~4	
	设置报警范围	设置收缩压、舒张压、平均动脉压的报警范围,报警范围设置符合要求	5	5	4	3	0~2	
	记录	记录血压值,判断血压值和波形是否正常(口述)	3	3	2	1	0	

续表

内容		操作要求	分值	评分等级及分值				得分
				A	B	C	D	
评价	无菌观念	操作中遵守无菌操作原则,未发生无菌物品污染现象	5	5	4	3	0~2	
	沟通	整体素质良好,与患者沟通有效,能结合测得数值、病情进行分析	5	5	4	3	0~2	
	操作熟练度	动作轻巧、稳重、有条不紊,在规定时间内完成(6分钟)	10	10	8	6	0~4	
	否定项	发生危及患者安全的事件得0分,如动脉留置管被拔出、"血液"逆流等						
合计			100					

考核教师:_____ 日期:_____

任务训练

一、单项选择题（扫描二维码）

单项选择题

二、填空题

1. 有创测压的冲洗装置由压力袋和肝素稀释液组成,要保持压力在_____,维持肝素稀释液_____持续冲洗。

2. 临床常用的动脉血压直接置管途径首选为_____,该动脉穿刺前要检查其末端肢体侧支循环情况,该试验称为_____。

3. ALLEN试验的目的是检查桡动脉侧支循环情况,其正常值为_____,超过_____禁止穿刺。

三、名词解释

1. 有创血流动力学监测
2. 动脉血压直接监测法

四、简答题

1. 请简述有创动脉测压的首选穿刺动脉,穿刺前要做什么试验及结果判断。
2. 请简述动脉测压导管的护理要点及其并发症。

（黄金银）

任务三　中心静脉压监测

任务目标

1. 能正确做好中心静脉压监测的准备工作,包括患者、器材和设备的准备。
2. 能正确建立监测通路,结合病情对监测值进行初步分析和判断。
3. 具备责任意识和爱伤观念,掌握以评判性思维指导实践工作。

情景导入　病例11-3-1

急诊科15分钟前送入一位交通事故创伤患者,医疗小组迅速给予伤情评估,初步诊断:创伤性休克。已给予静脉通路开放、快速静脉输液等抢救措施,测得血压86/50 mmHg,心率110次/分,呼吸22次/分,肺部闻及湿啰音。

请问:可采用何种方法实时监测血容量,评价补液效果,指导后续补液治疗?

实施条件

名称	基本要求	备注
实训场地	①模拟监护室;②理实一体化多媒体教室	安全、干净、光线明亮、温度适宜
设施设备	①多功能病床;②患者模型,配置模拟动脉系统;③多功能心电监护仪(连接专用有创监测导线2条)	符合操作要求
主要用物	①消毒盘;②碘伏棉签;③无菌手套;④5 mL/10 mL注射器;⑤动脉套管针;⑥冲洗装置;⑦一次性有创监测测压管道;⑧换能器固定带	工作服、口罩、帽子
软件环境	无线局域网络	实时在线观看视频等教学资源
指导教师	每15名学生配备一名教师指导	双师型专任教师、临床兼职教师

学习内容

根据病例11-3-1伤情,需在外周静脉通路建立的基础上,立即开放中心静脉通路,并监测中心静脉压。

一、操作前准备

1. **解释说明** 向患者和家属解释中心静脉置管的目的、意义、方法、潜在问题等事项,消除患者和家属的顾虑和恐惧心理,取得积极配合。
2. **置管途径准备** 以颈内静脉为首选,其次为锁骨下静脉,股静脉。
3. **用物准备** 包括穿刺一般用物、中心静脉穿刺包、有创监测基本装置和抢救用物,其中中心静脉穿刺包(图11-3-1)应根据需要选择,包内有聚氨酯导管(图11-3-2)、导丝套装(带助推器)、扩张管、穿刺针、蓝空针、手术刀、蝶形夹、5 mL注射器等。

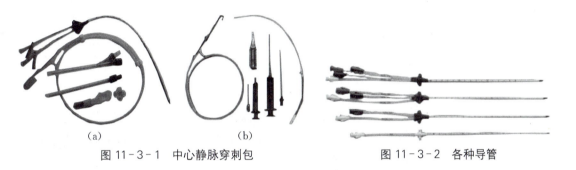

图11-3-1 中心静脉穿刺包   图11-3-2 各种导管

二、操作步骤

1. **中心静脉穿刺置管** 以颈内静脉穿刺为例,护士在置管过程中需配合做好相关工作。

(1)连接多功能心电监护仪。置管过程中应严密监测患者生命体征,须在置管前连接心电、血压和经皮血氧饱和度监测导联,密切关注相应参数变化。

(2)安置合适体位。患者平卧,取肩枕过伸位(肩下垫薄枕使头部下垂20°~30°)充分暴露颈部,头转向对侧(多取右侧穿刺)。

(3)确定穿刺点。颈内静脉穿刺(图11-3-3)常用低位进针法(中路法)。进针点为胸锁乳突肌的锁骨头、胸骨头和锁骨所组成的三角区的顶点,针尖对准同侧乳头。亦可取胸锁乳突肌后缘或前缘的中点或稍上方为进针点。

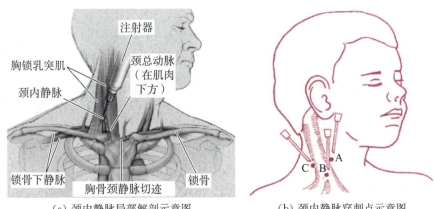

(a) 颈内静脉局部解剖示意图   (b) 颈内静脉穿刺点示意图

图11-3-3 颈内静脉穿刺

(4) 消毒麻醉。常规消毒(患者戴消毒帽遮盖头发)以穿刺点为中心的皮肤,直径达 10～15 cm,戴无菌手套,铺无菌洞巾。确认穿刺包内物品齐全,中心静脉导管完好,将导管内充满生理盐水,将各接口封闭。取 1% 利多卡因或 1% 普鲁卡因,穿刺点局部浸润麻醉。

(5) 试穿针。麻醉后右手持麻醉针与皮肤呈 30°～40°,向下向后并稍向外进针进行颈内静脉穿刺,边进针边回抽,有明显回血提示针尖进入静脉。

(6) 穿刺。保持试穿针的指引方向,使用标准穿刺针(尾端接 10 mL 注射器)沿其方向和深度进针,方法同前,见暗红色血后提示针尖进入颈内静脉。

(7) 置换导丝导管。导丝导管置换的关键是左手固定穿刺针,防止针尖退出血管。经成功穿刺的针尾放置引导导丝(图 11-3-4),拔出穿刺针。沿导丝送入静脉扩张管,扩张穿刺口后退出静脉扩张管,顺导丝送入中心静脉导管约 15 cm,退出导丝(图 11-3-5)。

(8) 固定导管。将止血扣扣住中心静脉导管,用缝线固定蝶形夹,并用无菌透明膜覆盖(图 11-3-6)。

2. 连接静脉输液装置 中心静脉导管不测压时可作为输液的通路。

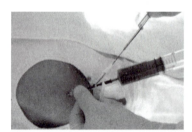 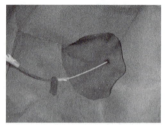 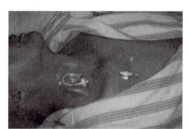

图 11-3-4 置换导丝　　图 11-3-5 置入中心静脉导管　　图 11-3-6 导管固定

3. 中心静脉压测量

(1) 开放式测压:关闭静脉输液(I 管),将中心静脉导管(K 管)与测压管(M 管)相通(图 11-3-7),进行压力测定,固定 M 管的刻度板的零点应与右心房处于同一水平,即患者腋中线与第四肋间交界处(图 11-3-8)。

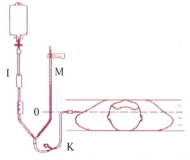 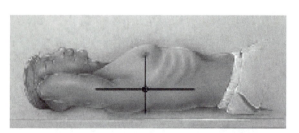

图 11-3-7 开放式中心静脉压监测　　图 11-3-8 确定零点示意图(目测法)

(2) 闭式测压法:关闭静脉输液,将连接于监护仪上的测压装置(带压力传感器)与中心静脉导管相连,监测中心静脉压的波形和数据。

任务实施

病例 11-3-2：重症监护室(ICU)大约 15 分钟后将有一位烧伤患者送入，患者烧伤面积达 30%，其中重度烧伤面积约 20%，目前血压 86/50 mmHg，心率 120 次/分，呼吸 26 次/分。已建立外周静脉通路。紧急医疗小组要求 ICU 做好中心静脉置管和中心静脉压监测准备。

请问：中心静脉压监测需做好哪些准备？中心静脉置管成功后应如何连接和测压？

提示：根据病例 11-3-2 的情况，应迅速开通中心静脉通路补充体液，同时密切监测患者病情。为保证患者进入 ICU 后能立即建立通路，需立即准备好中心静脉导管穿刺包、一次性监测导管、多功能心电监护仪等。具体操作流程参考图 11-3-9。

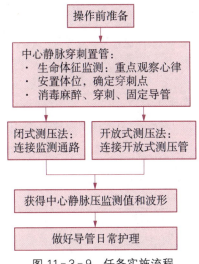

图 11-3-9 任务实施流程

任务评价

根据任务实施完成情况进行考核，见表 11-3-1。

表 11-3-1 中心静脉压监测考核评价标准

班级_____ 姓名_____ 学号_____ 得分_____

内容		操作要求	分值	评分等级及分值				得分
				A	B	C	D	
操作前准备	仪表	仪表大方，举止端庄，衣帽整洁，戴口罩	3	3	2	1	0	
	物品	开放式静脉压监测装置、输液装置、消毒用品等	2	2	1	0.5	0	
	沟通	解释说明目的，检查中心静脉导管固定是否妥帖、有无渗出等	5	5	4	3	0~2	

续表

内容		操作要求	分值	评分等级及分值				得分
				A	B	C	D	
操作过程	核对	确认有效医嘱,核对床号、姓名	5	5	4	3	0～2	
	开放式监测法	安装好开放式静脉压监测装置	5	5	4	3	0～2	
		正确连接测压装置	10	10	8	6	0～4	
		零点调节:将测压管刻度上的"0"调到与右心房相平行(相当于平卧时腋中线第四肋间)处,或者用水平仪标定右心房水平在测压管上的读数,该读数就是零点	10	10	8	6	0～4	
		确定管道通畅(回血好,液面随呼吸上下波动)	5	5	4	3	0～2	
		正确测压:①转动三通,使输液管与测压管相通,液面在测压管内上升,液面要高于患者实际的CVP值,同时不能从上端管口流出;②调节三通,关闭输液通路,使测压管与静脉导管相通,测压管内液面下降,当液面不再降时读数;③调节三通,关闭测压管,开放输液通路	20	20	11～19	6～10	0～5	
	检查	管道系统连接紧密,防止进气	5	5	4	3	0～2	
	整理	整理床单位,妥善安置患者,分类处理污物和用物	5	5	4	3	0～2	
	记录	记录血压值,判断血压值是否正常(口述)	5	5	4	3	0～2	
评价	无菌观念	操作中遵守无菌操作原则,未发生无菌物品污染现象	5	5	4	3	0～2	
	沟通	整体素质良好,与患者沟通有效,能结合测得数值、病情进行分析	5	5	4	3	0～2	
	操作熟练度	动作轻巧、稳重、有条不紊,在规定时间内完成(6分钟)	10	10	8	6	0～4	
	否定项	发生危及患者安全的事件得0分,如中心静脉留置被绷紧、拔出、"血液"逆流、空气进入中心静脉等						
合计			100					

考核教师:_____ 日期:_____

任务训练

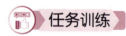

一、单项选择题(扫描二维码)

二、名词解释

中心静脉压

(黄金银)

任务四　脉波轮廓温度稀释连续心排血量监测

任务目标

1. 能协助做好脉波轮廓温度稀释连续心排血量监测（pulse indicator continuous cardiac output，PICCO）的准备工作，包括患者、器材和设备的准备。
2. 能结合病情对监测值进行初步分析和判断。
3. 会对中心静脉导管、股动脉导管进行护理。
4. 具备责任意识和爱伤观念，掌握以评判性思维指导实践工作。

情景导入　病例 11-4-1

患者，男性，60岁，因呼吸窘迫，咳粉红色泡沫样痰，转入重症监护室抢救，心率136次/分，血氧饱和度78%，呼吸频率36次/分，立即给予经口气管插管，机械通气，协助医生完成颈内静脉置管和PICCO股动脉专用导管置入。

请问：应如何连接PICCO监测导线进行心输出量监测？

实施条件

名称	基本要求	备注
实训场地	①模拟监护室；②理实一体化多媒体教室	安全、干净、光线明亮、温度适宜
设施设备	①多功能病床；②PICCO压力传感器；③多功能心电监护仪（有PICCO监测模块和监测导线）	符合操作要求
主要用物	①8℃以下的无菌盐水；②无菌生理盐水或稀释肝素生理盐水（肝素25 mg加入生理盐水500 mL）；③加压袋；④穿刺消毒物品；⑤抢救物品；⑥抢救药品	工作服、口罩、帽子自备
软件环境	无线局域网络	实时在线观看视频等教学资源
指导教师	每15名学生配备一名教师指导	双师型专任教师、临床兼职教师

学习内容

根据病例11-4-1，患者需要进行连续心输出量监测，须在已经置管成功的基础上做好监测通路连接，并获得监测值，指导治疗。

一、操作前准备

1. **护士准备** 着装整齐、洗手、戴口罩。
2. **核对、评估患者** 核对患者信息,确认治疗单及医嘱;确定导管位置、检查中心静脉和动脉导管是否通畅;向患者和家属解释PICCO监测的目的和意义,取得配合。
3. **准备用物** 备好监测所需的所有用物。
4. **环境准备** 环境安静,光线充足,减少人员走动,酌情关闭门窗。

二、操作步骤

1. **建立监测通路**

(1) 再次核对患者信息,安置患者平卧位。

(2) 调试监护仪,连接2根PICCO监测导线(图11-4-1、图11-4-2)至监护仪相应端口。

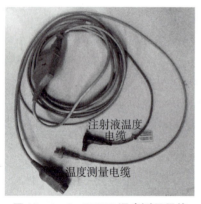
图11-4-1 PICCO温度测量导线

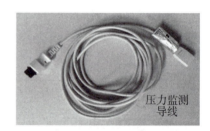
图11-4-2 PICCO压力监测导线

(3) 连接压力传感器,将PICCO压力传感器针头连接肝素稀释盐水500 mL,盐水袋置于加压袋内,加压至300 mmHg,传感器一端与压力监测导线连接,另一端消毒后与动脉导管连接,保持管路通畅。

(4) 动脉压力校零,传感器零点固定与心脏水平(腋中线第四肋间),先调节三通关闭患者端,使测压换能器与大气相通,按监护仪"归零"键,仪器显示"归零"结束后,接通患者端,监护仪显示出规律的动脉波形及数字。

(5) 温度测量电缆连接至动脉端。

(6) 温度传感器安装至注射液温度电缆,连接一支三通管排气,消毒后连接中心静脉导管,关闭输液通道30秒(图11-4-3)。

2. **单次测量并记录CO值**

(1) 消毒三通管接口,将冰生理盐水10~15 mL注射器连接三通管,手不得接触温度传感器。

(2) 打开监护仪测量心输出量界面,输入患者的身高、体重,监护仪提示注入液体时,快

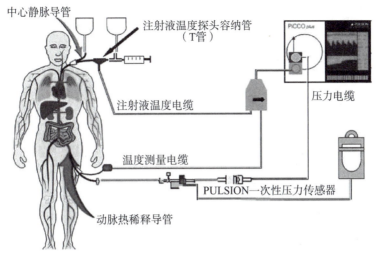

图 11-4-3 PICCO 监测导线连接示意图

速均匀(<4秒)注入冰生理盐水 10～15 mL,连续 3 次,监护仪自动计算心输出量数值。

（3）交代注意事项,整理用物,洗手记录。

3. 导管护理

（1）PICCO 定标:①为保持对患者状况有更准确的监测,病情稳定后推荐每 8 小时进行一轮温度稀释法 CO 校正,每轮校正至少注入冰生理盐水 3 次以上;②定标的冰生理盐水至少与血液温度相差 12℃;③冰生理盐水在 4 秒内匀速注入;④首次测量前需暂停中心静脉输液 30 秒以上;⑤测量过程中勿触摸中心静脉的温度传感器和导管,避免手温影响测量的准确性;⑥避免从中心静脉注入血管活性药。

（2）保持导管通畅。同动脉血压监测。

（3）防止感染,严格遵守无菌操作。一般 PICCO 导管留置时间可达 10 天,若患者出现高热、寒战,应立即拔除导管,并留导管尖端做细菌培养。

（4）并发症观察和护理。密切观察术肢血液供应及静脉回流情况。定期观测足背动脉搏动、皮肤温度、腿围等情况并记录。如发现足背动脉搏动较弱、皮肤温度明显低于另一侧者,需立即采取保温、被动活动肢体等措施。

（5）拔管。拔除动脉导管后局部按压 15～30 分钟并加压包扎,然后用 1.0～1.5 kg 沙袋压迫 6～8 小时,继续观察肢体温度、颜色及足背动脉搏动情况。

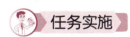

> 病例 11-4-2:患者,男性,60 岁,因急性呼吸衰竭入院,已完成颈内静脉置管和 PICCO 股动脉专用导管置入。

请协助医生建立 PICCO 监测通路以获取各项监测指标。

提示:根据病例 11-4-2 的情况,应协助医生连接 PICCO 监测通路,获得体重等数据,做好监测准备并获得监测数据。

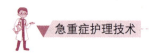

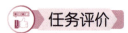 任务评价

根据任务实施完成情况进行考核,见表11-4-1。

表11-4-1 PICCO监测考核评价标准

班级_____ 姓名_____ 学号_____ 得分_____

内容		操作要求	分值	评分等级及分值				得分
				A	B	C	D	
操作前准备	仪表	仪表大方,举止端庄,衣帽整洁,戴口罩	3	3	2	1	0	
	物品	测压导管、监护仪及配套电缆、消毒用物	2	2	1	0.5	0	
	沟通	解释说明目的,检查中心静脉、股动脉导管固定是否妥帖、有无渗出等	5	5	4	3	0~2	
操作过程	核对	确认有效医嘱,核对床号、姓名,取平卧位	3	3	2	1	0	
	连接测压管道并校零	连接2根PICCO监测导线至监护仪相应端口	3	3	2	1	0	
		连接压力传感器:将PICCO压力传感器连接冲洗装置,加压袋加压至300 mmHg,传感器一端与压力监测导线相连接,另一端消毒后与动脉导管连接,保持管路通畅	8	8	6	4	0~2	
		动脉压力校零:传感器零点固定在心脏水平,调节三通使换能器与大气相通,按监护仪"归零"键,仪器显示"归零"后,接通患者端,监护仪显示规律的动脉波形及数字	10	10	8	6	0~4	
		温度测量导线动脉端连接动脉导管	3	3	2	1	0	
		温度测量导线注射液端安装温度传感器,连接1支三通管排气,消毒后连接中心静脉导管	5	5	4	3	0~2	
		关闭输液通道30秒	3	3	2	1	0	
	心输出量测量	消毒后,将装冰生理盐水10~15 mL的注射器连接三通管,手不得接触温度传感器	10	10	8	6	0~4	
		打开监护仪测量心输出量界面,输入患者身高、体重	10	10	8	6	0~4	
		监护仪提示注入液体时,快速均匀(<4秒)注入冰生理盐水,监护仪自动计算心输出量数值	5	5	4	3	0~2	
	整理	整理床单位,妥善安置患者,分类处理污物和用物,洗手	5	5	4	3	0~2	
	记录	记录血压值,判断血压值是否正常(口述)	5	5	4	3	0~2	

续表

内容		操作要求	分值	评分等级及分值				得分
				A	B	C	D	
评价	无菌观念	操作中遵守无菌操作原则,未发生无菌物品污染现象	5	5	4	3	0~2	
	沟通	整体素质良好,与患者沟通有效,能结合测得数值、病情进行分析	5	5	4	3	0~2	
	操作熟练度	动作轻巧、稳重、有条不紊,在规定时间内完成(6分钟)	10	10	8	6	0~4	
	否定项	发生危及患者安全的事件得0分,如中心静脉、股动脉留置管被拔出、"血液"逆流、空气进入中心静脉等						
合计			100					

考核教师：_____ 日期：_____

 任务训练

单项选择题（扫描二维码）

单项选择题

（黄金银）

任务五 中心静脉导管维护

活动一：中心静脉置管维护

任务目标

1. 具备评估中心静脉导管(central venous catheter, CVC)置入深度或外露长度、敷料及辅助器材、穿刺点周围皮肤异常的能力。
2. 能严格执行无菌技术,掌握正确的操作流程对CVC进行冲、封管等导管维护。
3. 具有慎独精神,确立学以致用、知行合一的原则,能尊重患者,关爱生命。

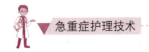 急重症护理技术

情景导入　病例 11-5-1

患者,女,76 岁,诊断:慢性阻塞性肺疾病急性加重,入院时测量体温 38.6℃,心率 26 次/分,呼吸频率 26 次/分,血压 90/42 mmHg,血氧饱和度 90%。患者消瘦,呼吸困难,口唇轻微发绀,痰鸣音明显,即行右锁骨下静脉置入中心静脉导管补液治疗、面罩高流量给氧、雾化吸入、吸痰等处理后,患者病情好转,现为患者置管时间第 4 天。

请问:输液前如何做好 CVC 的维护?

实施条件

名称	基本要求	备注
实训场地	①模拟病房;②理实一体化多媒体教室	安全、干净、光线明亮、温度适宜
设施设备	①多功能病床;②护理人模型	符合院感要求
主要用物	①治疗盘;②治疗巾;③清洁手套、无菌手套各 1 副;④10 cm×12 cm 透明敷料;⑤肝素帽或正压接头;⑥0.9%生理盐水 10 mL 或预冲式冲洗器;⑦20 mL 和 10 mL 注射器;⑧0.5 碘伏或氯己定乙醇溶液;⑨快速手消毒液;⑩一次性无菌换药包 1 个	工作服、口罩、发网、挂表自备
指导教师	每 15 名学生配备一名教师指导	双师型专任教师、临床兼职教师

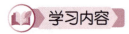 学习内容

根据病例 11-5-1 的情况,患者中心静脉置管时间为第 4 天,输液前为患者进行 CVC 维护。

一、操作前准备

1. **环境评估**　整洁、安静,注意隐私保护。
2. **患者评估**
(1) 患者病情。
(2) 查阅患者的 CVC 维护记录单,了解导管的置入深度及外露长度,判断导管是否移位、观察穿刺点及其周围有无红肿、渗液等,观察有无静脉炎、感染、血栓等并发症。
(3) 敷料有无松脱、污染。
(4) 患者对操作的认识及配合情况。
3. **解释并安排体位**　向患者做好解释,协助患者取舒适体位、头转向对侧。
4. **准备工作**　着装整洁,按七步法洗手,戴圆帽,戴口罩。

二、操作步骤

更换敷料及接头

（1）戴清洁手套，以180°或0°手法自下而上顺着穿刺方向撕除旧敷料，以免导管移位（图11-5-1）。

（2）脱手套、用快速消毒液按七步洗手法消毒手（图11-5-2）。

CVC操作视频

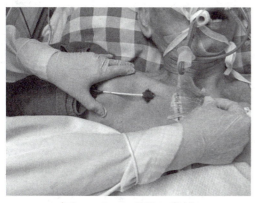

图11-5-1 撕除旧敷料

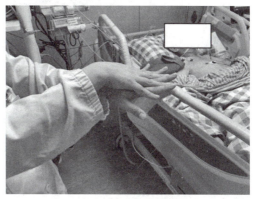

图11-5-2 七步洗手法

（3）打开换药包，戴无菌手套（图11-5-3）。

（4）打开换药包准备8～10个碘伏棉球，将肝素帽、透明敷料去除包装放入换药包内（图11-5-4）。

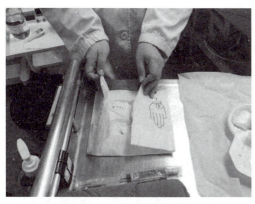

图11-5-3 戴无菌手套

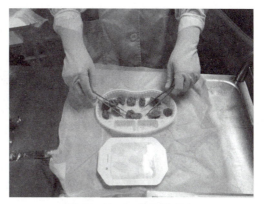

图11-5-4 打开换药包

（5）左手用无菌纱块包裹导管前端，用75％乙醇去残胶和进行皮肤清洁，右手持镊子消毒由穿刺口开始向外消毒，每个棉球消毒1圈，共消毒2遍（图11-5-5）。

（6）消毒导管，由患者端向外消毒，消毒2遍（图11-5-6）。

（7）待消毒液干后，单手持透明贴膜以穿刺点为中心贴敷料（图11-5-7）。

（8）从穿刺点开始往外按压塑形（图11-5-8）。

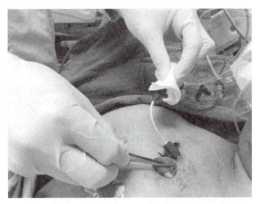
图 11-5-5　第 1 次消毒皮肤

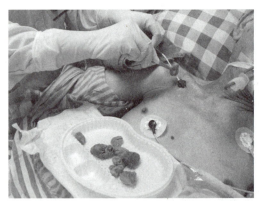
图 11-5-6　第 2 次消毒皮肤

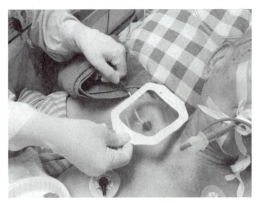
图 11-5-7　放置敷料

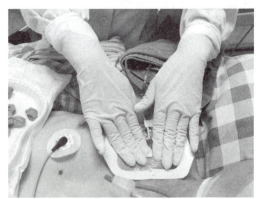
图 11-5-8　固定敷料

(9) 撕去外沿白纸,写日期、换药者姓名,贴于边沿(图 11-5-9)。

(10) 关闭导管开关,去除旧肝素帽,用75％乙醇擦拭消毒导管前端及螺纹 5～15 秒(图 11-5-10)。

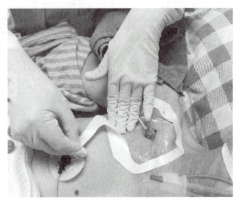
图 11-5-9　撕敷料贴纸

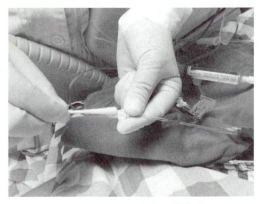
图 11-5-10　消毒导管前端

(11) 含 0.9%生理盐水注射器回抽 CVC 导管,注意不要将血抽入注射器内(图 11 - 5 - 11)。

(12) 封管方法:脉冲式封管,采用推-停-推的方法推注。推封管液至剩余 0.5 mL 时,一手持小夹子,一手快速将延长管(拿捏输液接头一端)推至输液夹底部,夹闭开关(图 11 - 5 - 12)。

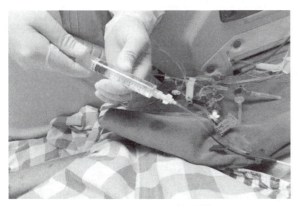
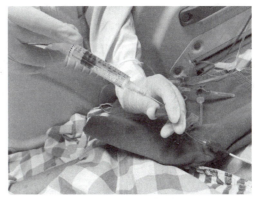

图 11 - 5 - 11　回抽导管　　　　　　图 11 - 5 - 12　夹闭开关

三、注意事项

在输液前首先做好导管维护 A - C - L 三部曲:A——Assess 导管功能评估;C——Clear 冲管;L——Lock 封管。

(1) 导管功能评估

1) 输液速度是否降低。

2) 抽取回血情况。

3) 是否冲管封管困难。

4) 若推 0.9%生理盐水 10 mL 水轻松,回抽 3 mL 轻松,即可继续使用。

(2) 冲封管标准

1) 每次输液之前,应冲管并抽回血,以评估导管功能,并预防并发症。

2) 每次输液后应冲管清除导管内输入的药物,减少不相容药物相互接触的风险。

3) 输液结束冲管后应封管。

4) 应选择 0.9%生理盐水定期冲封管。

5) 冲洗液的最少量为导管和附加装置容量的 2 倍。

(3) 冲封管实施细则

1) 所有血管通路装置的冲封管应使用单剂量系统(例如单剂量小瓶或有标签的预冲式冲洗器)。

2) 如必须使用多剂量药瓶,则 1 个药瓶只用于 1 个患者。

3) 使用不含防腐剂的 0.9%生理盐水冲洗所有血管通路装置。

4) 当药物不相容时,使用 5%葡萄糖溶液冲管后再用不含防腐剂的 0.9%氯化钠溶液

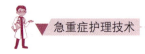

冲洗。

(4) 中心静脉封管液：应选用 10μ/mL 稀释肝素液或不含防腐剂的 0.9% 生理盐水。

(5) 消毒液的选择

1) 推荐使用浓度>0.5% 的葡萄糖酸氯己定(CHG)乙醇溶液、0.5% 的碘伏或 2% 的碘酊溶液和 75% 乙醇溶液。

2) 碘(碘伏)。对于 2 个月的婴儿，不建议使用洗必泰。

3) 对于皮肤完整性受损的患者，先用 0.9% 生理盐水清洗再用 0.5% 碘伏消毒，自然待干。

4) 碘伏用于皮肤消毒：擦拭 2 次，时间 1 分钟。

5) 皮肤上的消毒剂应该自然风干。

6) 进行多次连接血管通路装置给药，在每次连接前均需对连接表面进行消毒，机械强力擦拭 5~15 秒/10 次以上。

(6) 中心静脉的给药装置

1) 每 24 小时更换基本间歇性输液给药装置。

2) 至少每 24 小时更换肠外营养液的给药装置。

3) 每 12 小时更换用于输注静脉脂肪乳剂的给药装置，每次换新容器时更换给药装置。

4) 每 6~12 小时更换 1 次或更换容器时更换用于丙泊酚注射液的给药装置。

5) 应在每次输完血后或每隔 4 小时更换 1 次输血装置和过滤器。

6) 每 96 小时更换一次性或可重复使用的包括给药装置、持续冲洗装置及用于有创血流动力学压力监测的冲洗液。

(7) 附加装置的更换

1) 每次更换给药装置时，三通和肝素帽内有血液残留时。

2) 当产品的完整性遭到破坏或怀疑被破坏时。

3) 重新置入血管装置时。

(8) 经中心静脉采集血标本：除出于确诊导管相关血流感染(CRBSI)采集血标本外，否则切勿用中心血管通路装置获取血培养的血样。

(9) 敷料的更换

1) 如果敷料的完整性受损或者变得潮湿、有渗出液或血液、存在穿刺部位的感染的症状和体征时，应立即进行护理和更换。

2) 透明的半透膜敷料每 5 到 7 天更换 1 次，纱布敷料每 2 天更换 1 次，透明敷料下放置纱布敷料应被视为纱布敷料，每 2 天更换 1 次。

(10) 使用透明敷料：操作三部曲为捏——捏导管突起、抚——抚压整块敷料、压——边撕边框边按压。操作要点如下。

1) 无张力垂放(单手持膜)。

2) 敷料中央对准穿刺点。

3) 贴膜区域无菌干燥。

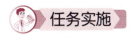

任务实施

病例11-5-2：患者，女，66岁，诊断：子宫肌瘤，4天前在手术室气管插管全麻下进行全宫切除术，术后送ICU继续监护治疗，入室带入右锁骨下深静脉置管1条。

请问：作为管床护士的你应如何维护此管道？

提示：根据病例的情况，评估患者的病情、CVC导管的使用情况、CVC导管的置入深度或外露长度、敷料是否松脱，穿刺点周围皮肤是否出现红肿、压痛或出现皮肤问题；告知患者及家属CVC导管维护的目的，注入冲、封管液的作用，冲、封管过程中注意观察CVC导管穿刺点周围皮肤有无肿胀、疼痛，导管是否有液体渗漏，患者是否有寒战、发热等不适症状出现；更换无菌敷料和正压接头或肝素帽，标注更换日期和操作者签名，对带管患者进行有针对性的健康教育。按以下流程进行中心静脉导管的维护（图11-5-13）：

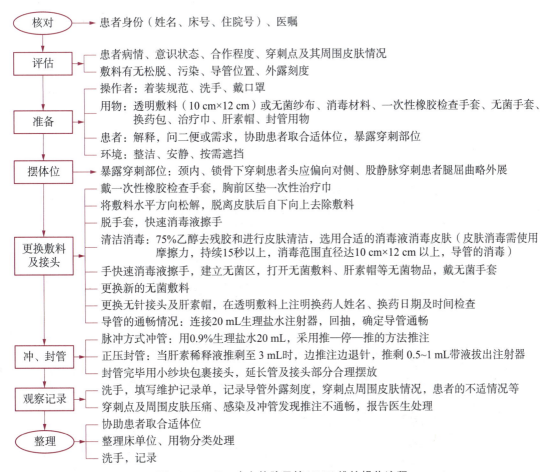

图11-5-13　中心静脉导管（CVC）维护操作流程

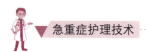

任务评价

根据任务实施情况进行考核,见表11-5-1。

表11-5-1 中心静脉导管(CVC)的维护考核评价标准

班级_____ 姓名_____ 学号_____ 得分_____

内容		操作要求	分值	评分等级及分值				得分
				A	B	C	D	
操作前准备	仪表	仪表大方,举止端庄,衣帽整洁,戴口罩	3	3	2	1	0	
	物品	透明敷料或无菌纱布、消毒材料、一次性橡胶检查手套和无菌手套各一对、换药包、治疗巾、肝素帽或正压接头、肝素盐水、胶布、生理盐水、20 mL 和 10 mL 注射器、碘伏	3	3	2	1	0	
	评估	1. 患者病情、意识状态、合作能力 2. 穿刺点及其周围皮肤情况 3. 敷料有无松脱、污染 4. 导管位置、外露刻度	5	5	4	3	0~2	
操作过程	核对	1. 确认有效医嘱,核对床号、姓名、住院号 2. 取平卧位,头偏向置管对侧,暴露穿刺部位	5	5	4	3	0~2	
	更换敷料及接头	戴一次性橡胶手套,胸前区垫治疗巾	3	3	2	1	0	
		以180°或0°手法自下而上顺着穿刺方向撕除旧敷料	3	3	2	1	0	
		脱手套,七步洗手法	3	3	2	1	0	
		开换药包,投放无菌透明敷料贴、肝素帽、注射器	3	3	2	1	0	
		戴无菌手套,左手用无菌纱块包导管前端,75%乙醇去残胶和进行皮肤清洁2遍	8	8	6	4	0~2	
		由患者端向外消毒导管共2遍	5	5	4	3	0~2	
		持透明贴膜以穿刺点为中心贴敷料,按压、塑形,撕去外沿白纸	5	5	4	3	0~2	
		关闭导管开关,去除旧肝素帽,75%乙醇擦拭消毒导管前端及螺纹5~15秒	8	8	6	4	0~2	
	冲、封管	连接 20 mL 生理盐水注射器,回抽,确定导管通畅	5	5	4	3	0~2	
		0.9%生理盐水 20 mL 脉冲式冲管和正压封管	10	10	8	6	0~4	

续表

内容		操作要求	分值	评分等级及分值				得分
				A	B	C	D	
		用小纱块包裹接头,延长管及接头部分,合理摆放,贴敷料贴更换日期及时间	3	3	2	1	0	
	整理	整理床单位,协助安置舒适体位,分类处理污物和用物、洗手	5	5	4	3	0~2	
	记录	记录导管外露刻度、穿刺点周围皮肤情况	3	3	2	1	0	
评价	无菌观念	操作中遵守无菌操作原则,未发生无菌物品污染现象	5	5	4	3	0~2	
	沟通	整体素质良好,与患者沟通有效,能结合测得数值、病情进行分析	5	5	4	3	0~2	
	操作熟练度	动作轻巧、稳重、有条不紊,在规定时间内完成(6分钟)	10	10	8	6	0~4	
	否定项	发生危及患者安全的事件得0分,如导管脱落						
合计			100					

考核教师:_____ 日期:_____

任务训练

一、单项选择题(扫描二维码)

二、简答题

CVC的注意事项有哪些?

单项选择题

三、病例分析

病例11-5-3:患者,男,46岁,因车祸致骨盆骨折、左股骨中段闭合性骨折,全身皮肤多处挫伤、瘀紫,失血性休克,护士紧急协助医生为患者进行右锁骨下深静脉置管术。

(1)右锁骨下深静脉置管成功后你该如何冲、封管?

(2)中心静脉的给药装置如何维护?

(3)若穿刺口有汗液、透明敷料边缘有卷边松脱,你该如何处理?

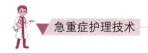 急重症护理技术

活动二:经外周置入中心静脉导管维护

任务目标

1. 具备评估经外周置入中心静脉导管(peripherally inserted central venous catheters, PICC)置入深度或外露长度、敷料、穿刺点周围皮肤异常的能力。
2. 能严格执行无菌技术,掌握正确的操作流程对PICC进行冲、封管等导管维护。
3. 具有慎独精神,能尊重患者,关爱生命。

情景导入 病例11-5-4

患者,李某,男,56岁,诊断:食管癌术后合并左下肺炎,患者因体温38.9℃,心率103次/分,呼吸频率24次/分,血压90/40 mmHg,血氧饱和度89%,由急诊送入ICU进行救治,带入左肘正中静脉PICC管。现医生开出长期输液治疗医嘱。

请问:输液前如何做好PICC的维护?

实施条件

名称	基本要求	备注
实训场地	①模拟重症监护病房;②理实一体化多媒体教室	安全、干净、光线明亮、温度适宜
设施设备	①多功能病床;②护理模型人	符合院感要求
主要用物	①75%乙醇、0.5%碘伏或氯己定乙醇溶液;②一次性治疗巾;③无菌0.9%生理盐水;④1支20 mL注射器;⑤1副无菌手套;⑥1块10 cm×12 cm透明敷料;⑦无菌胶布(可用无菌输液贴);⑧1个肝素帽或正压接头;⑨胶布;⑩手快速消毒液;⑪1个一次性无菌换药包	工作服、口罩、发网、挂表自备
指导教师	每15名学生配备一名教师指导	双师型专任教师、临床兼职教师

学习内容

根据病例11-5-4情况,患者入院时带入左肘正中静脉PICC 1条,现医生开出长期输液治疗医嘱。输液前进行PICC的维护。

一、操作前准备

1. **环境评估** 整洁、安静,注意患者隐私保护。

2. 患者评估
(1) 患者的病情情况。
(2) 置管侧肢体活动情况,测量臂围。
(3) 穿刺点及其周围有无红肿、渗液等,查阅患者的 PICC 维护本,了解基础臂围皮肤情况,置入深度等基本数据和之前维护的登记情况,判断导管是否移位,是否出现静脉炎、血栓等并发症。
(4) 导管位置、外露长度。
(5) 敷料有无松脱、污染。
(6) 患者对操作的认识及配合情况。

3. 解释并安排体位　向患者做好解释,协助患者取舒适体位。

4. 准备工作　着装整洁,按七步洗手法洗手,戴圆帽,戴口罩。

二、操作步骤

(1) 核对患者手腕带信息(姓名、床号、住院号)、查对 PICC 维护手册。
(2) 评估穿刺点及周围皮肤情况,是否有无发红、肿胀、渗血及渗液,导管有无移动,是否脱出或进入体内,贴膜有无潮湿、脱落、污染,是否到有效期需更换;询问有无酒精过敏史。
(3) 洗手,戴口罩。
(4) 测量臂围并记录,臂围测量:肘横纹上 10 cm(图 11-5-14)。

PICC 导管
维护视频

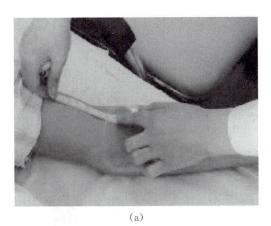　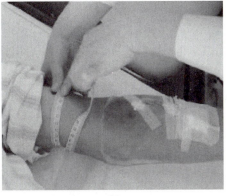

(a)　　　　　　　　　　　　(b)

图 11-5-14　测量臂围

(5) 更换贴膜敷料及接头
1) 指导患者头偏向对侧,暴露导管穿刺部位,臂下垫一次性治疗巾。
2) 撕透明贴膜:拇指轻压穿刺点,沿四周 180°或 0°平拉贴膜或一手固定导管,自下而上顺着穿刺方向揭除贴膜,以免导管移位(图 11-5-15)。
3) 观察穿刺点局部状况,将外露导管妥善放置患者肘上(图 11-5-16)。
4) 用快速消毒液按七步洗手法消毒手部。

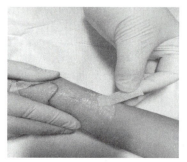
(a) 揭起贴膜边缘

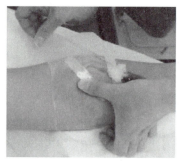
(b) 0°移除

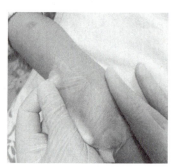
(c) 180°移除

图 11-5-15 撕透明贴膜

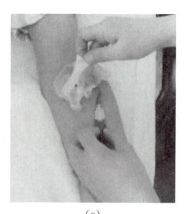
(a)　　　　　　　(b)

图 11-5-16 观察穿刺点局部状况

5）清洁消毒：①开无菌换药包，投递无菌物品，倒入 75％乙醇和氯己定乙醇溶液或 0.5％碘伏，先戴 1 只无菌手套，抽生理盐水，戴另 1 只无菌手套，左手取 1 块无菌纱布包裹 PICC 尾端接头处；②用 75％酒精棉球距穿刺点 1 cm 以外去残胶和进行皮肤清洁 3 遍（图 11-5-17）；③选择氯己定乙醇溶液或 0.5％碘伏消毒皮肤及管路：以穿刺点为中心环形消毒，两侧至臂缘，皮肤消毒需使用摩擦力，持续 15 秒以上，消毒范围上下直径 10 cm×12 cm；④导管的清洁消毒：尤其要注意导管的连接部位和延长管部分的消毒（图 11-5-18）。

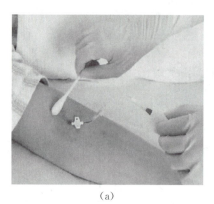
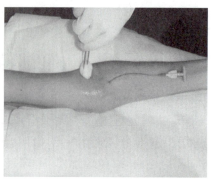
(a)　　　　　　　(b)

图 11-5-17 去残胶和进行皮肤清洁

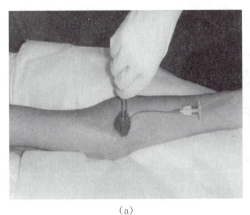 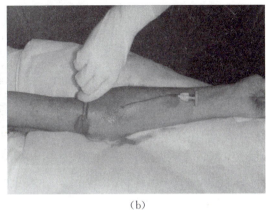

　　　　　(a)　　　　　　　　　　　　　　(b)

图 11-5-18　消毒皮肤和 PICC 导管

6）更换肝素帽：①用纱布拧下原有接头，丢弃；②用酒精棉片包裹连接器螺旋部分用力正反擦拭消毒 5～15 秒以上，更换新的接头（图 11-5-19）。

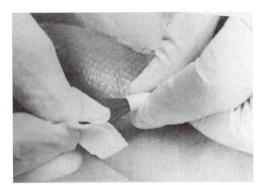 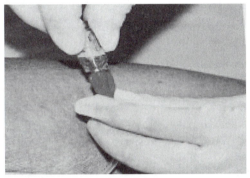

　（a）消毒连接器螺旋部　　　　　　　（b）更换新的接头

图 11-5-19　更换肝素帽

7）A-C-L 维护三部曲：①A——A1 留置期间；②C——Clear 脉冲式冲管；③L——Lock 正压封管（图 11-5-20）。

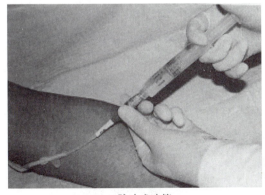 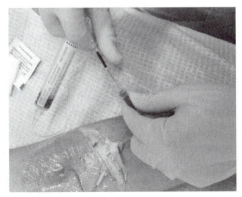

　　　（a）脉冲式冲管　　　　　　　　　（b）正压封管

图 11-5-20　脉冲式冲管和正压封管

8) 更换新的无菌透明敷料贴:皮肤自然待干,敷料的中点对准穿刺点、无张力黏贴、塑形、排尽膜下空气,边撕边框边按压,确保敷料粘贴舒适、牢固(图 11-5-21)。

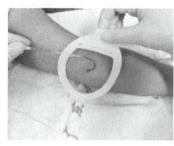 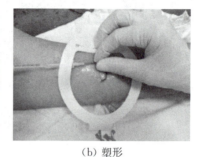 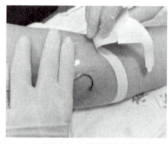

(a) 无张力垂放　　　　　　(b) 塑形　　　　　　(c) 抚平和边撕边框边按压

图 11-5-21　更换透明敷料贴

9) 胶带外固定法

① 胶布固定:在导管的固定翼下用胶布作蝶形交叉固定,再横向加压 1 条胶布在交叉位置上;第三胶布再与第 1 条胶布平行粘贴加强固定;PICC 导管的延长管弯曲成"C"形胶带固定;记录导管置入时间、更换贴膜时间、导管体内长度/外露刻度,维护人签名(图 11-5-22)。

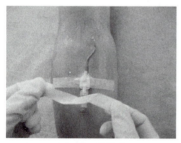 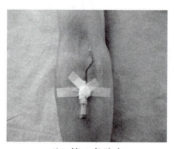 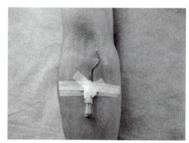

(a) 第 1 条胶布　　　　　　(b) 第 2 条胶布　　　　　　(c) 第 3 条胶布

图 11-5-22　胶带外固定

② 小方纱包裹肝素帽(图 11-5-23)。

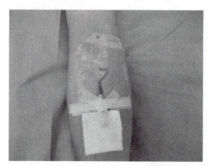 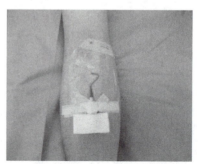

(a) 置无菌小方纱在肝素帽下　　　　　　(b) 包裹肝素帽

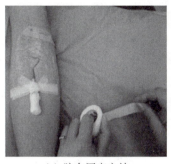 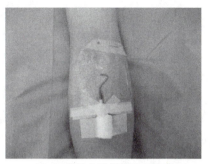

（c）胶布固定方纱　　　　　（d）两条胶布平行固定肝素帽

图 11-5-23　小方纱包裹肝素帽

③ 网套外固定（图 11-5-24）。

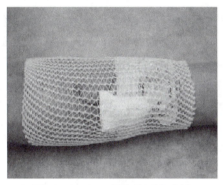

图 11-5-24　网套外固定方法

④ 思乐扣固定（图 11-5-25）。

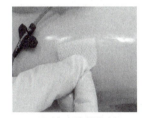 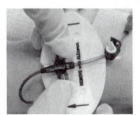 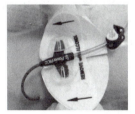 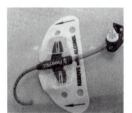

（a）涂皮肤保护剂　　　　（b）按压　　　　　（c）撕开　　　　　（d）贴放

图 11-5-25　思乐扣固定方法

10）整理用物及患者床单位，交代注意事项。

11）洗手，记录维护单，详细记录臂围、置管深度、外露长度、穿刺点周围皮肤情况、肢体活动和患者的不适主诉等。

三、注意事项

1. 冲洗导管

（1）四禁三不能

1) 禁止使用小于 10 mL 的注射器冲管或给药。
2) 禁止将胶布直接贴于导管上。
3) 禁止将体外导管部分人为地移入体内。
4) 禁止连接器重复使用。
5) 不能用于某些造影检查时高压注射泵推注造影剂。
6) 不能用含有血液和药液混合的盐水冲洗导管。
7) 不能将导管蓝色部分放在贴膜外,避免导管损伤后细菌进入体内。

(2) 冲洗导管标准时刻

1) 治疗间歇期每 7 天 1 次。
2) 在每次静脉输液、给药后或输注血液或血制品以及输注肠外营养液后。
3) 用 0.9%生理盐水 10~20 mL 脉冲式冲管,注射最后 0.5 mL 生理盐水时,边注射边向后缓慢拔针(正压封管)。
4) 抽血、输血或输注其他黏滞性药物,应立即先用 20 mL0.9%生理盐水,使用脉冲方式冲洗导管后再接其他输液。
5) 冲洗管道不可使用重力静滴方式。

2. 更换敷料与肝素帽频率

1) 透明敷料 7 天更换 1 次。
2) 纱布 + 透明敷料 48 小时更换 1 次。
3) 敷料松动、潮湿、出血等随时更换。
4) 肝素帽 7 天更换 1 次。
5) 治疗间歇至少 1 周冲封管 1 次,局部更换贴膜、肝素帽。

四、健康教育

(1) 新放置 PICC 的患者注意保持穿刺点皮肤和敷料的干燥、无菌,有渗液或渗血的及时回医院处理。

(2) 留置 PICC 的患者不影响从事一般性日常工作、运动和家务劳动,但需避免淋浴,不能使用同侧手臂提过重的物品、头颈部过度活动等;不用手术侧上臂做引体向上、托举哑铃、打球、游泳等活动度较大的体育锻炼。

(3) 当出现红、肿、热、痛或皮肤瘙痒、皮疹等局部反应,或肩部、颈部出现疼痛及同侧上肢浮肿或疼痛等症状时,应及时联系导管专科护士,回医院检查。

(4) 在维护过程中应根据患者出现的具体情况进行有针对性的健康教育,以达到最佳的教育效果。

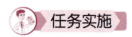

> 病例 11-5-5:患者,男,48 岁,诊断为鼻咽癌。在肿瘤科住院进行化疗期间给予左手贵要静脉留置 PICC 1 条,于 7 天前办理出院手续。出院时护士叮嘱其 7 天后到医院静脉治疗门诊进行导管维护。

请问:作为门诊的静脉治疗,护士应对管道如何维护?

提示:根据该病例情况,评估患者的病情、查看 PICC 的维护手册,评估穿刺点及周围皮肤情况是否有发红、肿胀、渗血及渗液,导管有无移动,是否脱出或进入体内,贴膜有无潮湿、脱落、污染,是否到期需更换;询问有无酒精过敏史的情况;测量臂围并记录,臂围测量:肘横纹上 10 cm;告知患者及家属 PICC 维护的目的,注入冲、封管液的作用;冲、封管过程中注意观察 PICC 导管是否通畅;更换无菌敷料和正压接头或肝素帽,固定管道,标注更换日期和操作者签名,对戴管患者进行有针对性的健康教育。按以下流程进行中心静脉导管的维护(图 11-5-26):

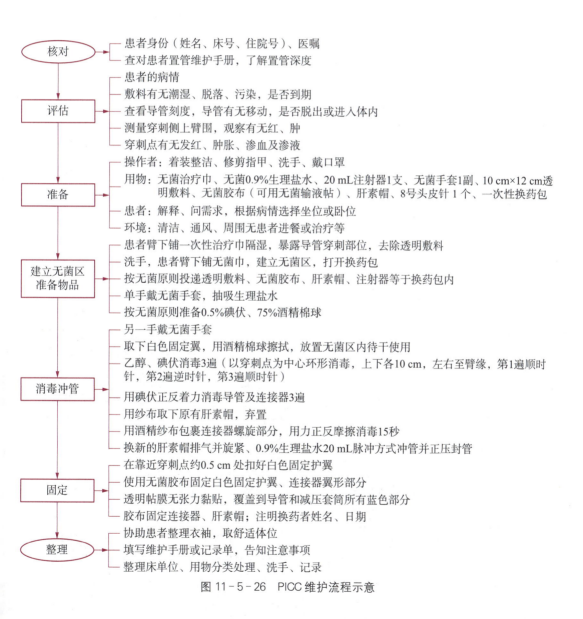

图 11-5-26 PICC 维护流程示意

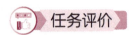

根据任务实施完成情况进行考核,见表11-5-2。

表11-5-2 经外周置入中心静脉导管(PICC)维护考核评价标准

班级_____ 姓名_____ 学号_____ 得分_____

内容		操作要求	分值	评分等级及分值				得分
				A	B	C	D	
操作前准备	仪表	仪表大方,举止端庄,衣帽整洁,戴口罩	3	3	2	1	0	
	物品	无菌治疗巾、无菌生理盐水、20 mL注射器1支、无菌手套1副、10 cm×12 cm透明敷料、无菌胶布(可用无菌输液帖)、肝素帽、8号头皮针1个、一次性换药包	3	3	2	1	0	
	评估	患者的病情、敷料、上臂围、穿刺口情况	3	3	2	1	0	
操作过程	核对	1. 确认有效医嘱,核对床号、姓名、住院号,取适体位便于操作 2. 查对患者置管维护手册或护理记录单的置管深度	6	6	4	2	0	
	消毒前	以180°或0°手法自下而上顺着穿刺方向撕除旧敷料	3	3	2	1	0	
		查看导管刻度,观察穿刺点有无红、肿或渗出物	3	3	2	1	0	
		七步洗手法	3	3	2	1	0	
		投递透明敷料、无菌胶布、肝素帽、注射器等无菌物品于换药包内	3	3	2	1	0	
		戴无菌手套,抽吸生理盐水,准备碘剂、75%酒精棉球	3	3	2	1	0	
	消毒管道	消毒白色固定翼	3	3	2	1	0	
		乙醇、碘伏以穿刺点为中心环形消毒至两侧臂缘,持续15秒以上,消毒范围上下直径10 cm×12 cm,共消毒3遍	10	10	8	6	0~4	
		消毒导管及连接器	10	10	8	6	0~4	
		更换肝素帽	3	3	2	1	0	
	封管及固定	生理盐水脉冲方式冲管、正压封管	10	10	8	6	0~4	
		以穿刺点为中心贴敷料,按压、塑形,撕去外沿白纸,胶布外固定,小方纱包裹肝素帽	3	3	2	1	0	
		交代注意事项,贴上更换日期及时间贴膜标签	3	3	2	1	0	

续表

内容		操作要求	分值	评分等级及分值				得分
				A	B	C	D	
评价	整理	整理床单位,协助安置舒适体位,分类处理污物和用物,洗手	5	5	4	3	0~2	
	记录	记录PICC置管的刻度、穿刺口情况	3	3	2	1	0	
	无菌观念	操作中遵守无菌操作原则,未发生无菌物品污染现象	5	5	4	3	0~2	
	沟通	整体素质良好,与患者沟通有效,能结合测得数值、病情进行分析	5	5	4	3	0~2	
	操作熟练度	动作轻巧、稳重、有条不紊,在规定时间内完成(6分钟)	10	10	8	6	0~4	
	否定项	发生危及患者安全的事件得0分,如PICC置管被拔出						
合计			100					

考核教师:_____ 日期:_____

任务训练

一、单项选择题(扫描二维码)

单项选择题

二、简答题

1. PICC维护的注意事项有哪些?
2. PICC留置后的健康教育有哪些?

三、病例分析

病例11-5-6:李某,男,46岁,诊断为左半结肠癌(Ⅲ期),行结肠癌切除根治术后并于6周前带PICC导管1条出院。现患者身体恢复良好,返回肿瘤科住院进行第1次化疗。

(1) PICC维护前需要做哪些评估?
(2) 如何进行PICC维护?

活动三:植入式静脉输液港(PORT)的维护

任务目标

1. 能正确评估输液港的正确位置及准确穿刺无损伤针——蝶翼针。
2. 能为患者正确撕脱黏贴透明敷料、固定蝶翼针。
3. 能严格执行无菌技术,掌握输液港冲、封管的方法,具有慎独精神。

情景导入 病例 11-5-7

5床,张某,女,46岁,诊断为子宫颈癌IB2期。进行子宫颈癌根治术后,住院期间在右前胸植入输液港进行1次化疗后办理出院。今晨患者突然出现大汗淋漓、咳嗽咳痰、发热、呼吸困难等不适,由"120"紧急送急诊科救治。经ICU医生会诊后收入ICU继续治疗,现患者需输注药液进行救治。

请问:输液前如何做好输液港的维护?

实施条件

名称	基本要求	备注
实训场地	①模拟病房;②理实一体化多媒体教室	安全、干净、光线明亮、温度适宜
设施设备	①多功能病床;②护理模型人	符合院感要求
主要用物	①治疗盘;②治疗巾;③清洁手套、无菌手套各1副;④10 cm×12 cm透明敷料;⑤肝素帽;⑥0.9%氯化钠溶液 10 mL×2支;⑦10 mL注射器1个;⑧0.5%碘伏或氯己定乙醇溶液、75%乙醇各1瓶;⑨快速手消毒液;⑩一次性无菌换药包1个;⑪无损伤针——蝶翼针1套	工作服、口罩、发网、挂表自备
指导教师	每15名学生配备一名教师指导	双师型专任教师、临床兼职教师

学习内容

根据病例11-5-7,患者在子宫颈癌根治术后第3周进行第1疗程化疗,留置输液港。输液前为其做好输液港的维护。

一、操作前准备

1. **环境评估** 整洁、安静,按需要遮挡。
2. **患者评估**
(1) 患者的病情。
(2) 仔细检查输液港周围皮肤有无压痛、肿胀、血肿、感染、浆液脓肿等。
(3) 敷料有无松脱、污染。
(4) 患者对操作的认识及配合情况。
3. **家属解释工作** 向患者做好解释,协助患者取舒适体位、头转向对侧。
4. **整理** 着装整洁、按七步洗手法洗手、戴圆帽、戴口罩。

二、操作步骤

1. **评估** 仔细检查输液港周围皮肤有无压痛、肿胀、血肿、感染、浆液脓肿等(图11-5-27)。

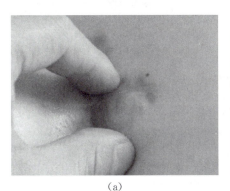
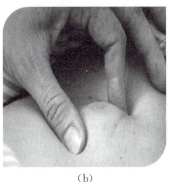

(a)　　　　　　　　　　　　(b)

图11-5-27　评估输液港周围皮肤

2. **消毒** 以输液港注射座为中心,先乙醇再碘伏由内向外,顺时针、逆时针交替螺旋状消毒皮肤3遍,范围≥10 cm×12 cm(图11-5-28)。

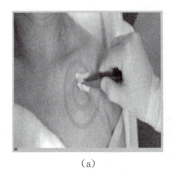
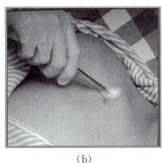
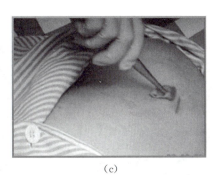

(a)　　　　　　　　(b)　　　　　　　　(c)

图11-5-28　消毒皮肤

3. **排气** 换手套,先戴一只手套,抽吸≥10 mL生理盐水后,再戴另一只手套。注射器连接接头及蝶翼针,排气(图11-5-29)。

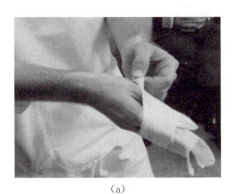
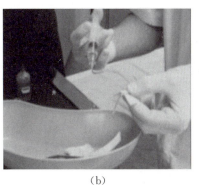

(a)　　　　　　　　　　　　(b)

图11-5-29　排气

4. **铺无菌孔巾** 见图 11-5-30。

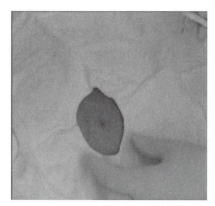

图 11-5-30 铺无菌孔巾

5. **穿刺** 用手触诊,找到注射座确认注射座边缘,定位穿刺隔。用一手的拇指、食指和中指固定注射座,做成三角形,将输液港拱起,确定 3 指的中心。另一手将蝶翼针自 3 指中心处垂直刺入穿刺隔直达储液槽底部抽回血确认针头位置(图 11-5-31)。

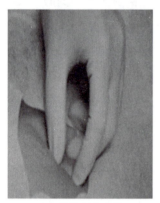 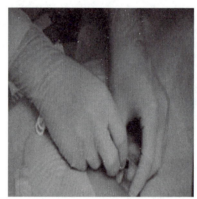 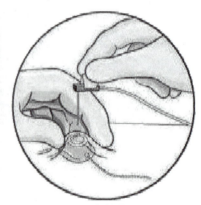

(a) 找注射座边缘　　(b) 蝶翼针垂直刺入储液槽底部　　(c) 穿刺手法
图 11-5-31 穿刺

6. **调整针的斜面位置** 调整无损伤针,使针的斜面背对输液港注射座的导管接口,可以更有效地冲洗净注射座内的残留药物。

7. **固定** 在无损伤针下方垫适宜厚度的小纱布,再用 10 cm×12 cm 透明敷贴外固定针头(图 11-5-32)。

8. **采血** 穿刺成功后,用 10 mL 注射器抽出<5 mL 血液并弃置,换一新的 20 mL 注射器抽足量血标本,血样采集完成后,立即用 20 mL 生理盐水以脉冲方式充分冲洗导管(图 11-5-33)。

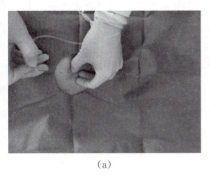
(a)
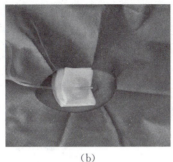
(b)
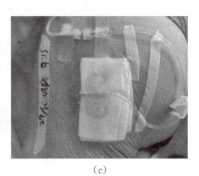
(c)

图 11-5-32 固定针头

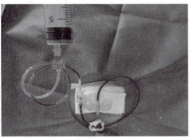
(a) 10 mL 注射器抽血 5 m 丢弃

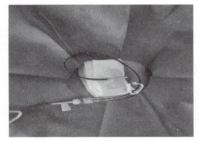
(b) 20 mL 注射器抽足血量

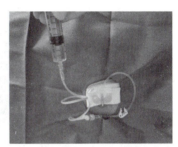
(c) 20 mL 生理盐水冲管

图 11-5-33 采血

9. **用药** 静脉注射及连续输液(图 11-5-34)。

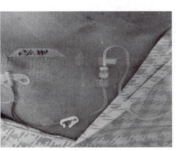
(a) 抽回血

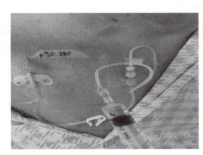
(b) 静脉注射

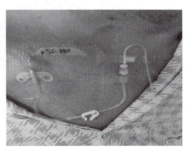
(c) 连续静脉输液 0.9% 生理盐水冲管

图 11-5-34 静脉注射及连续输液

10. **冲/封管液选择** 选用 10 mL 以上的注射器,用 0.9% 生理盐水 20 mL 或肝素稀释液浓度 100 U/mL 冲/封管。

11. **冲管/封管方法** 脉冲(推—停—推—停) + 正压,冲管 + 正压封管后必须做到正压封管:①非正压接头,先夹闭延长管,再移除注射器;②正压接头,先移除注射器,再夹闭延长管(图 11-5-35)。

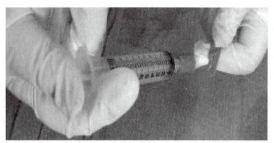

(a) 正压接头　　　　　　　　(b) 非正压接头

图 11-5-35　冲管/封管

12. 更换敷料　见图 11-5-36。

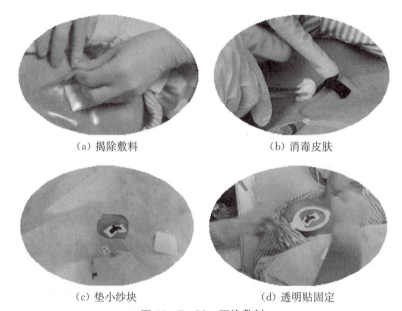

(a) 揭除敷料　　　　　　　　(b) 消毒皮肤

(c) 垫小纱块　　　　　　　　(d) 透明贴固定

图 11-5-36　更换敷料

13. 拔针　当注入的肝素盐水剩下最后 0.5 mL 时即开始拔除蝶翼针。拔针时用左手两指固定输液港基座，局部针眼按压 10 分钟，无菌敷料覆盖 24 小时并保持敷料干洁（图 11-5-37）。

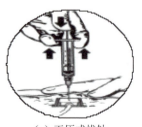 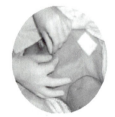 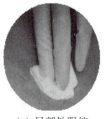 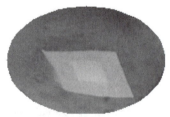

(a) 正压式拔针　　(b) 左手两指固定基座　　(c) 局部针眼按压 10 分钟　　(d) 无菌敷料覆盖 24 小时

图 11-5-37　拔针

三、注意事项

（1）输液港植入术后需要拍 X 光胸片定位。

（2）必须由专业护士进行维护，保持局部干洁，避免重力撞击，避免同侧提过重物品、引体向上、托举哑铃、打球、游泳等活动度较大的体育锻炼。

（3）做 CT、MRI、造影检查时，严禁使用输液港高压注射造影剂，防止导管破裂。

（4）观察输液港周围皮肤发红、肿胀、灼热感、疼痛等炎性反应，如有异常应及时就诊，如肩、颈部出现疼痛及同侧上肢肿胀或疼痛等症状时应及时回院检查和处理。

（5）蝶翼针套件 7 天更换，不要私自撕除敷料/剪掉蝶翼针管，护士拔蝶翼针后方可出院。

（6）拔蝶翼针后按压局部针眼 10 分钟，用无菌敷料覆盖 24 小时，注意保持敷料干洁。

（7）患者拔管后保持平卧 30 分钟。

（8）如不能回院维护，应及时咨询，或在当地找正规医院指定专业人员进行维护治疗。

（9）穿刺插针

1）针头必须垂直刺入，以免针尖刺入输液港侧壁。

2）穿刺动作轻柔，感觉有阻力时不可强行进针，以免针尖与注射座底部推磨，形成倒钩。

3）注射、给药前应抽回血确认位置，若抽不到回血，可注入 0.9％生理盐水 5 mL 后再回抽，使导管在血管中飘浮起来，防止三向瓣膜贴于血管壁。

4）穿刺成功后，应妥善固定穿刺针，不可任意摆动，防止穿刺针从穿刺隔中脱出。

（10）冲管/封管时机

1）治疗间歇期每 4 周冲、封管 1 次。

2）在每次输液前、后输注血液、肠外营养液、化疗药、甘露醇、脂肪乳后，前后两组液体不相容或容易形成结晶时。

（11）注射器选择：禁止使用 1 mL、2.5 mL、5 mL 注射器，应选择＞10 mL 的注射器。

（12）封管液选择：肝素稀释液浓度 100 U/mL。

任务实施

> 病例 11-5-8：李某，女，56 岁，诊断为胃癌 3 期，今晨 8 点在手术室气管插管全麻下进行全胃切除手术，术后送 ICU 继续监护治疗。因治疗需要，医生为其留置了 1 条植入式静脉输液港（胸壁港），现根据医嘱需进行输注肠外营养液及化疗辅助治疗。

请问：作为管床护士应对输液港如何维护？

提示：根据病例情况，首先评估患者的病情及配合情况，周围皮肤发红、肿胀、浆液脓肿、灼热感、疼痛等炎性反应，敷料有无松脱、污染、输液港置入侧肢体活动情况，向患者做好解释，协助患者取舒适体位，头转向对侧。对带管患者进行有针对性的健康教育。按以下流程进行输液港的维护（图 11-5-38）：

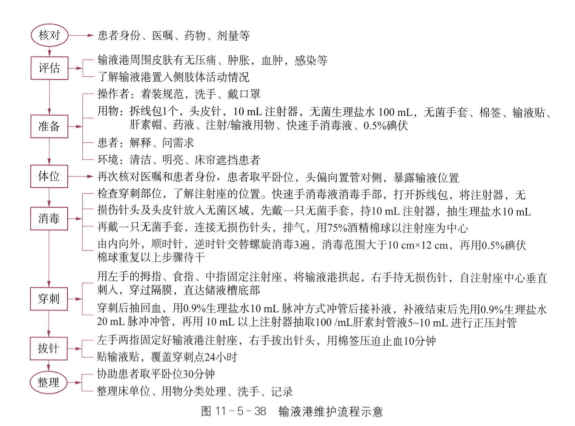

图 11-5-38 输液港维护流程示意

任务评价

根据任务实施完成情况进行考核,见表 11-5-3。

表 11-5-3 植入式静脉输液港(PORT)维护考核评价标准

班级＿＿＿＿＿ 姓名＿＿＿＿＿ 学号＿＿＿＿＿ 得分＿＿＿＿＿

内容		操作要求	分值	评分等级及分值				得分
				A	B	C	D	
操作前准备	仪表	仪表大方,举止端庄,衣帽整洁,戴口罩	3	3	2	1	0	
	物品	拆线包一个,头皮针,10 mL 注射器,无损伤针头,生理盐水 100 mL,无菌手套、棉签、输液贴、肝素帽、药液、注射/输液用物、快速手消毒液、碘伏	3	3	2	1	0	
	评估	1. 输液港周围皮肤有无压痛、肿胀、血肿、感染等 2. 了解输液港置入侧肢体活动情况	5	5	4	3	0~2	
操作过程	核对	1. 确认有效医嘱,核对床号、姓名、住院号 2. 取平卧位,头偏向置管对侧,暴露注射座	5	5	4	3	0~2	

续表

内容		操作要求	分值	评分等级及分值				得分
				A	B	C	D	
	皮肤消毒准备与消毒	七步洗手法	3	3	2	1	0	
		开拆线包,投放注射器、无损伤针、头皮针	3	3	2	1	0	
		戴无菌手套,持10 mL注射器抽生理盐水10 mL(助手协助持生理盐水瓶)	3	3	2	1	0	
		连接无损伤针头,排气	8	8	6	4	0~2	
		皮肤消毒:乙醇、碘伏螺旋消毒3遍	10	10	8	6	0~4	
	管道维护	穿刺:穿刺手法正确,一步到位	8	8	6	4	0~2	
		冲、封管:生理盐水脉冲方式冲管、正压封管	10	10	8	6	0~4	
		拔针:无菌小方纱按压,贴敷料贴或无菌敷料覆盖穿刺点	8	8	6	4	0~2	
		交代注意事项	3	3	2	1	0	
	整理	整理床单位,协助安置舒适体位,分类处理污物和用物,洗手	5	5	4	3	0~2	
	记录	记录伤口、回抽血情况、更换贴膜敷料时间	3	3	2	1	0	
评价	无菌观念	操作中遵守无菌操作原则,未发生无菌物品污染现象	5	5	4	3	0~2	
	沟通	整体素质良好,与患者沟通有效,能结合测得数值、病情进行分析	5	5	4	3	0~2	
	操作熟练度	动作轻巧、稳重、有条不紊,在规定时间内完成(6分钟)	10	10	8	6	0~4	
	否定项	发生危及患者安全的事件得0分,如未能评估注射座松脱、移位,管道断裂、扭转、折叠						
合计			100					

考核教师:_____ 日期:_____

任务训练

一、单项选择题(扫描二维码)

二、简答题

输液港维护的注意事项有哪些?

单项选择题

三、病例分析

病例 11-5-9：李某，男，56 岁，诊断为左乳腺癌中期，进行左乳腺癌根治术后并于 3 周前带右胸壁输液港出院。现患者身体恢复良好，返回肿瘤科住院进行第 1 次化疗。

（1）输液港维护前需要做哪些评估？

（2）如何进行输液港的维护？

（黄淑萍）

模块三　院内重症监护

项目十二　其他监测技术应用

项目介绍

在危重症患者的护理中,急危重症护士除了掌握极为重要的呼吸系统和循环系统监测技术,同样要掌握包括脑功能监测在内的其他监测技术,通过全面监测,有效评估病情,最大程度保障患者的安全。本项目针对危重患者,开展脑功能监护、肠内营养应用与护理以及腹内压监测的学习。护理过程中强调操作注意事项,避免操作失误危害患者安全。

项目导航

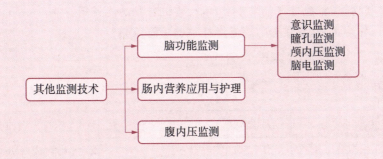

项目十二　其他监测技术应用

任务一　脑功能监测

任务目标

1. 能动态评估意识、瞳孔变化,及时发现异常,积极做好抢救配合。
2. 明确颅内压监测的操作流程和注意事项,监测治疗效果,及时提供反馈。
3. 了解脑电监测相关理论知识,为患者治疗提供指导。
4. 培养爱岗敬业、严谨负责和精益求精的工匠精神。

情景导入　病例12-1-1

在高速路上,51岁的男性司机追尾一辆大货车,消防队员已将患者救出。患者有颅脑损伤,送医院进行紧急手术,术后需进行脑功能监测。

请问:作为护士,应该如何为患者提供脑功能监测?

实施条件

名称	基本要求	备注
实训场地	①模拟病房;②理实一体化多媒体教室	安全、干净、光线明亮、温度适宜
设施设备	①多功能病床;②高端智能模拟人	符合院感要求
主要用物	①手套;②纱布等无菌敷料;③尺;④颅内压监护仪	工作服、口罩、发网、挂表自备
软件环境	无线WIFI	实时在线观看视频等教学资源
指导教师	每15名学生配备一名教师指导	双师型专任教师、临床兼职教师

学习内容

根据病例12-1-1,患者术后需进行脑功能监测,主要包括意识、瞳孔、颅内压及脑电监测等。

一、意识监测

意识障碍是指意识清晰度下降和意识范围的改变。意识障碍是中枢神经系统损害的客观标志。

1. 意识障碍的分类

（1）嗜睡：为最轻的意识障碍，是一种病理性嗜睡，表现为持续睡眠状态，但易唤醒。醒后有一定的语言和运动反应，并能正确回答问题。刺激解除后又再入睡。

（2）意识模糊：意识水平轻度下降的一种状态，比嗜睡深，能保持简单的精神活动，但对时间、地点、人物、定向力完全或部分发生障碍。

（3）昏睡：为接近不省人事的意识状态。患者受到强刺激可被唤醒，但很快入睡，醒时回答问题模糊或答非所问。

（4）昏迷：是意识障碍重度的表现，是大脑皮质和脑干网状结构受到高度抑制的状态，表现为意识丧失，自主运动消失，对外界无反应。根据其反应程度，可将昏迷分为浅、中、深3种类型（表12-1-1）。

表12-1-1 昏迷程度的分类

意识	疼痛感觉	对光反射	角膜反射	膝腱反射	血压、脉搏、呼吸
浅昏迷	丧失	有	有	有	无变化
中昏迷	丧失	迟钝	减弱	减弱	可有变化
深昏迷	丧失	消失	消失	消失	血压下降、呼吸不规则

2. 意识障碍程度的评估 意识障碍程度的评估可以通过与患者交流，了解其思维、反应、情感活动、定向力等，必要时做痛觉试验、角膜反射、瞳孔对光反射等，判断意识障碍的程度。临床上也常用格拉斯哥昏迷评分表（Glasgow coma scale，GCS）进行评估（表12-1-2）。

表12-1-2 格拉斯哥昏迷评分

睁眼反应	言语反应	运动反应
能自行睁眼 4	回答正确 5	遵嘱活动 6
呼之能睁眼 3	回答错误 4	刺痛定位 5
刺痛能睁眼 2	语无伦次 3	躲避刺痛 4
不能睁眼 1	只能发声 2	刺痛肢屈 3
	不能发声 1	刺痛肢伸 2
		无反应 1

二、瞳孔监测

瞳孔的观察是颅脑损伤后判断脑疝存在及脑干功能损害程度的主要指标。

1. 正常瞳孔的表现　双侧瞳孔等大、等圆,在自然光下直径为 2~5 mm,对光反射(+)。
2. 异常瞳孔的临床意义

(1) 双侧瞳孔扩大:直径>5 mm,常见于青光眼、颠茄类药物中毒、中枢神经损害、滴入扩瞳药等。

(2) 双侧瞳孔缩小:直径<2 mm,常见于有机磷中毒、吗啡、氯丙嗪药物中毒,脑桥出血时瞳孔呈针尖样。

(3) 两侧瞳孔大小不等:颅内病变如颅内出血、脑疝、脑肿瘤。

(4) 患侧瞳孔缩小:小脑幕裂孔疝早期出现,继而出现散大,意识出现进行性加重,病灶对侧肢体肌力下降。一侧瞳孔缩小伴眼睑下垂,见于 Horner 综合征。

(5) 一侧瞳孔散大:多见于动眼神经麻痹。

(6) 双侧瞳孔散大和对光反射障碍:多为病情急剧变化或临终期表现,如中脑病变、脑震荡、深昏迷、临终濒死状态。

三、颅内压监测

颅内压监测

颅内压(intracranial pressure,ICP)是脑组织对蛛网膜下腔产生的压力,正常成人为 0.7~2.0 kPa(5~15 mmHg),儿童为 0.4~1.0 kPa(3~7.5 mmHg)。传统的腰椎穿刺测压方法,由于只能测定 1 次,不能持续地观察颅内压力的变化,且对颅内压高的患者有导致或加重脑疝的危险,故应慎用。尤其在已有脑疝的情况下,颅腔与椎管已不相通,则腰椎穿刺的测压不能代表颅内的压力。颅内压监测是采用压力传感器和监护仪通过其他途径连续测量颅内压的方法,可对患者某一段时间内的颅内压变化做系统了解,对于判断重型颅脑伤患者病情变化、指导治疗、判断预后有重要的意义。也正是这种动态观察,使人们对颅内压增高有了新的认识。

1. 临床意义　颅内压监测有着重要的临床意义,因为颅内压监测反映的颅压增高的改变往往优于颅内压的临床症状的表现。根据客观的颅内压数据,可以指导治疗、预测预后,这是提高重型颅脑伤及其他相关患者的治愈率和降低死亡率的重要措施。

2. 监测原理　颅内压监测是指将导管或微型压力传感器探头安置于颅腔内,导管与传感器的一端与颅内压监护仪连接,将颅内压的压力动态变化转为电信号显示在示波屏或数字仪上,并可连接记录器描绘出颅内压的压力曲线,整个装置称为颅内压监测装置。

3. 监测方法　颅内压监测应用于临床以来,已形成两大系统分类,即液压传导测量颅内压系统和颅内直接放置传感器探头测量颅内压系统。颅内压监测根据传感器放置的部位不同分为脑室内插管监测法、蛛网膜下腔插管监测法、硬脑膜下监测法、硬脑膜外监测法及脑组织内监测法等 5 种方法。目前,临床上最常用的是硬脑膜外监测法和脑室内插管监测法,前者可保持硬脑膜完整,防止颅内继发性感染,而脑室内插管监测法和蛛网膜下腔插管监测法发生感染的机会较多,但颅内压的数值较准确。具体简述如下。

(1) 脑室内插管监测法:脑室内插管监测法是最早使用的方法,操作简单,测压准确。此法是使用快速颅钻,将塑料导管插入脑室(一般选用右侧脑室前角)引出脑脊液接触传感器,或先接于储液囊再接在传感器上。这一测定方法,既可持续监测颅内压,又能做脑室引流,当颅内压升高时可随时酌情放出脑脊液,降低颅内压。与此同时,还可进行脑室造影及脑室内给药治疗,具有诊断和治疗的双重作用等优点。此方法也存在不足之处,如果处理不当可发生颅内感染,其感染率为 1‰～10‰,故监测一般不超过 4～5 天,如超过 7 天应重新穿刺对侧脑室,并更换全部导管及器具。此外,当颅内占位性病变巨大或脑肿胀严重致脑室压迫消失或移位变形时,脑室穿刺难以成功。

(2) 蛛网膜下腔插管监测法:蛛网膜下腔插管监测方法是将一端带插销状装置的导管置于蛛网膜下腔,将颅内脑脊液与颅外压力传感器连接起来进行颅内压持续监测,此方法需进行头皮切开和颅骨钻孔,并切开硬膜。因此同脑室内插管一样,存在着颅内感染的可能。

(3) 硬脑膜下监测法:以蛛网膜或软膜为感受面,又称脑表面液压监测,最常用有以下 2 种:①心螺旋装置方法是在头皮上做 1 cm 长的切口,钻一直径为 0.6 cm 的骨孔,切开硬脑膜,将螺栓置于蛛网膜表面或其下,螺栓应垂直于脑表面,螺栓内注入液体,外接传感器。②吸杯管样装置感受面位于一侧且面积较大,能较敏感反应压力波形,适合开颅手术的患者。当手术结束时,可将其放在脑表面,然后穿过头皮,引至颅外。

(4) 硬脑膜外监测法:传感器直接与硬脑膜接触。硬脑膜外传感器主要分为光学和电子传感器两大类,有 2 种安装方法:①将传感器装置从骨孔处直接接触硬脑膜表面;②将一"纽扣"式传感器置于颅骨内板下与硬脑膜之间。此方法硬脑膜保留完整,故发生颅内感染率较低,监测时间在 2 周以上。

(5) 脑组织内监测法:近年来,已有采用完全置入脑组织内的传感器,或应用光导纤维直接插入脑实质内进行压力监测。一般将管置入脑实质的非功能区域如右额叶等。仪器连接时要求密封、无菌操作、调零等。

4. 监测步骤

(1) 按医嘱,患者需监测颅内压。
(2) 洗手,准备颅内压监测仪(图 12-1-1)。
(3) 核对患者、解释目的。
(4) 评估患者,检查探头是否在位,固定是否妥当,检查局部敷料,检查电源是否与监护仪要求一致。
(5) 把颅内压监护仪探头尾端与颅内压监护仪主机相连(图 12-1-2)。
(6) 按下监护仪开机按钮开机(图 12-1-3)。
(7) 查看颅内压数值(图 12-1-4)。

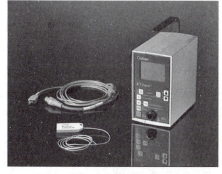

图 12-1-1 颅内压监测仪

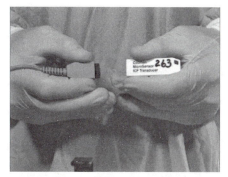

图 12-1-2 颅内压监护仪探头尾端与颅内压监护仪主机相连

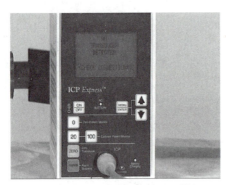 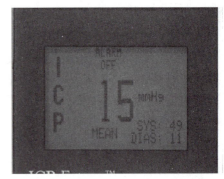

图 12-1-3　按下监护仪开机按钮　　　　图 12-1-4　查看颅内压数值

(8) 检查机器自动或调整报警范围。一般以正常值的上下 20% 设定报警范围。

(9) 洗手、记录。如有异常，及时汇报。

5. 影响颅内压的因素

(1) 高颅压：常见于脑水肿、脑脊液循环通路梗阻、脑脊液分泌增多或吸收障碍、脑瘤组织增多、动脉压急剧增高、颅脑外伤、颅内感染等。

(2) 低颅压：常见于近期内反复多次腰穿、持续脑室引流、脑脊液鼻漏、频繁的呕吐腹泻引起脱水、低血压性休克、脊髓麻醉等。

6. 护理

(1) 常规护理

1) 拟实行颅内压监测时，遵医嘱给予 20% 甘露醇脱水 1 次，以防钻孔时硬膜张力过高，影响传感器的置入。

2) 监测前要调整好记录仪和传感器的零点，并间断校正以保证监测的准确性。

3) 监测操作时要保持监测及引流装置的全封闭，避免漏液，严格无菌操作，以免发生颅内感染。

4) 注意患者的卧位，取平卧或头抬高 10°～15°，保持呼吸道通畅。勿压迫脑室引流管及三通管。

5) 躁动患者应给予镇静剂，以免影响颅内压。

6) 接头漏液或脑组织堵塞导管可造成颅内压不高的假象，应注意检查。同时，观察患者有无头痛、恶心、呕吐等临床表现。

7) 保持引流管通畅，伤口及引流管接头处每日消毒 1～2 次。

8) 每日放出的脑脊液应留标本，送常规检查，定时做脑脊液微生物培养，一旦发生感染应立即停止监测。

(2) 并发症观察与护理

1) 颅内感染：较多为脑室内插管监测法和蛛网膜下腔插管监测法，表现为发热、脑脊液内白细胞增多、细菌培养阳性等症状。此时，应终止监测，并且进行脑室或鞘内注射抗生素等措施。选用易透过血脑屏障的抗生素类药物。

2) 硬脑膜外或脑内血肿：极少见，多由于脑室外引流术中的穿刺伤和止血不严密或患者曾用抗凝治疗以及正处于低凝状态的结果。患者的颅内压曲线不断上升，或因血块多引起导管堵塞而使压力波动消失,此时应拆除颅内压监测装置,清除血肿,再重新监测。

3) 脑脊液漏:由于颅内压过高及监测时间过长引起,此时应封堵穿刺漏口,并查明原因,对症处理。

四、脑电监测

持续脑电监护可观察到病变阶段的不正常现象,有助于早期的诊断和治疗脑缺血,对昏迷患者可助诊断和判断预后,对急性严重外伤患者的针对性治疗有指导作用。

1. 脑电图　脑电图显示脑细胞群自发而有节律的生物电活动,是皮质锥体细胞群及其树突突触后电位的总和。通过脑电活动的频率、振幅和波形变化,了解大脑功能。还可以根据异常脑电图呈弥散性或局限性,以及节律变化等预估病变的范围和性质。

2. 诱发电位　当神经系统受到外在的刺激时,冲动经特殊的神经通路,逐级上传到皮质。中枢神经系统在感受到这种刺激过程中产生的生物电活动变化称为诱发电位(evoked potential,EP)。通过观察和分析诱发电位的变化,可了解各感觉通路和皮质各代表区甚至整个皮层的功能。根据刺激部位的不同,临床上常用诱发电位有体感诱发电位、听觉诱发电位和视觉诱发电位。

任务实施

> 病例12-1-2:一位45女性,颅脑占位性病变,全麻术后送入ICU病房,按医嘱给予颅内压监测。

请问:作为ICU护士该如何完成相关操作？监测流程如下(图12-1-5):

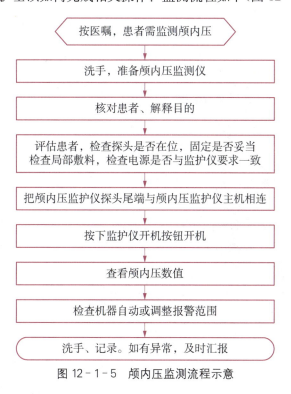

图12-1-5　颅内压监测流程示意

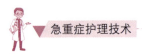

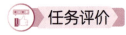

根据任务实施完成情况进行考核,见表12-1-3。

表12-1-3 颅内压监测考核评价标准

班级_____ 姓名_____ 学号_____ 得分_____

内容	操作要求	分值	评分等级及分值				得分
			A	B	C	D	
操作前准备	1. 核对医嘱、患者:向患者及家属充分解释相关问题	2	2	0	0	0	
	2. 评估患者:病情,心理状态及合作程度,头部皮肤情况	4	4	3	2	0~1	
	3. 告知患者及家属 (1) 告知患者及家属颅内压监测仪的作用、操作步骤和配合方法 (2) 指导患者保护导联连接线的方法,改变体位时动作轻柔,防止导联线移位或脱出	5	5	4	3	0~2	
	4. 操作者准备:洗手、戴口罩	5	5	4	3	0~2	
	5. 患者准备:体位舒适,取平卧位	5	5	4	3	0~2	
	6. 用物准备:颅内压力监测装置,监测探头,监护仪	5	5	4	3	0~2	
操作过程	1. 核对患者和医嘱,采用两种方法核对,有腕带时必须核对腕带,向患者解释	5	5	4	3	0~2	
	2. 评估患者,检查探头是否在位,固定是否妥当,检查局部敷料,检查电源是否与监护仪要求一致	5	5	4	3	0~2	
	3. 把颅内压监护仪探头尾端与颅内压监护仪主机相连	5	5	4	3	0~2	
	4. 打开颅内压监测仪电源键,按 ON/OFF 按键,显示画面	5	5	4	3	0~2	
	5. 获得颅内压数值	5	5	4	3	0~2	
	6. 设置报警上下限值	5	5	4	3	0~2	
	7. 保持颅内引流管通畅,严密观察并准确记录引流液量、颜色及性质,密切观察患者生命体征、意识、瞳孔及肢体活动的变化	5	5	4	3	0~2	
	8. 密切观察颅内压监护仪的动态变化,如遇有任何影响颅内压数值波动的因素要及时发现并积极处理(如患者躁动、体温过高)	5	5	4	3	0~2	

续表

内容	操作要求	分值	评分等级及分值 A	B	C	D	得分
操作后	1. 安置患者,清洁皮肤,取合适卧位	5	5	4	3	0~2	
	2. 用物分类处理,病床单元整洁	5	5	4	3	0~2	
	3. 护士:洗手	5	5	4	3	0~2	
	4. 处理医嘱,做好相关记录	5	5	4	3	0~2	
注意事项	1. 执行无菌操作	8	8	6	4	0~2	
	2. 安全舒适的环境,操作时动作要轻柔,避免刺激	6	6	4	2	1	
合计		100					

考核教师:_____ 考试日期:_____

 任务训练

一、单项选择题(扫描二维码)

二、简答题

1. 简述颅内压监测的几种方法。
2. 简述影响颅内压的因素。

三、病例分析

病例 12-1-3:患者,男性,56 岁,颅脑占位性病变,全麻术后,进入 ICU 病房,请按医嘱给予颅内压监测。

(1) 颅内压监测的流程是怎么样?
(2) 如何进行颅内压监测的护理?

单项选择题

(刘桂娟　杨剑春)

任务二　肠内营养应用与护理

 任务目标

1. 了解肠内营养的供给途径和方法。
2. 能正确、规范地为患者实施肠内营养。
3. 能细致观察,尽早发现肠内营养的并发症,及时提供护理措施,保证患者安全,具有关爱生命的理念和爱伤观念。

急重症护理技术

情景导入　病例 12-2-1

患者,杨某,女,77 岁,右下肢无力 2 天,加重,伴言语不能 10 小时。入院诊断:脑梗死、高血压、低蛋白血症。查体:体温 36.4℃,脉搏 78 次/分,呼吸 20 次/分,血压 134/78 mmHg;腹软,双下肢稍肿,嗜睡;右侧鼻唇沟浅,伸舌右偏,右上肢肌力 0 级,右下肢肌力 2 级,右巴氏征(+);GCS 评分 12 分;白蛋白 28.2 g/L。遵医嘱肠内营养混悬液(1.5 kcal/mL)500 mL 给予肠内营养治疗。

请问:护士应如何经鼻胃管为患者进行肠内营养治疗?

实施条件

名称	基本要求	备注
实训场地	①模拟病房;②理实一体化多媒体教室	安全、干净、光线明亮、温度适宜
设施设备	①多功能病床;②多功能患者模型	符合院感要求
主要用物	①肠内营养液;②注射器;③输液瓶/输液袋;④营养泵	工作服、口罩、发网、挂表自备
软件环境	无线 WIFI	实时在线观看视频等教学资源
指导教师	每 15 名学生配备一名教师指导	双师型专任教师、临床兼职教师

任务实施

鼻饲视频

根据病例 12-2-1,患者嗜睡,无法经口进食,且有低蛋白血症,护士遵医嘱通过鼻胃管给予肠内营养。

一、操作前准备

NRS-2002 评估表

1. **环境评估**　安全、干净、光线明亮、温度适宜。
2. **患者评估**　评估患者的意识、营养状况、床上活动能力、鼻腔黏膜等情况;向患者解释肠内营养的目的和方法,取得患者配合。营养风险 NRS-2002 评估表被中华医学会肠外肠内营养分会列为肠外肠内营养支持适应证的评估工具,并给予 A 级推荐。
3. **家属解释工作**　向患者和家属做好核对、解释,协助患者取舒适体位。
4. **整理**　护士衣帽穿戴整齐,洗手,修剪指甲。

二、操作方法和步骤

操作过程视频

肠内营养的输注方式通常有一次性投给、间歇重力输注或营养泵持续泵入 3 种方式,依据喂养管的管径、位置、营养配方和患者胃肠道的承受能力选择适合患者的营养输注方式。

1. **一次性投给** 用注射器将肠内营养液缓慢推注入肠内营养管中,满足机体对营养的需求。每次推注不超过 200 mL,每天 6~8 次。该方法虽然操作简便,但容易引起患者腹胀、恶心、呕吐、反流等不适。

2. **间歇重力输注** 将装有营养液的输液瓶或输液袋通过输液管与患者的喂养管连接,利用重力将营养液缓慢地滴入胃肠道,每次 250~500 mL,每天 4~6 次,输注速度为每分钟 20~30 mL。该方法在临床中应用较多,患者耐受性比一次性投给好。

3. **营养泵持续泵入** 携肠内营养用物至床旁,核对解释;用温开水冲洗喂养管,确保其通畅;将肠内营养液与营养泵的泵管的一端连接,并将泵管稳妥地置于营养泵中;调节营养泵的输注模式,如总量、速度、温度等;最后将营养泵的另一端与患者喂养管连接,开始进行肠内营养液的输注;输注结束后,关闭输注营养泵,将泵管与喂养管道分离,用温开水冲洗喂养管道后封闭喂养管口;密切观察患者输注营养液后的反应。为防止患者出现胃肠道的不适症状,一般开始输注时浓度不宜过高,速度不宜过快,待患者胃肠道适应后,再逐渐升高浓度和速度直至适宜水平。

三、肠内营养的并发症及护理

肠内营养在临床应用较为普遍,但如果营养液配制不当、成分比例不合理、发生污染、输注方法不当等原因,也会造成一系列的并发症。常见的并发症包括误吸、喂养管堵塞、脱出、胃肠道并发症。

1. **误吸的护理** 肠内营养最致命的并发症是误吸。同时,误吸所致的吸入性肺炎也是肠内营养最常见的感染性并发症。营养液被误吸入气道后,患者会突然发生严重的呼吸困难,而营养液作为病原微生物良好的培养基会促使其繁殖,导致肺部感染发生。

护理:①肠内营养喂养后协助患者取左侧卧位,抬高床头 30°~40°,并维持 30~60 分钟;②一旦发生误吸,应该立即停止肠内营养,并用负压吸尽胃内容物,必要时应用纤维支气管镜吸出气管内营养液及颗粒;③应用皮质激素抗肺水肿及抗生素抗感染治疗;④如患者误吸风险较大,采取鼻肠管营养支持可降低误吸风险;⑤胃残留量监测。在《2018 年 ESPEN 重症临床营养指南》中建议,不应当把胃残余量作为接受肠内营养的 ICU 患者常规监测的指标。对仍然监测胃残余量的 ICU 患者,应当避免在胃残余量<500 mL 且无其他不耐受表现时中断肠内营养。

2. **喂养管堵塞、脱出的护理** 喂养管堵塞、脱出是肠内营养常见的机械性并发症。喂养管堵塞的常见原因有膳食残渣和未研碎的药片黏附在喂养管壁、药物和营养液结合形成凝结块等。喂养管脱出常与喂养管移位有关。

护理:①应尽量选择粗细适宜、质地柔软且韧性较好的喂养管;②妥善固定喂养管,并定期测量留在患者体外的长度,如发现喂养管移位,应汇报医生处理;③服用药片时,应将药片彻底研碎并充分溶解后注入喂养管,保持管道通畅;④给药和喂养前后都应用温开水冲洗喂养管;⑤喂养管堵塞时,可用温开水正压冲管或将内容物抽出。

3. **胃肠道并发症的护理** 胃肠道并发症是肠内营养中最多见的一种并发症,常见的症状包括恶心、呕吐、腹胀、腹泻等。导致胃肠道并发症发生的原因有很多,主要包括小肠吸收能力下降、营养液渗透压过高、营养液被污染、营养液输注速度过快、营养液温度过低、乳糖不耐受以及低蛋白血症等。

护理：①营养液的喂养应从少量（300～500 mL/天）、低浓度、低速度（20～30 mL/时）开始，待患者胃肠道适应后再逐步增加营养液的量、浓度和输注速度；②根据个体的耐受性和季节控制营养液的温度，一般在 37～40℃；③营养配制和输注过程严守操作规程，防止营养液被污染；④营养液应现配现用，配好后如暂时不用，应放入 4℃左右的冰箱内保存，并于 24 小时内用完；⑤加强营养支持，纠正低蛋白血症；⑥必要时应用止泻药；⑦每 6 小时进行肠内营养耐受性评估，根据评估结果调整肠内营养方案，详见肠内营养耐受性评分表。

肠内营养耐受性评分表

任务实施

> 病例 12-2-2：患者男性，86 岁，患者神志清，精神较差。入院诊断：肺部感染、呼吸衰竭、低蛋白血症、贫血。医嘱给予瑞素 500 mL Tid，经鼻胃管肠内营养。

请问：护士该如何执行？

提示：根据病例情况，首先评估患者的年龄、病情和营养状况；为患者放置鼻胃管，用温开水冲洗喂养管；将床头抬高 30°；连接瑞素营养液与营养泵，调节营养泵的输注总量、速度、温度等；再将营养泵与喂养管连接，将瑞素缓慢经喂养管滴入患者胃肠道，滴速以每小时 30 mL 滴入；输注结束后，关闭输注营养泵，将营养泵的泵管与鼻胃管分离，用温开水冲洗鼻胃管后封闭管口；观察患者喂养后的反应，若无不良反应，经过 3～4 天，可逐渐提高输注速度。输注流程如图 12-2-1。

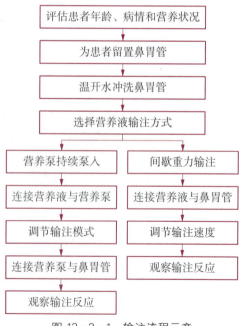

图 12-2-1 输注流程示意

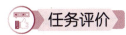

任务评价

根据任务实施完成情况进行考核,见表 12-2-1。

表 12-2-1 肠内营养技术考核评价标准

班级_____ 姓名_____ 学号_____ 得分_____

内容		操作要求	分值	评分等级及分值				得分
				A	B	C	D	
操作前准备	仪表	仪表大方,举止端庄,衣帽整洁	2	2	1	0	0	
	环境	环境安静、整洁、宽敞、光线充足	2	2	1	0	0	
	物品	肠内营养液;注射器;输液瓶/输液袋;营养泵	3	3	2	1	0	
	沟通	患者理解并配合操作	3	3	2	1	0	
操作过程	评估患者	核对患者信息,做好解释	4	4	3	2	0~1	
		协助患者取舒适体位	4	4	3	2	0~1	
		检查肠内营养液的温度和量	4	4	3	2	0~1	
		检查喂养管位置是否正确	5	5	4	3	0~1	
		检查胃排空情况	4	4	3	2	0~1	
		温开水冲洗喂养管	5	5	4	3	0~1	
	一次性投给	用注射器将肠内营养液缓慢推注入肠内营养管中	5	5	4	3	0~1	
		每次推注不超过 200 mL,每天 6~8 次。	4	4	3	2	0~1	
	间歇重力输注	将装有营养液的输液瓶/袋和患者的喂养管连接	5	5	3	2	0~1	
		调节营养液输注速度 20~30 mL/分,将营养液缓慢地滴入胃肠道	6	6	4	2	0~1	
		每次 250~500 mL,每天 4~6 次	4	4	3	2	0~1	
	营养泵持续泵入	连接肠内营养液与营养泵,并妥善安置泵管	5	5	3	2	0~1	
		调节营养泵的输注模式,如总量、速度、温度等	6	6	4	2	0~1	
		将营养泵的另一端与患者喂养管连接,开始输注肠内营养液	5	5	3	2	0~1	
		输注结束后,关闭营养泵,分离泵管与喂养管道	4	4	3	2	0~1	

续表

内容		操作要求	分值	评分等级及分值				得分
				A	B	C	D	
操作后	整理	喂食完毕后,用温开水冲洗喂养管后封闭喂养管口并固定	4	4	3	2	0~1	
		正确安置患者体位、整理床单位	3	3	2	1	0	
		用物分类处理、洗手、记录	3	3	2	1	0	
评价	效果	操作流畅,患者无不适感	3	3	2	1	0	
	沟通	态度和蔼,与患者沟通有效	3	3	2	1	0	
	操作	操作熟练、动作规范,整体操作在规定时间内完成(10分钟),无菌观念强	4	4	3	2	0~1	
总计			100					

考核教师:_____ 日期:_____

任务训练

一、单项选择题(扫描二维码)

单项选择题

二、简答题

1. 简述肠内营养的适应证和禁忌证。
2. 简述肠内营养的输注途径。

三、病例分析

病例12-2-3:患者,男性,68岁,因食管鳞癌行经右胸食管癌(三切口)根治术+空肠造瘘术,术后第1天,医嘱百普力肠内营养。

(1)请问该患者适合用何种途径进行肠内营养?
(2)请问护士应如何为患者进行肠内营养?
(3)肠内营养时,患者最常见的并发症是什么?应如何处理?

(宋晓英)

任务三 腹内压监测

任务目标

1. 了解腹内压的定义及应用背景。
2. 能正确进行经尿道膀胱手工测量法监测腹内压,早期发现腹腔高压。
3. 明确腹内压监测护理要点及注意事项。
4. 具有敬畏生命、关爱生命的理念和爱伤观念。

项目十二 其他监测技术应用

情景导入 病例 12-3-1

患者因腹胀腹痛明显收治入院,初步诊断为急性重症胰腺炎收入重症医学科治疗。为了解患者的腹腔压力情况,医生开具医嘱予腹内压监测。

请问:如何为该患者进行腹内压监测?

实施条件

名称	基本要求	备注
实训场地	理实一体化多媒体教室	安全、干净、光线明亮、温度适宜
设施设备	①多功能病床;②治疗车;③仿真模型	符合院感要求
用物准备	①无菌治疗盘;②一次性 20 mL 空针;③生理盐水 20 mL;④无菌手套;⑤一次性无菌液引流袋;⑥一次性无菌治疗巾;⑦安尔碘消毒液;⑧棉签;⑨橡皮筋;⑩别针;⑪卷尺;⑫治疗单	着装整洁
软件环境	①无线 WIFI;②可移动网络电视	实时在线观看视频等教学资源
指导教师	每 15 名学生配备一名教师指导	中级及以上职称的临床带教老师

学习内容

腹内压监测可成为临床救治中判断严重多发伤病情变化的一项重要可靠的指标。腹内压监测应用于危重患者诊断、治疗、肠内营养等方面,早期发现腹腔高压,及时处理,有效降低相关并发症的发生,提高危重患者抢救成功率。

一、操作前准备

1. **环境准备** 确认环境安静、适宜操作、保护患者隐私。
2. **患者准备** 评估患者的意识及配合情况,协助患者平卧位。
3. **护士准备** 衣帽整洁,洗手,戴口罩。

二、操作步骤

1. **直接测量法** 直接测量法是直接置管于腹腔内然后连接压力传感器或压力计,或在腹腔镜手术中通过腹肌对压力连续监测。测量值准确,但此方法为有创操作,加之大多数患者腹腔情况复杂故限制临床使用。

2. **间接测压法** 即通过测量腹腔内脏器的压力间接反映腹腔内压力,可通过直肠、胃、上下腔静脉及膀胱间接测量。

(1) 直肠压力测量:患者平卧,双腿伸直,接上延长管或输液管,将管头剪出 2~3 个侧孔,末端插入肛门约 5 cm,利用与无创腹内压测定相同的测压装置,读出压力读数(图 12-3-1)。

注意事项：若直肠内有大便，在灌肠排出大便后再进行测压检查；接受直肠、结肠手术后的患者禁止进行此项操作。

（2）胃内压测量：临床研究显示腹内压与膀胱压和胃内压呈显著正相关，通过鼻胃管向胃内注入 50～100 mL 等渗盐水，连接至压力计或传感器，以腋中线为零点进行测量。胃内压测量可用于外伤后盆腔血肿或骨折、膀胱外伤、腹膜黏连等不能用膀胱压监测腹腔内压力（intra-abdominal pressure，IAP）的情况（图 12－3－2）。

注意事项：管喂的患者不建议使用这种方法。

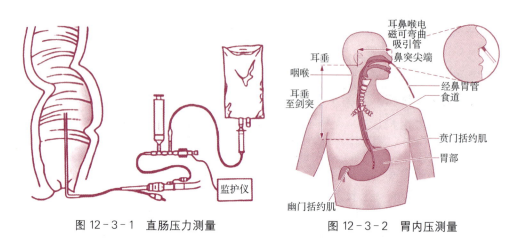

图 12－3－1 直肠压力测量　　图 12－3－2 胃内压测量

（3）上下腔静脉压测量：经颈内静脉置管穿刺置入，接压力传感器测量上腔静脉压力；或经股静脉置管置入单腔深静脉导管 20 cm 至下腔静脉，应用三通持续补液并连接压力传感器测量下腔静脉压力。

注意事项：在不同腹腔内压条件下，膀胱压、上腔静脉压、下腔静脉压与腹腔内压明显相关，此方法可以对腹腔内压进行连续性动态监测且不受尿量的影响，但需要进行深静脉置管，为有创性操作，有感染、静脉血栓形成等危险，所以一般只应用已深静脉置管的危重患者。

（4）膀胱内压测量：膀胱内压测量是目前间接测定腹腔内压力的"金标准"。具体测量方法为：患者取仰卧位，无菌留置导尿排空膀胱，将测压管与 Foley 尿管相连接，通过三通向膀胱内注入 25～100 mL 等渗补水，以耻骨联合为零点，于患者呼气末测得的水柱高度或压力传感器显示的压力即为腹腔内压力。测量时注意无菌操作避免逆行感染；同时避免腹肌紧张的因素，即注入液体应加温至接近体温，缓慢注入，烦躁患者需适当镇静，注入盐水后停分钟再读取数值，以保证结果的准确（图 12－3－3）。

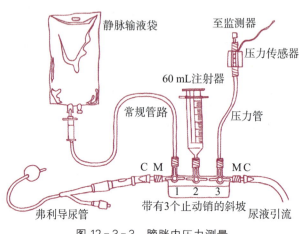

图 12－3－3 膀胱内压力测量

注意事项：①保护患者隐私；②严格无菌操作原则，防止发生泌尿系统逆行性感染；③专人动态监测，测量结果与病情不符时，排除影响因素重复测量2～3次取平均值。IAP<12 mmHg时，q8h监测，IAP>12 mmHg时，q4h监测，一旦发现IAP增高的征象，如患者出现腹胀、腹痛、腹部膨隆等肠道损伤征象，应及时通知医生处理；④因受体位的影响大，测量IAP时需要说明患者的体位；⑤机械通气患者在测量IAP时，应将呼吸参数PEEP下调至"0"，或条件允许下脱离呼吸机片刻，以排除正压通气对IAP的影响，待测量完毕后再上调至预先数值或连接呼吸机；⑥注入生理盐水以37～40℃为宜。

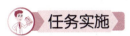

任务实施

病例12-3-2：肠梗阻患者术后生命体征不稳定，转入重症医学科治疗，查体发现患者腹部膨隆，尿少，为进一步判断患者情况，医生开具医嘱行腹内压监测。

请问：该如何进行操作？

提示：根据该病例情况，选取以临床最常见的经尿道膀胱手工测量法为例进行腹内压监测。

1. **用物准备**　无菌治疗盘、一次性20 mL空针、生理盐水20 mL、无菌手套、一次性无菌液引流袋、一次性无菌治疗巾、安尔碘消毒液、棉签、橡皮筋、别针、卷尺、治疗单，检查用物的失效期，物品处于备用状态。
2. **环境准备**　确认环境安静，适宜操作，保护患者隐私。
3. **患者准备**　评估患者的意识及配合情况，协助患者取平卧位。
4. **护士准备**　衣帽整洁，洗手，戴口罩。

做好查对解释工作。铺无菌治疗巾，夹闭尿管，无菌原则佩戴手套，断开尿管与引流袋之间的连接，消毒，将新的引流袋与尿管连接，注意无菌操作。夹闭引流端，消毒尿管穿刺部位，注入25 mL生理盐水，断开注射器端通大气压，打开引流端，定位耻骨联合，提高引流管，于呼气末，视线平视刻度线读出数值，用高举平台法"U"型用医用胶布固定导尿管。整理用物，汇报数值并记录。腹内压监测流程如图12-3-4。

腹内压监测操作视频

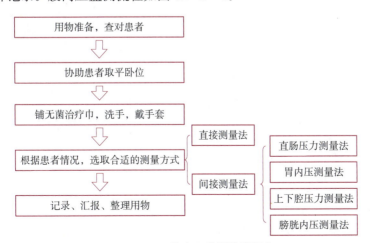

图12-3-4　腹内压监测流程示意

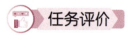 **任务评价**

根据任务实施完成情况进行考核,见表12-3-1。

表12-3-1 经尿道膀胱手工测量法考核评价标准

班级:_____ 姓名:_____ 学号:_____ 得分:_____

内容		操作要求	分值	评分等级及分值				得分
				A	B	C	D	
操作前准备	仪表	着装整洁、洗手、戴口罩	5	5	4	3	0~2	
	用物	无菌治疗盘、一次性20 mL空针、生理盐水20 mL、无菌手套、一次性无菌液引流袋、一次性无菌治疗巾、安尔碘消毒液、棉签、橡皮筋、别针、卷尺、治疗单,检查用物的失效期,物品处于备用状态	5	5	4	3	0~2	
	评估	1. 评估患者的病情、意识状态、自理和合作程度 2. 评估患者尿管或膀胱造瘘管置管及排空情况 3. 评估有无影响UBP值测量的其他干扰因素,如烦躁不安、机械通气、使用胸腹带等	10	10	8	6	0~4	
操作流程	核对	携用物至患者床旁,核对患者床号、姓名	5	5	4	3	0~2	
	体位	仰面平卧位	5	5	4	3	0~2	
	处理	铺治疗巾:将治疗巾放置于患者暴露的尿管下	5	5	4	3	0~2	
		夹闭尿管:使用止血钳夹闭尿管	5	5	4	3	0~2	
		戴手套(无菌手法佩戴)	5	5	4	3	0~2	
		断开尿管与引流袋,洗手	5	5	4	3	0~2	
		消毒:安尔碘消毒尿管口	5	5	4	3	0~2	
		更换新的引流袋(无菌操作)	5	5	4	3	0~2	
		夹闭引流管前端,消毒尿管穿刺部位,注入25 mL生理盐水	5	5	4	3	0~2	
	测量	断开注射器端通大气压,打开引流端,定位耻骨联合,提高引流管,于呼气末,视线平视刻度线读出数值	10	10	8	6	0~4	
	固定	1. 在距腹股沟15~20 cm处贴一透明贴膜 2. 在透明贴上贴剪切好的固定贴 3. 高举平台法将导尿管用医用胶布固定,防止牵扯尿道口致出血	10	10	8	6	0~4	

续表

内容		操作要求	分值	评分等级及分值				得分
				A	B	C	D	
质量评价	整理	整理床单位,协助患者取舒适卧位	5	5	4	3	0～2	
		分类处理用物/洗手,在护理记录单上记录数值并汇报医生	5	5	4	3	0～2	
	评价	与患者有效沟通,关爱患者;动作轻柔准确,严格遵守无菌操作流程;用物齐备,处置规范	5	5	4	3	0～2	
总计			100					

考核教师:_____ 日期:_____

知识拓展

扫描二维码。

任务训练

一、单项选择题(扫描二维码)

二、简答题

  1. 简述腹内压的分级。

  2. 简述腹内压增高的原因。

知识拓展

单项选择题

（王瑞 夏青莹）

◆ 模块三　院内重症监护

项目十三　能 力 拓 展

项目十三 能力拓展

院内重症监护综合训练

 任务目标

1. 熟悉重症患者接诊流程和场景。
2. 能根据接诊患者的具体情况,有效进行接诊床单位、抢救设施设备及其他用物的准备。
3. 能正确接诊重症患者,正确监测各项生命体征,保证有效通气和有效的导管引流,并完成现场交接班等。
4. 能及时识别重症患者的病情变化,能应用现有知识和技能配合抢救。
5. 能够在训练中体悟有效团队合作的内涵,感悟敬佑生命、救死扶伤、甘于奉献、大爱无疆的职业精神。

 拓展内容

本综合训练利用高级急救模拟系统运行典型重症案例,在实训室再现重症监护室场景,要求在该模拟情境中,应用护理程序,全面收集重症患者信息,进行预见性评估,确定问题,做好接诊准备;组织团队快速完成患者的评估、各种引流管和导管连接、呼吸循环功能监测和支持,与护送人员做好交接班;及时识别紧急情况,配合进行抢救处理。完成后小组成员须对整个过程进行反思和总结。

 实施条件

名称	基本要求	备注
实训场地	①模拟病房;②理实一体化多媒体教室	安全、干净、光线明亮、温度适宜
设施设备	①高级急救模拟系统;②除颤仪;③多功能心电监护仪;④静脉输液微泵;⑤呼吸机	符合院感要求

续表

名称	基本要求	备注
主要用物	①静脉留置管及静脉输液装置；②动脉留置管及有创动脉血压监测装置；③气管插管；④胸腔闭式引流装置；⑤留置导尿管及集尿器；⑥血管钳(大号)；⑦肾上腺素等抢救用药 1 套；⑧负压吸引装置、吸氧装置；⑨注射器、延长管、手套；⑩其他	工作服、口罩、发网、挂表自备
软件环境	①无线 WIFI；②虚拟仿真平台	虚拟仿真模拟实训，实时在线观看视频等教学资源
指导教师	每 15 名学生配备一名教师指导，对学生拟定的抢救方案、执行情况、组内分工合作等情况进行逐一评价，指出不足，指导和督促学生自主练习	学生 4～5 人一组，进行重症患者接诊并处理紧急情况

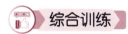综合训练

病例 13-1-1：男性，48 岁，身高 170 cm，体重 73 kg。因"胸部挤压伤、胸腔积液、心包填塞"于 6 月 16 日 15 点送手术室行急诊开胸手术，手术顺利，于当日 18 点转入 ICU 病房。

心外科术后管理

一、训练目标

能够全面评估病例中患者情况，做好接诊准备工作，迅速完成接诊并做好交接班；识别患者出现的病情变化或其他紧急情况，进行有效处理。

二、训练要求

根据此病例开展院内重症患者接诊及抢救模拟实训，场景、人员分工、操作流程和步骤符合实际。

三、任务准备

1. **分析讨论** 小组成员研读病例，多途径获取重症患者所有信息，进行预见性评估，确定接诊方案。

2. **人员分工** 确定每位小组成员在接诊过程中应承担的任务，确定指挥者(组长)。

3. **用物准备** 每位成员根据分工，完成呼吸支持、循环支持、静脉通路、引流导管、抢救用药等所有接诊准备。

4. **患者准备** 根据病例情境变化在高级急救模拟系统上进行初始情况以及病情变化设置，另一小组安排 2 位成员护送患者。

任务实施

（一）分析病例，制订计划

1. **分析** 根据病例 13-1-1 患者情况，预计术后需使用呼吸机，患者术后一般有中

静脉导管、动脉置管、胸腔闭式引流管、心包纵膈引流管、导尿管等。

2. **组建小组并分工**　成员 5 人,1 人为组长,另外 4 位成员分别负责生命体征监测(A)、呼吸道管理(B)、静脉通路(C)、导管管理(D)。组长负责统筹协调,确保高效、有序接诊和实施后续抢救。

(二) 实施计划

1. 迎接并妥善安置患者

(1) 安置患者于合适体位。根据病情或麻醉方式、手术方式等安置患者于合适的体位,检查受压部位皮肤情况。

(2) 团队成员分工合作,同步完成以下操作:①获取生命体征及其他各项监测指标;②给予呼吸支持,并保持呼吸道通畅;③连接静脉通路,按医嘱调整输液速度;④妥善连接并固定各引流管,保持引流通畅并观察引流液颜色、量;⑤完成皮肤评估,确认皮肤完好;⑥记录各项监测指标、引流情况以及设备运行等情况。

(3) 与护送患者的人员进行交接班。

2. **及时发现并正确处理病情变化或及时排除设备故障**　模拟情境包括但不限于:

(1) 引流异常:胸腔闭式引流管持续引流出大量鲜血或心包纵膈引流管堵塞。

(2) 呼吸机报警:气道压力过高,气道压力过低。

(3) 心电监护仪报警:室颤、室性心动过速、血氧饱和度下降、血压下降等。

(4) 机械故障:呼吸机运行故障、停电等。

(5) 患者表现或主诉异常:肌肉抽搐、烦躁不安等。

(三) 任务实施流程

任务实施流程见图 13-1-1。

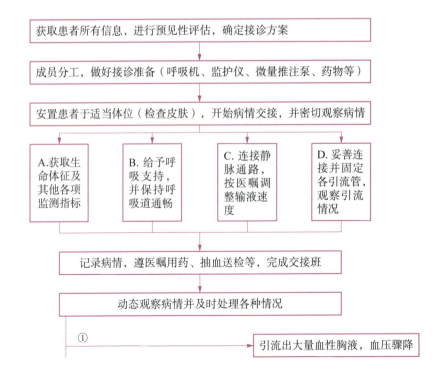

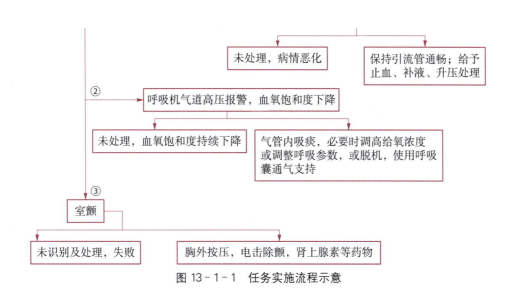

图 13-1-1 任务实施流程示意

任务评价

表 13-1-1 院内重症监护综合训练考核评分标准

班级_____ 姓名_____ 学号_____ 得分_____

内容		操作要求	分值	评分等级及分值				得分
				A	B	C	D	
操作前准备	仪表	仪表大方，举止端庄，衣帽整洁，戴口罩	3	3	2	1	0	
	评估及分工	1. 收集患者信息，确定接诊方案 2. 团队成员分工合理	5	5	4	3	0~2	
	物品	根据接诊方案准备：开放式静脉压监测装置、输液装置、呼吸机管道连接和参数设定、抢救药物、引流瓶等	2	2	1	0.5	0	
操作过程	接诊	核对	确认患者床号、姓名、住院号、病情等	5	5	4	3	0~2	
		体位	安置患者于合适体位，检查受压皮肤完整性	5	5	4	3	0~2	
		分工依次完成	1. 连接心电监测导联、无创血压袖带、氧饱和度探头，获得监测值并报告	10	10	8	6	0~4	
			2. 连接有创测压管道，调零、测压，与无创测压值进行比较	5	5	4	3	0~2	
			3. 评估两肺呼吸音，确认气管插管位置正常，保持呼吸道通畅；连接呼吸机，确定呼吸机运行情况	10	10	8	6	0~4	

续表

内容	操作要求	分值	评分等级及分值 A	B	C	D	得分
	4. 连接中心及外周静脉通路,应用微量注射泵或输液泵,按医嘱调整输液速度	10	10	8	6	0~4	
	5. 连接心包、纵膈引流管、胸腔闭式引流管,观察引流量、性质、色,确定管道通畅	10	10	8	6	0~4	
	6. 更换尿量监测装置,准确评估尿量	5	5	4	3	0~2	
	7. 抽血气、电解质、血常规、血凝等(按医嘱)	2	2	1	0.5	0	
	8. 记录监测数值,及时反馈实验室检查结果	3	3	2	1	0	
处理紧急情况	9. 及时识别病情变化(30秒内),判断准确	3	3	2	1	0	
	10. 组织抢救措施正确	5	5	4	3	0~2	
	11. 查找导致病情变化的原因,进行分析	5	5	4	3	0~2	
	12. 及时发现团队成员不足,指出并纠正	2	2	1	0.5	0	
反思评价	1. 复述接诊和处理紧急情况流程无误	5	5	4	3	0~2	
	2. 指出过程中不足至少2处	5	5	4	3	0~2	
合计		100					

考核教师:_____ 考试日期:_____

(1)小组成员须对整个过程进行反思,自我评价,每人提出1~2个不足。
(2)小组间应用《院内重症监护综合训练考核评分标准》进行相互评价。
(3)教师对团队的任务完成情况进行点评。

任务训练

病例分析

1. 病例13-1-2:患者,男性,76岁,身高172 cm,体重65 kg。因"重症胆管炎"进行胆囊切除术,术后出现呼吸衰竭,表现为胸闷、气促、紫绀、端坐呼吸、咳嗽无力,呼吸30次/分以上。吸氧情况下$SaO_2<70\%$、$PaO_2<60$ mmHg、$PaCO_2>50$ mmHg,且血压下降,已联系送往ICU病房。

请问:作为ICU护士应做好哪些准备工作?应如何接待患者?患者在应用呼吸机进行

呼吸支持的过程中,出现躁动现象,呼吸机持续报警。请分析原因,并予以处理。

2. 病例13-1-3:患者,男性,46岁,于8月22日在全麻下进行左全肺切除术,术后带气管插管从手术室送ICU。

请问:作为ICU护士应做好哪些准备工作？应如何接待患者？在接诊患者过程中呼吸机突然停机,应如何应对？

3. 病例13-1-4:患者,女,56岁。因风湿性心脏病二尖瓣狭窄并关闭不全,完善相关检查后于6月18日上午9点入手术室在全麻下进行二尖瓣置换术,手术顺利,于下午13点30分转入ICU。

请问:作为ICU护士应做好哪些准备工作？应如何接待患者？在进入ICU 10分钟左右,心电监护仪报警,请分析原因,并予以处理。

（黄金银）

参考文献

[1] 中国红十字会总会. 救护师资教程[M]. 北京:人民卫生出版社,2017.
[2] 美国心脏协会. 基础生命支持实施人员手册[M]. 杭州:浙江大学出版社,2016.
[3] 费素定,黄金银. 急重症护理[M]. 北京:高等教育出版社,2018.
[4] 费素定. 基本救护技术[M]. 杭州:浙江大学出版社,2020.
[5] Panchal AR, Bartos JA, Cabanas JG, et al. Part 3: Adult basic and advanced life support: 2020 american Heart Association guidelines for cardiopulmonary resuscitation and emergency cardiovascular Care [J]. Circulation, 2020, 142(16_suppl_2): S366 - S468.
[6] 何庆,黄煜. 2020 AHA 心肺复苏指南解读(七)——成人基础和高级生命支持主要推荐意见总结[J]. 心血管病学进展,2021,42(3):285 - 289.
[7] 胡爱招,王明弘. 急危重症护理学[M]. 4版. 北京:人民卫生出版社,2018.
[8] Patel A, Khatib MN, Kurhe K, et al. Impact of neonatal resuscitation trainings on neonatal and perinatal mortality: a systematic review and meta-analysis [J]. BMJ Paediatrics Open, 2017, 1(1):e000183.
[9] 吴岸晶,唐省三. 儿科护理学[M]. 2版. 北京:人民卫生出版社,2017.
[10] 费素定. 急重症护理实训指导[M]. 杭州:浙江大学出版社,2012.
[11] 熊云新,叶国英. 外科护理学[M]. 北京:人民卫生出版社,2019.
[12] 佘金文. 急危重症护理学[M]. 2版. 北京:科学出版社,2016.
[13] 延军,等. 现代急诊与重症监护技术(上)[M]. 长春:吉林科学技术出版社,2016.
[14] 武汉市红十字会. 应急救护培训教程[M]. 武汉:华中科技大学出版社,2019.
[15] 黄东胜,杨向红. 危急重症急救技术规范和实践[M]. 杭州:浙江大学出版社,2017.
[16] 邵小平,杨丽娟,叶向红,等. 实用急危重症护理技术规范[M]. 上海:上海科学技术出版社,2020.
[17] 张波,桂莉. 急危重症护理学[M]. 4版. 北京:人民卫生出版社,2017.
[18] 杨桂荣,缪礼红,刘大朋. 急救护理技术[M]. 武汉:华中科技大学出版社,2016.
[19] 王保国,周建新. 实用呼吸机治疗学[M]. 2版. 北京:人民卫生出版社,2005.
[20] 朱蕾. 机械通气[M]. 4版. 上海:上海科学技术出版社,2017.
[21] 桂莉,张波. 急危重症护理学实践与学习指导[M]. 北京:人民卫生出版社,2017.
[22] 喻文亮,钱素云,陶建平. 小儿机械通气[M]. 上海:上海科学技术出版社,2012.
[23] 中国医学救援协会,中华护理学会. 现场心肺复苏和自动体外心脏除颤技术规范[J]. 中华护理杂志,2018,53(S1):33 - 37.

[24] Lam V, Hsu, CH. Updates in cardiac arrest resuscitation [J]. Emerg Med Clin North Am, 2020, 38(4): 755-769.

[25] Andersen LW, Holmberg MJ, Berg KM, et al. In-hospital cardiac arrest: A review [J]. Jama, 2019, 321(12), 1200-1210.

[26] 冉飘,王静,王秀玲,等.公众启动除颤PAD项目实施研究进展[J].中华灾害救援医学,2021,9(5):1005-1009.

[27] 王立祥,孟庆义,余涛.2018中国心肺复苏培训专家共识[J].中华危重病急救医学,2018,30(5):385-400.

[28] Myat A, Song KJ, Rea T. Out-of-hospital cardiac arrest: Current concepts [J]. Lancet, 2018, 391(10124): 970-979.

[29] 陈香美.血液净化标准操作规程[M].北京:人民军医出版社,2010.

[30] 贾灵芝.实用ICU护理手册[M].北京:化学工业出版社,2012.

[31] 胥小芳,孙红,李春燕,等.《动脉血气分析临床操作实践标准》要点解读[J].中国护理管理,2017,17(9):1158-1161.

[32] 张晓雪,张芝颖,王欣然.《动脉血气分析临床操作实践标准》采血流程的临床应用研究[J].中国护理管理,2019,19(11):1711-1714.

[33] 曾妃,金静芬,高明榕,等.预设型动脉采血器与普通注射器采集动脉血标本的成本效益分析[J].护理学杂志,2016,31(16):52-55.

[34] 张建霞.动脉血标本分析前阶段护理质量控制[J].中国护理管理,2011,11(8):19-22.

[35] 彭刚艺,刘雪琴.临床护理技术规范(基础篇)[M].广州:广东科技出版社.2013.

[36] 张奕,陈香萍,邵桑,等.床旁心电监护仪报警管理的最佳证据总结[J].中华护理杂志,2021,56(3):445-451.

[37] 潘春里.安全护理在预防急诊室心电监护仪误报警中的应用效果[J].国际护理学杂志,2016,35(18):2504-2506.

[38] 尹爱菊.临床常见急危重症护理实践[M].长春:吉林科学技术出版社,2019.

[39] 孙红,陈利芬,郭彩霞,等.临床静脉导管维护操作专家共识[J].中华护理杂志,2019,54(9):1334-1342.

[40] INS. INS输液治疗实践标准(2016版)[M]. INS,2016.

[41] 陈茂君,蒋艳,游潮.神经外科护理手册[M].北京:科学出版社.2011.

[42] 王彩云,贾金秀.神经外科临床护理思维与实践[M].北京:人民卫生出版社:2013.

[43] Peter D. Le Roux, et al. 神经重症监测技术[M].魏俊吉,康德智,主译.北京:人民卫生出版社.2015.

[44] 赵庆华.危重症临床护理实用手册[M].北京:人民卫生出版社.2014.

[45] 敖薪.急救护理学[M].北京:高等教育出版社.2008.

[46] 薛丽萍.急救护理学[M].北京:人民卫生出版社.2013.

[47] 周秀华.急救护理学[M].4版.北京:北京科学技术出版社.2010.

课程标准

课程基本信息

课程名称	急重症护理技术
课程类型	理实一体课程
课程性质	专业必修
学分	2.5
学时	40
适用专业	护理；护理（老年护理方向）；助产等
修订时间	2023年6月

一、课程简介

"急重症护理技术"是护理职业能力素质课程平台的核心课程，它是以挽救患者生命、提高抢救成功率、促进患者康复、减少伤残率、提高生命质量为目的，以现代医学、护理专业理论实践为基础，对急危重症患者实施急救和特别监护的综合性应用学科，对学生职业能力培养和职业素养形成起主要支撑作用。"急重症护理技术"包括院前急救、院内紧急救护和院内重症监护3个模块，帮助学生学会运用整体护理观和急重症护理理论，评估急危重症患者，制定正确护理方案，实施有效救治，强化学生急救意识和技能，培养具备基本的临床决策能力，良好的沟通协作能力，敏锐的观察能力和应急应变能力，为今后临床工作和职业发展奠定基础。

二、课程设计思路

1. **"以职业素质能力为本位，以岗位工作任务为导向"进行课程内容的设计和组织**　对护理职业岗位和工作任务进行广泛调研，并在此基础上聘请了职业岗位群相对应的行业专家、高职教育专家、专业负责人、骨干老师、兼职教师，采用研讨会、小组讨论等方式，对急重症护理职业岗位标准和典型工作任务进行确认，对职业能力进行细化分析。以岗位胜任力（基准性和鉴别性）所需的知识、能力、素质来整合课堂教学内容，选择典型的临床病案为载体，以实际工作任务设计整体学习任务，并按照临床实际工作过程为逻辑顺序进行组织，突出实践性、实用性，结合护士执业考试大纲和国内外急重症护理发展重组课程内容，满足护理职业生涯发展的需求。

2. **融合信息化教学，重视学生职业素养培养**　通过国家精品在线开放课程平台、云课

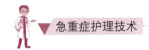

堂平台、智慧校园等平台开展混合式教学模式。突出线上线下混合式教学,构建"课内与课外、线上与线下、讲授与自学、理论与实践"四结合,涵盖线上评价+线下评价、理论评价+实践评价,突出了综合救护能力评价中的团队合作,并紧密结合临床发展新动态,充分体现培养护理人才的实用性和先进性,重视知识、技能、素养等综合评价,同时创建OSCE(客观结构化临床考试)考试模式和基于VR理念的3D模拟实训,实现课程考核全程化、信息化,着重培养学生的创新思维、创新理念。教学以解决教学方法与教学目标的同步问题,并与救护员考证相结合,以证书为引导提高学习的积极性和责任性。

3. **开展综合模拟情景训练,做到"教—学—做"一体化** "以增强学生解决问题能力"为出发,培养学生在紧急情况下迅速评估、正确决策和果断实施的综合急救能力,通过"多功能教室(理实一体教室)"、模拟病房等同步教学淡化理论课与实训课的界线,努力实现"教—学—做"一体化,并积极开展情景模拟训练,包括自制器具—情景模拟、学生互扮角色—情景模拟、全功能急救护理模型和ECS、SimMan高端模拟系统—综合情景模拟等。相对于"走出去"的教学实习,模拟教学体现了一种"请进来"的教学思想,建立逼真的教学场景,把急救活动搬进课堂,将理论与实践有机地结合,缩短了从理论到实践、从"护生"向"护士"、从教室到现场的转变过程。

4. **寓人文精神、素质教育、护理职业安全等贯穿于整个护理教学中** 坚持以学生为主体,教师为主导的教学理念,全程渗透素质教育等现代教育思想和观念。患者安全问题是医院工作的重中之重,护理教学中护理安全教育是必不可少的。课堂教育是培养护生风险意识的主渠道。通过增加急重症护理安全相关知识教学;在实训教学中突出急重症患者护理安全;进行急重症护理差错事故案例分析;开展护患纠纷模拟情境的讨论和辩论,把护理安全教育、护理风险意识、护理法律知识渗透于"急重症护理技术"课程教学之中,促进护生认识安全护理,养成安全护理意识及思维习惯,提高护理技术水平,减少护理工作的风险,促进护生今后职业生涯的健康发展。

5. **把握课程思政元素,融入价值育人** 课程分院前急救、院内紧急救护和院内重症监护三大学习任务,从"救"在身边、生死时速、仁心仁术3个模块挖掘每一任务的思政元素,将新时代职业卫生精神传递给学生。教学中,有计划、潜移默化地将"甘于奉献,大爱无疆"融入其中,并以案例强调"时间就是生命"的急救理念和"精益求精、科学严谨"的职业态度,并强调自我保护的意识和突发意外事件能沉着应对、冷静思考的能力,做到职业素质教育与专业教育相融共进,面对急危重症患者,能高质、高效完成抢救与护理,培养学生人际沟通、团队协作能力以及爱岗敬业、生命至上的职业精神,体现"敬佑生命、救死扶伤"的思政育人要求。

三、课程目标

"急重症护理技术"是护理专业核心课程,是全国护士执业资格考试必考课程之一。本课程的培养目标是贯彻习近平总书记"始终把人民群众生命安全和身体健康放在第一位"的重要指示,秉承"塑仁心、强仁术、讲奉献、佑健康"的育人理念,培养理想信念坚定,德、智、体、美、劳全面发展的卫生与健康行业高素质技术技能型人才,提升学生专业能力、职业素养、社会责任感,培养学生具有"敬佑生命、救死扶伤、甘于奉献、大爱无疆"的职业精神,具备人民至上、生命至上的责任意识,形成"时间就是生命"的急救意识,训练学生养成自我保护的意识和面对急危重症患者、突发意外事件能沉着应对、冷静思考的能力,并使学生逐步具备人际沟通、临床思维能力以及爱岗敬业、严谨负责和精益求精的工匠精神。

具体目标如下:

(一)素质目标及课程思政目标

1. 信念维度目标:学生能领悟"敬佑生命、救死扶伤、甘于奉献、大爱无疆"的卫生与健康工作者职业精神,确立"服务健康中国,勇于奉献担当"的职业信仰和人生价值观。

2. 文化维度目标:初步具有"时间就是生命"的理念,培养敬畏生命、珍爱生命的意识,尊重患者隐私,重视人文关爱,培养上善若水、仁心相护的职业素养。

3. 素养维度目标:培养学生逐步具备人际沟通、团队合作、临床思维能力以及爱岗敬业、严谨负责的工匠精神,遵守职业规范,保持耐心细致、慎独自律的护理特质。

(二)知识目标

1. 熟悉气道异物梗阻患者的表现;了解海氏手法排除气道梗阻的原理;熟悉不同情况、不同年龄患者解除气道异物的方法;熟悉环甲膜穿刺的操作要点。

2. 了解创伤常见原因、类型、病理生理变化;熟悉创伤现场救护的目的、原则、现场检伤的方法、救护程序;掌握失血量的评估和失血症状,止血、包扎、固定、搬运的各种方法及相关知识。

3. 熟悉急诊护理分诊技术及救护程序。

4. 熟悉常用保持气道通畅方法;了解人工气道建立流程;熟悉人工气道建立配合方法;掌握人工气道管理。

5. 熟悉院内人工呼吸的适应证;掌握简易呼吸囊、人工呼吸机的使用方法。

6. 熟悉循环系统紧急救护技术,掌握院内除颤技术的配合和护理。

7. 掌握ICU危重症患者循环系统监测、呼吸系统监测等技术应用。

8. 掌握临床上常见的各专科重症监护的内容和要求;掌握大手术后患者监测及护理要点。

(三)能力目标

1. 能在模型上正确、有效、熟练地进行院前心肺复苏(成人、儿童、婴儿)操作。

2. 能正确应用海氏手法解除气道异物梗阻,能在婴儿模型上进行婴儿气道异物梗阻的救治。

3. 能对创伤患者进行有序评估,根据病情正确实施止血、包扎、固定、搬运。

4. 能在急诊室对患者进行接诊、正确分检,根据病情采取正确的急救护理措施。

5. 能配合医生快速建立气管插管等人工气道,保持患者呼吸道通畅;应用简易呼吸囊及呼吸机进行人工呼吸;能对患者实施心电监护,能独立进行电击除颤。

6. 能对急危重症患者及大手术后患者实施全面监护,包括循环监测,特别是有创血流动力学监测;呼吸监测,正确留取血气分析标本,分析血气分析报告单;脑功能监护;肝肾功能监护等。

7. 能正确使用各种监测仪器和抢救仪器,做好日常管理和维护。做好急诊室和ICU管理。

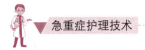

四、课程内容与要求(理实一体)

模块	项目	知识目标	能力目标	素质和思政目标	重点难点	建议学时
一、救在身边：院前急救	气道梗阻急救	• 熟悉气道异物梗阻的表现 • 了解海氏手法排除气道梗阻原理 • 掌握气道异物梗阻急救的正确手法、冲力方向等关键要素 • 熟悉环甲膜穿刺术的适应证、禁忌证及护理要点	• 能对需要紧急救治的气道异物梗阻患者(儿)实施及时、快速、正确的急救手法 • 能快速使用环甲膜穿刺术建立"人工气道"，为气管切开争取时间	• 在救护的全过程体现珍惜生命、维护其尊严的人文关怀 • 树立严谨和不断探索的科学精神	★重点：海氏手法；环甲膜穿刺的操作要点 ☆难点：异物梗阻早期识别	1
	心肺复苏	• 了解心肺复苏的发展和意义 • 掌握不同人群院前心肺复苏的步骤和操作方法 • 熟悉体外自动除颤仪的使用原理和方法	• 能快速正确识别心脏骤停 • 能正确为不同人群实施心肺复苏抢救 • 能在模型上使用体外自动除颤仪 • 学会自我保护方法	• 形成"时间就是生命"的急救意识 • 体现关爱、保护等人文关怀	★重点：不同人群心肺复苏的步骤和操作方法 ☆难点：开放气道、胸外按压方法	6
	创伤患者现场急救	• 熟悉现场救护的目的、原则、现场检伤方法及救护程序 • 掌握绷带、三角包扎的方法、原则 • 熟悉骨折的类型及对骨折的判断 • 掌握骨折固定及搬运原则 • 掌握特殊创伤的快速判断、关键处置要点和注意事项	• 能熟练、正确地进行止血、包扎、固定和搬运操作 • 能对特殊创伤进行现场处理 • 能就地取材开展现场救护 • 分清轻重缓急,制定科学合理的救治方案并实施救护	• 树立社会主义核心价值观 • 具备勇于担当的社会责任感 • 维护患者尊严，培养爱伤观念和精益求精的职业精神 • 能在模拟演练中互相配合，形成良好的团队协作	★重点：止血、包扎、固定和搬运方法 ☆难点：特殊创伤：肢体离断伤、开放性气胸、肠外溢的处理	8

续表

模块	项目	知识目标	能力目标	素质和思政目标	重点难点	建议学时
二、生死时速：院内紧急救护	急诊护理技术	• 掌握急诊护理分诊流程 • 熟悉各流程内容	• 能合理为患者分级分区救治 • 具备初步判断患者病情轻重缓急的能力	• 培养学生社会责任感和"时间就是生命""先救命后治病"的责任意识	★重点：生命体征评估及分检 ☆难点：急诊预检分诊流程	1
	人工气道的建立与护理	• 熟悉保持气道通畅的方法 • 了解气管插管、气管切开的适应证和禁忌证 • 了解气管插管、气管切开的操作流程及注意事项 • 掌握气管插管术后护理	• 能对患者实施口咽通气法、鼻咽通气法，学会喉罩的使用 • 能完成气管插管术前准备 • 能密切配合医生进行气管插管、气管切开的操作及术后护理	• 具有"时间就是生命"的急救意识和敬业奉献、团结协作的职业精神 • 培养急救意识，提高综合急救反应能力和细心敏锐的职业素质	★重点：气管插管术后患者的护理 ☆难点：确认气管导管的位置	1
	呼吸系统紧急救护	• 掌握简易呼吸囊的检测、使用方法 • 熟悉简易呼吸囊应用的适应证 • 掌握院内心肺复苏双人配合抢救方法	• 能对呼吸停止、呼吸衰竭患者实施简易呼吸囊紧急人工呼吸 • 能熟练完成院内心肺复苏操作	• 培育学生严谨、探索的科学精神	★重点：简易呼吸囊的应用 ☆难点：简易呼吸囊的检查方法	2
	呼吸系统紧急救护	• 了解呼吸机工作原理 • 了解呼吸机应用适应证和相对禁忌证 • 掌握呼吸机操作方法、模式选择及参数调节 • 熟悉呼吸机人机对抗的处理方法 • 掌握呼吸机应用护理及撤机方法	• 能熟练进行呼吸机操作 • 能根据患者的病情完成呼吸机模式的选择和参数的调节 • 能识别呼吸机各种报警，并能及时处理	• 培养学生应急反应能力、精益求精的工匠精神及严谨慎独的职业精神，具有护理安全风险意识	★重点：呼吸机各项参数的设置；呼吸机应用护理（人机对抗的护理措施、撤机护理等） ☆难点：呼吸机通气模式的选择和意义	6

续表

模块	项目	知识目标	能力目标	素质和思政目标	重点难点	建议学时
三、仁心仁术：院内重症监护	循环系统紧急救护	• 掌握同步与非同步电复律的适应证 • 掌握体外除颤的配合和护理	• 能正确进行体外非同步电击除颤操作	• 具有勇敢、果断，甘于奉献的职业精神和科学严谨的态度 • 培养团队协作能力和突发事件应变能力	★重点：体外电击除颤及护理 ☆难点：除颤的配合、除颤步骤	2
		• 掌握连续性血液净化(CRRT)的概念及适应证 • 了解CRRT的操作流程及护理措施	• 能完成CRRT患者血管通路的准备，并能说出CRRT的操作要素 • 能识别CRRT治疗中常见并发症，并进行针对性处理	• 培养具有慎独、精益求精的职业精神和尊重生命的责任意识	★重点：CRRT患者血管通路的准备 ☆难点：CRRT管路安装及上机操作	1
	呼吸系统监测	• 了解呼吸衰竭的定义及发病机制 • 熟悉常用的呼吸功能监测方法 • 掌握血气分析正常值及判断方法 • 掌握呼吸衰竭的定义 • 熟悉呼吸衰竭的救护程序	• 能对危重患者进行呼吸功能监测 • 能熟练、有效采集动脉血气标本，并正确分析判断结果 • 能熟练按照救护程序为呼吸衰竭患者提供高效救护	• 体现专业、爱心以及责任心 • 有敏锐的观察和应变能力，树立安全护理意识，避免职业暴露	★重点：常用的呼吸功能监测方法；呼吸衰竭的救护程序 ☆难点：血气分析正常值及判断方法；氧疗的护理要点	2
	循环系统监测	• 了解多功能心电监护仪组成 • 掌握持续心电监护的监测方法 • 了解严重心律失常的心电图表现 • 掌握无创血压监测方法	• 能准确、熟练使用多功能心电监护仪 • 能动态评估心率、血压、血氧饱和度、呼吸等监护指标 • 能根据病情合理设置报警范围，能及时判断异常情况、做好抢救配合	• 具有生命至上、尊重患者隐私、认真负责的职业态度	★重点：多功能心电监护仪应用 ☆难点：无创功能监护时病情观察及分析；报警设置	2

续表

模块	项目	知识目标	能力目标	素质和思政目标	重点难点	建议学时
		• 了解动脉血压监测、中心静脉压监测、PICCO监测等有创血压直接监测技术适应证与禁忌证 • 掌握有创血压直接监测的方法及护理 • 了解心排量、心脏指数监测方法	• 能正确建立有创血压监测通路进行测压,能通过监测通路正确采集动脉血标本 • 能结合病情对监测值进行初步分析和判断 • 能对中心静脉导管、股动脉导管进行护理	• 培养学生责任意识,具备爱伤观念,学会以评判性思维指导实践工作	★重点:动脉血压直接监测方法及置管护理 ☆难点:监测系统调零	4
		• 熟悉中心静脉导管维护及操作流程 • 掌握中心静脉导管冲、封管等维护	• 能科学评估CVC置入深度或外露长度及穿刺点周围皮肤评估 • 能严格执行无菌技术	• 具有慎独精神,确立"学以致用""知行合一"的原则,能尊重患者,关爱生命	★重点:CVC置入深度及穿刺点周围皮肤评估 ☆难点:中心静脉导管冲、封管等维护	2
其他监测技术应用		• 熟悉脑功能监测相关理论知识 • 了解肠内营养的定义及应用背景 • 熟悉肠内营养供给途径和方法 • 了解腹内压监测护理要点及注意事项 • 掌握各种监测技术的操作流程及注意事项	• 能正确、规范地为患者实施脑功能监测、腹内压监测 • 能细致观察,尽早发现肠内营养的并发症 • 能正确进行经尿道膀胱手工测量法监测腹内压 • 能动态评估,及时发现异常,积极做好抢救配合	• 具有敬畏生命、关爱生命的理念和爱伤观念 • 培养爱岗敬业、严谨负责和精益求精的工匠精神	★重点:各种监测技术的操作流程及注意事项 ☆难点:监测结果评估判断及配合抢救	2
合计						40

五、课程实施与建议

（一）课程资源

1. 教学参考期刊及图书

（1）《救护师资教程》，中国红十字会总会主编，人民卫生出版社，2022年5月出版。

（2）《基础生命支持实施人员手册》，美国心脏协会，浙江大学出版社，2020年出版。

（3）《急重症护理》，费素定主编，高等教育出版社（十四五规划教材），2020年8月出版。

（4）《中华急诊医学杂志》，中华医学会急诊医学分会主办。

（5）《中华护理学杂志》，中华医学会护理学分会主办。

（6）《中国急救医学》，中国医师协会主办。

2. 网络资源

1. 国家精品在线开放课程共享平台（浙江高等学校在线开放课程共享平台）（http://www.zjooc.cn/）。

2. 专业网站：中华急诊网（http://www.cem.org.cn/）。

3. 其他数字化资源：3DbodyAPP、护理虚拟平台APP、"虚拟医院"仿真系统。

（二）教学方法和教学手段

• **教学重点**：心肺脑复苏（BLS、ALS、PLS）、创伤急救技术、气道管理、人工呼吸支持、血流动力学监测技术。

解决方法：

1. **重视混合教学**：教学传承与创新相结合。加强教学资源库的建设，促使在校学生课内与课外、线上与线下、讲授与自学、理论与实践结合。引入热点事件激发学习兴趣，利用多维度视频提高学习效率，结合思维导图厘清学习思路，并构建学习小组，组内讨论、组间讨论实现互助学习。

2. **强化"教—学—做"一体化**：教学中努力实现理论与实训一体化，引导学生在"做中学，练中学"。教学中灵活结合 PBL（以问题为基础的学习教学法）、CBS（以临床病例为引导的教学法）、情景模拟实训及翻转课堂等各种教学方法，应用模型指令反馈纠错，对比分析照片，插入优秀视频，增加 3D 视频，提高教学的理解度和生动性。

3. **重视教学反馈**：通过在线平台预约，可实现反复训练、虚实结合实训，并通过多途径反馈，如拍摄练习视频、学生互评、逐个过关等，同时加强课后测验，督促学生复习，检验学生掌握情况。

• **教学难点**　呼吸机应用、有创血流动力学监测是本课程的难点。

解决办法

1. **角色扮演**：建立逼真场景，潜移默化中培养学生对技术技能的精益求精和面对不同情景时的应对措施，强化自我保护，培养现场沉着、冷静能力及团队合作能力。

2. **情景模拟**：选择典型的临床案例，设计整体学习任务，以 SimMan 高端模拟系统为载体，将急救活动搬进课堂，营造真实感、紧迫感，让学生们体验"时间就是生命"的急救意识。结合实时录播系统，及时反馈操作中的失误，提高学生练习的参与性和积极性，培养学生的临床反思能力。

3. 案例分析:通过社会热点案例,分析自我保护的必要性、正确及时救护的重要性、敬畏生命的感悟性,并潜移默化地融入"劳动教育""工匠精神"等思政元素。

- **教学方法**

1. PBL 教学法(以问题为基础的学习教学法):以问题为先导,以教师为主导,以学生为主体,让学生通过分析真实性问题,掌握解决问题的知识、技能、方法。

2. CBS 教学法(以临床病例为引导的教学法):通过病例引导,以课堂讨论、资料查询、自学等方式,启发学生分析、讨论有关急重症典型病例,考虑伦理性和安全性,培养学生急救安全意识和严谨慎独的职业精神。

3. 情景模拟教学法:通过情景模拟,设计整体学习任务,以 SimMan 高端模拟系统为载体培养学生急救意识和急救能力,将急救活动搬进课堂,营造真实感、紧迫感,并培养人文关怀意识。

4. 角色扮演和(或)SP 法:教师引导学生参与教学活动,让学生扮演各种角色,进入角色情景去处理多种问题和矛盾,达到加深对专业理论知识的理解的有效方法。潜移默化地融入"劳动教育""工匠精神"等思政元素,引导学生熟练技能、关爱患者,以满足临床岗位需求。

5. 思维导图教学法:思维导图把教师的教学活动与学生的学习有机地结合起来,能促进学生的合作学习,最终使学生学会学习。

6. 体验式教学法:通过理实一体化教学,任务驱动,重视技能强化,强调理论引导。利用练习视频或照片,分析学生操作的亮点和问题,重视反馈并反思,提高学生练习的参与性和积极性,培养临床反思能力。

7. 实施翻转课堂教学:进行基本急救技能的培训之后,让学生通过网络课程自学常见急症及意外伤害救护章节,课堂中以小组为单位展示现场救护情景,使学生的急救意识、急救知识、急救技能得到充分的提升。

- **教学手段**

1. 多媒体教学:多媒体教学为主体的现代化教学手段是课程组目前主要教学手段,它是实现理论、实践一体教学的重要手段。本课程自主编制了一套完整的集图、文、声并茂的多媒体课件。

2. 情景模拟,电子模拟人教学:建立 ICU 模拟病房,利用多媒体视频教学与 SimMan、ECS 模拟人系统相结合,提供逼真的实训环境,完成仿真的实训和考核,能够有效地提高学生的临床急救护理能力、团队协作能力和自信心,并提高学生的临床思维、判断能力,从而提高学习效果。

3. 网络教学:2018 年"急重症护理"依托浙江省高等学校在线开放课程共享平台,教学资源丰富,包括授课视频 78 个,图文并茂课件 37 个,拓展资源 10 个,题库资源 799 个,还包括电子教材、教案、实训室开放情况表、实验操作评分标准、实习指导等资料,且具有网络交互使用的功能,学生不仅可以强化课堂内容,还能不断拓展新知识。通过网上发布课程信息,布置作业,教师完成批改,促使学生课内与课外、线上与线下、讲授与自学、理论与实践结合。

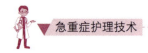

六、教学评价

本课程把形成性评价和终结性评价相结合,对学生知识与技能、情感态度与价值观等进行全面评价。

项目名称	考核内容	考核方式	比重	说明
平时考核（40%）	课前:预习效果、资料查阅 课中:课堂纪律、学习态度、团队合作、情景模拟 课后:志愿服务、实践育人(实训用物整理)、技能强化、反思感悟	教师评价:包括校内专任教师和校外兼职教师	5%	1. 累计缺课超过本课程教学时数1/3,或旷课超过5次,不得参加课程考核,本课程分数以0分计 2. 期末考试卷面成绩须达到45分以上,其余项目才予以计分
平时考核（40%）	课前:预习效果、资料查阅 课中:课堂纪律、学习态度、团队合作、情景模拟 课后:志愿服务、实践育人(实训用物整理)、技能强化、反思感悟	学生评价:自评、互评(包括SP/志愿服务评价)	5%	1. 累计缺课超过本课程教学时数1/3,或旷课超过5次,不得参加课程考核,本课程分数以0分计 2. 期末考试卷面成绩须达到45分以上,其余项目才予以计分
平时考核（40%）	课程平台学习	省精品在线开放课程完成情况:视频、作业、测试、讨论、笔记等	30%	1. 累计缺课超过本课程教学时数1/3,或旷课超过5次,不得参加课程考核,本课程分数以0分计 2. 期末考试卷面成绩须达到45分以上,其余项目才予以计分
阶段技能考核（30%）	实践技能考核,共6项操作(含团队配合)	心肺复苏考核5%	30%	1. 累计缺课超过本课程教学时数1/3,或旷课超过5次,不得参加课程考核,本课程分数以0分计 2. 期末考试卷面成绩须达到45分以上,其余项目才予以计分
阶段技能考核（30%）	实践技能考核,共6项操作(含团队配合)	创伤救护考核5%	30%	1. 累计缺课超过本课程教学时数1/3,或旷课超过5次,不得参加课程考核,本课程分数以0分计 2. 期末考试卷面成绩须达到45分以上,其余项目才予以计分
阶段技能考核（30%）	实践技能考核,共6项操作(含团队配合)	简易呼吸囊操作考核5%	30%	1. 累计缺课超过本课程教学时数1/3,或旷课超过5次,不得参加课程考核,本课程分数以0分计 2. 期末考试卷面成绩须达到45分以上,其余项目才予以计分
阶段技能考核（30%）	实践技能考核,共6项操作(含团队配合)	呼吸机操作考核5%	30%	1. 累计缺课超过本课程教学时数1/3,或旷课超过5次,不得参加课程考核,本课程分数以0分计 2. 期末考试卷面成绩须达到45分以上,其余项目才予以计分
阶段技能考核（30%）	实践技能考核,共6项操作(含团队配合)	体外电击除颤考核5%	30%	1. 累计缺课超过本课程教学时数1/3,或旷课超过5次,不得参加课程考核,本课程分数以0分计 2. 期末考试卷面成绩须达到45分以上,其余项目才予以计分
阶段技能考核（30%）	实践技能考核,共6项操作(含团队配合)	血流动力学监测考核5%	30%	1. 累计缺课超过本课程教学时数1/3,或旷课超过5次,不得参加课程考核,本课程分数以0分计 2. 期末考试卷面成绩须达到45分以上,其余项目才予以计分
终末考核（30%）	理论考核	笔试,考核内容:模块一到模块三	30%	
合计			100%	

制定人:徐金梅

制(修)订日期:2023年6月

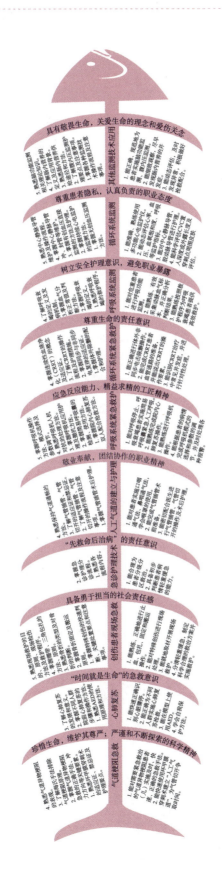

图附录-1 急重症护理技术课程内容结构图

图书在版编目(CIP)数据

急重症护理技术/徐金梅,黄金银主编.—上海:复旦大学出版社,2023.12
护理专业双元育人教材
ISBN 978-7-309-16545-6

Ⅰ.①急… Ⅱ.①徐… ②黄… Ⅲ.①急性病-护理学-高等职业教育-教材②险症-护理学-高等职业教育-教材 Ⅳ.①R472.2

中国版本图书馆CIP数据核字(2022)第201028号

急重症护理技术
徐金梅 黄金银 主编
责任编辑/高 辉

复旦大学出版社有限公司出版发行
上海市国权路579号 邮编:200433
网址:fupnet@fudanpress.com http://www.fudanpress.com
门市零售:86-21-65102580 团体订购:86-21-65104505
出版部电话:86-21-65642845
上海四维数字图文有限公司

开本 787毫米×1092毫米 1/16 印张 18.5 字数 439千字
2023年12月第1版第1次印刷

ISBN 978-7-309-16545-6/R·2005
定价:52.00元

如有印装质量问题,请向复旦大学出版社有限公司出版部调换。
版权所有 侵权必究